채소
버섯 | 과일
견과류 | 어패류 | 육류
유제품 | 곡류

우리 몸에 좋은

음식 궁합 수첩

미우라 마사요 · 나가야마 히사오 감수

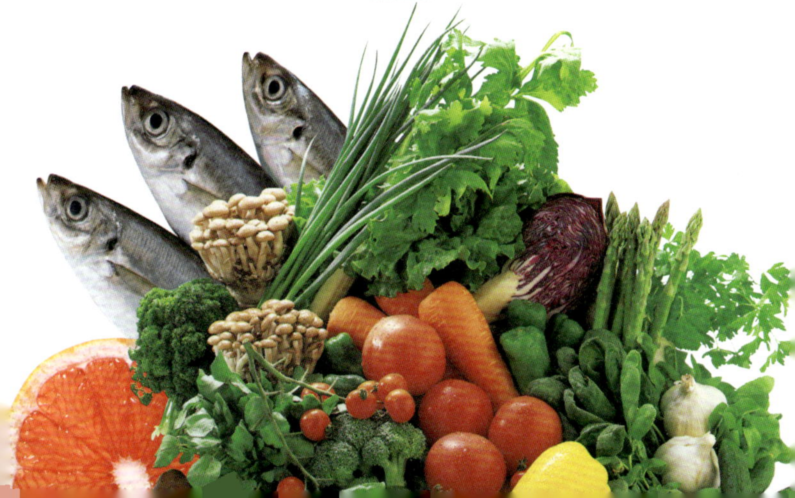

우리 몸에 좋은 음식궁합수첩
CONTENTS

- 재료별 색인 ● 6
- 이 책의 활용법 ● 8
- 몸에 필요한 5대 영양소의 효과 ● 10
- 기타 영양성분 ● 15
- 주목할만한 기능성 성분 ● 16
- 용어해설 ● 248
- 효능별 색인 ● 252

채소 1

- 몸에 좋은 채소 ● 18
- 다양한 채소 썰기 ● 20

열매채소

가지	22
고추	26
꼬투리완두	28
꼬투리강낭콩	30
누에콩(잠두)	31
동아	32
여주	33
오이	34
옥수수	36
오크라	38
풋콩	39
토마토	40
피망	42
호박	44

잎채소

겨자채	48
경수채	49
공심채	50
마늘	51
모로헤이야	52
미나리	53
배추	54
부추	55
브로콜리	56
셀러리	57
소송채	58
쑥갓	59
시금치	60
아스파라거스	61
양배추	62
양상추	64
양파	66
양하	68
죽순	69
청경채	70
콜리플라워	71
파	72

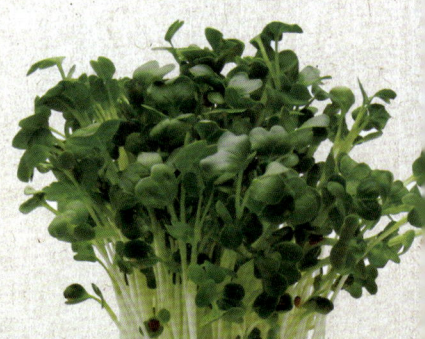

허브

- 차즈기 ················· 76
- 파드득나물 ············· 77
- 여러 가지 허브 ········ 78

싹기름채소

- 숙주 ···················· 82
- 싹기름채소 ············· 83

뿌리채소

- 감자 ···················· 84
- 고구마 ·················· 86
- 연근 ···················· 87
- 당근 ···················· 88
- 마 ······················ 90
- 생강 ···················· 92
- 무 ······················ 94
- 순무 ···················· 98
- 우엉 ···················· 100
- 토란 ···················· 102

뿌리채소가공품

- 곤약 ···················· 103

버섯

- 만가닥버섯 ············· 104
- 잎새버섯 ··············· 105
- 표고버섯 ··············· 106
- 여러 가지 버섯 ········ 107

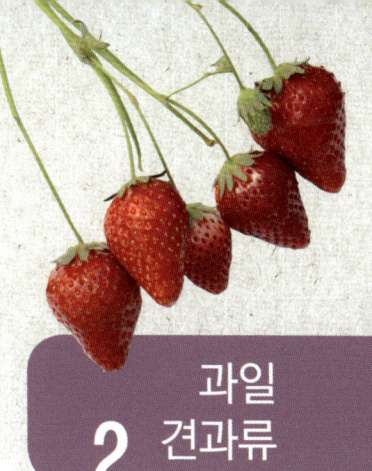

2 과일 견과류

몸에 좋은 과일 ● 110

과일

- 감 ······················ 112
- 감귤류 ·················· 114
- 여러 가지 감귤류 ····· 115
- 딸기 ···················· 118
- 망고 ···················· 119
- 매실 ···················· 120
- 멜론 ···················· 122
- 바나나 ·················· 124
- 무화과 ·················· 125
- 배 ······················ 126
- 버찌 ···················· 127
- 복숭아 ·················· 128
- 블루베리 ··············· 130
- 비파 ···················· 131
- 사과 ···················· 132
- 살구 ···················· 134
- 수박 ···················· 135

아보카도	136
자두	137
참다래(키위)	138
파인애플	139
포도	140

견과류

땅콩	142
밤	143
아몬드	144
은행	145
호두	146

어패류 3

몸에 좋은 어패류 ● 148
생선 손질하기 ● 150

생선

가다랑어	152
가자미	154
갈치	156
꼬치고기	157
고등어	158
꽁치	160
날치	161
넙치	162
농어	163
대구	164
도루묵	166
방어	167
도미	168
벤자리	170
벵에돔	171
보구치	172
보리멸	173
볼락	174
붕장어(아나고)	175
빙어	176
삼치	177
연어	178
열빙어	180
은어	181
임연수어	182
장어(뱀장어)	183
잿방어	184
청어	185
전갱이	186
정어리	188
참치	190
학공치	192

조개

- 가리비 ········· 193
- 굴 ············· 194
- 바지락 ········· 195
- 백합 ··········· 196
- 소라 ··········· 197
- 재첩 ··········· 198

기타

- 성게 ··········· 199
- 게 ············· 200
- 새우 ··········· 204
- 오징어 ········· 208
- 문어 ··········· 212
- 어류가공품 ····· 213

4 육류·알류 유제품

몸에 좋은 육류·알류·유제품 ● 216

육류

- 닭고기 ········· 218
- 돼지고기 ······· 220
- 돈육가공품 ····· 222
- 양고기 ········· 223
- 쇠고기 ········· 224

알류

- 달걀 ··········· 226

유제품

- 우유 ··········· 227
- 치즈 ··········· 228
- 요구르트 ······· 230

5 곡류·콩류 해조류

몸에 좋은 곡류·콩류·해조류 ● 232

곡류

- 쌀 ············· 234
- 여러 가지 잡곡 ·· 236
- 곡물가공품 ····· 237

콩류

- 대두 ··········· 238
- 여러 가지 콩류 ·· 239
- 두부 ··········· 240
- 낫토 ··········· 241
- 대두가공품 ····· 242

해조류

- 다시마 ········· 244
- 미역 ··········· 245
- 여러 가지 해조류 ·· 246

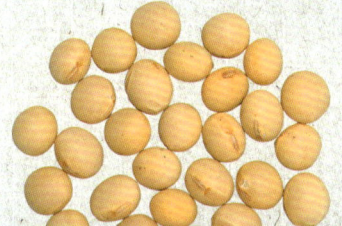

재료별 색인

ㄱ

가다랑어	152
가리비	193
가마보코	213
가자미	154
가지	22
간장	243
갈래곰보	247
갈치	156
감	112
감귤류	114
감자	84
감하	115
강낭콩	239
겉튀김 두부	242
게	200
겨자채	48
경수채	49
고구마	86
고등어	158
고추	26
곤약	103
공심채	50
굴	194
김	246
꼬치고기	157
꼬투리강낭콩	30
꼬투리완두	28
꽁치	160

ㄴ

나도팽나무버섯(맛버섯)	108
날치	161
낫토	241
넙치	162
농어	163
누에콩(잠두)	31

ㄷ

다시마	244
달걀	226
닭고기	218
당근	88
대구	164
대두	238
대황	247
도루묵	166
도미	168
동부	239
동아	32
돼지고기	220
된장	243
된장절임	214
두부	240
두유	243
딜	79
딸기	118
땅콩	142

ㄹ

레몬	117
레몬밤	81
로즈메리	81

ㅁ

마	90
마늘	51
마조람	80
만가닥버섯	104
망고	119
매실	120
메밀	236
메밀국수	237
멜론	122
모로헤이야	52
목이	107
무	94
무화과	125
문어	212
미나리	53
미역	245
미역귀	246
민트	81
밀	236
밀기울 과자	237

ㅂ

바나나	124
바지락	195
바질	79
밤	143
방어	167
배	126
배추	54
백합	196
버찌	127
베이컨	222
벤자리	170
벵에돔	171
병아리콩	239
보구치	172
보리	236
보리멸	173
복숭아	128
볼락	174
부추	55
붕장어(아나고)	175
브로콜리	56
블루베리	130
비엔나 소시지	222
비지	242
비파	131
빙어	176
빵	237

ㅅ

사과	132
사츠마아게	213
살구	134

살라미 … 222	오이 … 34	**ㅋ**
삼치 … 177	오징어 … 208	코리앤더 … 78
새송이버섯 … 107	오크라 … 38	콘샐러드 … 80
새우 … 204	옥수수 … 36	콜리플라워 … 71
생강 … 92	요구르트 … 230	큰실말 … 247
성게 … 199	우동국수 … 237	
세이지 … 78	우뭇가사리 … 246	**ㅌ**
셀러리 … 57	우엉 … 100	토란 … 102
소라 … 197	우유 … 227	토마토 … 40
소송채 … 58	유바 … 243	톳 … 246
소시지 … 222	유부 … 242	
송이 … 108	유자 … 117	**ㅍ**
쇠고기 … 224	은어 … 181	파 … 72
수박 … 135	은행 … 145	파드득나물 … 77
숙주 … 82	이예감 … 115	파스타 … 237
순무 … 98	이탈리안 파슬리 … 78	파슬리 … 80
술지게미절임 … 214	임연수어 … 182	파인애플 … 139
시금치 … 60	잎새버섯 … 105	팔삭 … 115
싹기름채소 … 83		팥 … 239
쌀 … 234	**ㅈ**	팽이버섯 … 107
쌀겨절임 … 214	자두 … 137	포도 … 140
쑥갓 … 59	자몽 … 116	포멜로 … 116
쓰쿠다니 … 213	장어(뱀장어) … 183	표고버섯 … 106
	재첩 … 198	풀가사리 … 247
ㅇ	잿방어 … 184	풋콩 … 39
아몬드 … 144	전갱이 … 186	피망 … 42
아보카도 … 136	정어리 … 188	
아스파라거스 … 61	조 … 236	**ㅎ**
양고기 … 223	죽순 … 69	학공치 … 192
양배추 … 62	쯔미레 … 213	한펜 … 213
양상추 … 64		햄 … 222
양송이 … 108	**ㅊ**	호두 … 146
양파 … 66	차즈기 … 76	호밀 … 236
양하 … 68	참깨 … 236	호박 … 44
어란 … 214	참다래(키위) … 138	훈제 생선 … 214
얼린 두부 … 242	참치 … 190	
여주 … 33	챠빌 … 79	
연근 … 87	청경채 … 70	
연어 … 178	청어 … 185	
열빙어 … 180	치즈 … 228	
영귤(스다치) … 117		
오렌지 … 116		

이 책의 활용법

효과

식재료를 섭취하였을 때 얻을 수 있는 효과와 그 효과에 영향을 미치는 대표적인 성분을 표시하였다. 단, 체질이나 상황에 따라 차이가 있으며, 반드시 그 효과를 얻을 수 있다고 말할 수는 없다. 예를 들어, '암 예방' 효과가 있다고 표시되었더라도 암을 100% 예방하는 것은 아니다.

Data

주요영양소·칼로리 : 식재료에 들어 있는 특징적인 영양소와 칼로리를 표시하였다. 함유량은 농촌진흥청에서 제공하는 「국가표준식품성분표」 등을 참고로 식재료에서 먹을 수 있는 부위(가식부) 100g에 들어 있는 양과 칼로리를 표시하였다. ㎎은 1000/1g, ㎍은 1000/1㎎이다. 식재료의 크기나 조사방법 등에 따라 달라지기 때문에 수치는 참고만 한다. 비타민 E는 α, β, γ, δ 등 4종류가 있는데 이 책에는 α토코페롤의 함유량만 표시하였다.

제철 : 식재료가 가장 맛있고, 영양가가 높은 시기를 표시하였다. 단, 수입품은 해당되지 않고 재배방법에 따라 달라지기 때문에 참고만 한다.

보관 : 식재료에 알맞은 보관방법을 표시하였다. 단, 제2장 「어패류」의 「생선」과 제3장 「육류, 알류, 유제품」의 「육류」의 경우 모든 식품을 랩에 싸서 냉장, 냉동 보관하는 것을 추천하며, 각 페이지의 표기는 생략하였다.

크기 : 제3장 「어패류」에서는 해당 식재료의 표준적인 크기를 소개하였다

중심사진

식재료를 구입할 때 신선하고 좋은 것을 선택하는 요령을 소개하였다.

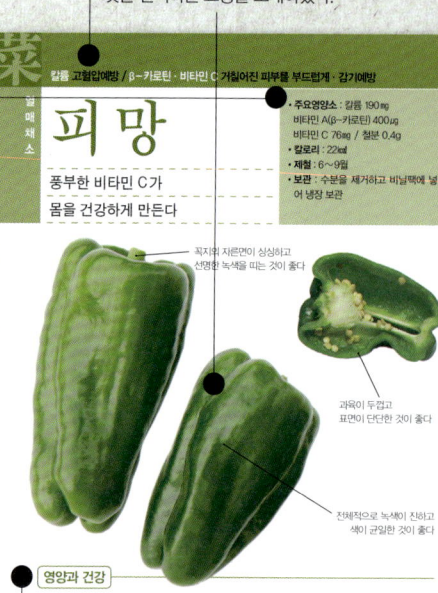

영양과 건강

식재료의 영양적 특징과 건강에 미치는 영향을 소개하였다.

※ 이 책은 다음과 같은 요소로 구성되어 있다. 각 요소를 활용하는 방법을 참고한다.

요리비법
식재료가 지닌 영양과 맛을 살릴 수 있는 요리방법을 소개하였다.

요리비법
원래 비타민 C는 열에 약하지만 피망은 과육이 두꺼워서 가열에 의한 비타민 C의 손실이 비교적 적다.
β-카로틴은 지용성이어서 튀김이나 볶음 등 기름을 사용하여 요리하면 β-카로틴의 흡수율이 높아져 영양소를 효율적으로 섭취할 수 있다.

민간요법
예로부터 전해 내려오거나 최근 많이 알려진 건강에 도움이 되는 식재료의 이용방법을 소개하고 있다. 단, 이러한 민간요법은 그렇게 사용되기도 한다는 것이지 반드시 효과를 볼 수 있다는 것은 아니다. 또한 식재료를 달인다는 것은 물 속에 넣고 식재료의 성분이 우러나도록 끓이는 것을 말한다. 물의 양이나 식재료의 분량, 가열하는 시간 등은 농도를 보고 조절한다.

피망주스는 머리카락과 손톱을 건강하게 만든다

머리카락이 많이 빠지거나 손톱의 발육 상태가 불량할 때는 피망을 넣은 채소주스를 마시면 좋다. 사과, 당근과 함께 갈아서 주스로 만들어 매일 마시면 효과를 기대할 수 있다.

품종

파프리카
컬러피망과는 다른 품종. 피망보다 과육이 두껍고 통통하다. 색이 화려하고 단맛이 있으며, 즙이 많아서 인기 있는 채소이다.

바나나피망
노란색에서 오렌지색, 붉은색으로 변하며 익을수록 붉어진다. 과육이 두껍고 부드러워서 날것으로 먹으면 씹는 느낌이 좋다.

품종·종류·가공품·부위

품종: 식재료의 대표적인 품종이나 특이품종을 소개하였다.

종류: 같은 품종이라도 재배법이나 수확 시기에 따라 달라지는 식재료의 종류를 소개하였다.

가공품: 식재료로 만든 가공품을 소개하였다.

부위: 식재료를 부위별로 소개하였다.

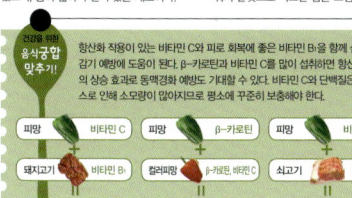

항산화 작용이 있는 비타민 C와 피로 회복에 좋은 비타민 B를 함께 섭취하면 감기 예방에 도움이 된다. β-카로틴과 비타민 C를 많이 섭취하면 항산화 작용의 상승 효과로 동맥경화 예방도 기대할 수 있다. 비타민 C와 단백질은 스트레스로 인해 소모량이 많아지므로 평소에 꾸준히 보충해야 한다.

건강을 위한 음식궁합 맞추기!

해당 식재료 외에 다른 식재료를 함께 먹으면 얻을 수 있는 효과를 소개하였다. 볶음이나 조림 등으로 건강에 좋은 음식궁합을 즐겨 보자. 물론 일품요리로 먹지 않고 따로따로 반찬으로 먹어도 관계없다. 단, 체질이나 상황에 따라 효과에 차이가 있고, 또한 이 식재료를 먹었다고 그 효과가 반드시 나타나는 것은 아니다.

몸에 필요한 5대 영양소의 효과

에너지가 되는 단백질, 지방, 탄수화물을 「3대 영양소」라고 한다. 여기에 비타민과 미네랄을 더한 것이 「5대 영양소」이다. 건강을 위해서 이러한 영양소를 균형 있게 섭취하는 것이 중요하다.

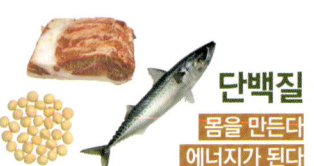

단백질
몸을 만든다
에너지가 된다

육류, 생선, 달걀, 우유, 콩 등에 풍부하며 근육과 내장, 효소와 호르몬, 뇌의 신경전달물질 등을 만든다. 약 20종류의 아미노산으로 구성되어 있으며, 그 중에서도 체내에서 만들어지지 않는 9종류의 아미노산을 필수아미노산이라고 한다. 필수아미노산이 많을수록 양질의 단백질이라고 할 수 있다.

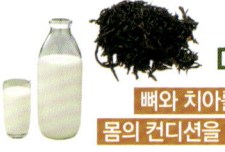

미네랄
뼈와 치아를 만든다
몸의 컨디션을 조절한다

비타민 외에 몸의 컨디션을 조절하는 작용을 하는 영양소가 미네랄이다. 체내에서는 만들 수 없기 때문에 음식을 통해 균형 있게 섭취해야 한다.

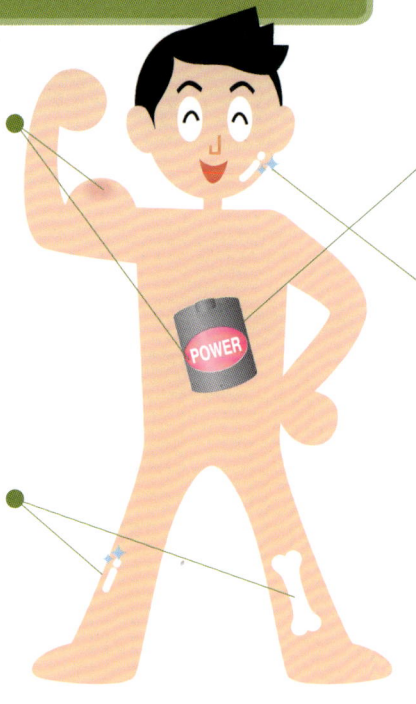

주요 미네랄의 특징

종류	주요 작용	관련 식재료
나트륨	칼륨과 같이 혈압을 조절한다	매실장아찌 등
칼륨	나트륨과 같이 혈압을 조절한다	채소, 과일 등
칼슘	치아나 뼈를 만들고, 신경 흥분을 억제한다	우유, 가공치즈 등
철분	혈액의 구성 성분이 된다	돼지 간, 말린 톳 등
아연	단백질 합성에 관여한다. 미각을 지원한다	굴, 명태알 등

● 지방
에너지가 된다

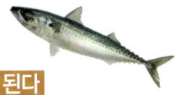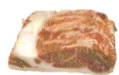

3대 영양소 중에서 가장 많은 에너지를 만드는 영양소이다. 체내에서 혈액이나 세포막, 호르몬 등을 만들거나 체온을 유지한다. 지방을 구성하는 지방산은 포화지방산과 불포화지방산의 2종류가 있다. 포화지방산은 육류에 많이 들어 있고, 비만이나 콜레스테롤 증가의 원인이 된다. 불포화지방산은 생선류에 많이 들어 있고, 중성지방이나 콜레스테롤을 줄여주는 작용을 한다.

● 탄수화물
에너지가 된다

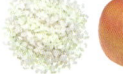

당질은 탄수화물 중에서 「에너지가 되는 영양소」이다. 과일이나 곡물에 많이 들어 있으며 체내에서 과당이나 포도당으로 분해되어 에너지가 된다. 당질을 에너지로 변화시킬 때 비타민 B_1이 필요하므로 함께 섭취하면 좋다. 당질과 식이섬유를 합쳐서 탄수화물이라고 부른다.

● 비타민
몸의 상태를 조절한다

단백질, 지방, 탄수화물의 작용을 돕거나 몸의 기능을 정상적으로 유지시키는 유기화합물이다. 지용성과 수용성으로 분류한다.

주요 비타민의 특징

지용성	주요 작용	관련 식재료
비타민 A	피부와 점막의 건강을 유지한다	당근, 돼지 간 등
비타민 D	칼슘의 흡수를 도와준다	버섯, 생선 등
비타민 E	혈중 콜레스테롤의 산화 방지	호박, 아몬드 등
수용성	**주요 작용**	**관련 식재료**
비타민 B_1	당질을 에너지로 변화시킨다	돼지고기, 현미 등
비타민 B_2	피부와 점막의 건강을 유지한다 지방대사를 촉진한다	청국장, 낫토, 돼지 간 등
엽산	비타민 B_{12}와 협력하여 적혈구를 만든다	풋콩, 브로콜리 등
비타민 B_{12}	엽산과 협력하여 적혈구를 만든다	바지락, 재첩 등
비타민 C	면역력을 높인다. 항산화 작용이 있다	바지락, 재첩 등

비타민

전부 13종이 있으며, 각각 혈관과 점막, 피부, 뼈 등의 건강을 유지하는 역할을 한다. 필요한 양은 적지만 매일 식사에서 일정량을 섭취하는 것이 중요하다. 여기서는 특히 부족하기 쉬운 비타민을 소개한다.

지용성 비타민

물에 잘 녹지 않고 기름에 잘 녹는다. 이 비타민을 함유한 식재료를 요리할 때 기름을 사용하면 흡수율이 높아진다.

종류	기대 효과· 관련 식재료	효율적인 섭취방법	1일 섭취량 (30~49세의 경우) ※
피부, 점막의 건강을 유지하는 비타민 A	암 예방 감기 예방 거칠어진 피부를 부드럽게 건강한 모발 당근 돼지 간	가열해도 쉽게 파괴되지 않으며 기름에 볶거나 튀겨서 먹으면 체내 흡수율이 높아진다.	권장섭취량 남성: 750μg RE 여성: 650μg RE 상한섭취량 3,000μg RE (단위는 레티놀)
칼슘 흡수를 돕는 비타민 D	골다공증 예방 버섯 생선	생버섯을 햇빛에 노출시키면 생성된다. 사람이 햇빛을 쬐면 체내에서도 생성된다. 적당한 일광욕과 식사할 때 음식을 통해 섭취하는 것이 좋다.	충분섭취량 남성: 5.0μg 여성: 5.0μg 상한섭취량 60μg
항산화 작용을 하는 비타민 E	동맥경화 예방 호박 아몬드	항산화 작용을 하는 비타민C와 함께 섭취하면 상승 효과를 기대할 수 있다.	충분섭취량 남성: 12mg 여성: 10mg 상한섭취량 540mg

※ 이 수치는 (사)한국영양학회의 「한국인 영양섭취기준」을 참고한 것으로 일상생활 중의 활동량이나 연령, 여성이라면 임신 중이거나 수유 중인 경우 등 상황에 따라 다르다. 이후로 나오는 표도 모두 동일.

수용성 비타민

물에 잘 녹고 기름에 녹지 않는다. 물로 씻거나 물에 넣고 삶으면 수용성비타민이 빠져나오므로 물로 씻을 때는 빠르게 씻고, 수용성비타민이 녹아 있는 국물까지 먹을 수 있는 방법으로 요리하는 것이 좋다.

종류	기대 효과 · 관련 식재료	효율적인 섭취방법	1일 섭취량 (30~49세의 경우) ※
탄수화물을 에너지로 바꾸는 **비타민 B₁**	피로회복 여름에 더위 먹는 것을 예방 돼지고기 현미	유화아릴을 함유한 파나 마늘과 함께 섭취하면 비타민 B₁의 효과가 커진다.	권장섭취량 남성: 1.2mg 여성: 1.1mg
피부, 점막을 건강하게 하고, 지방대사를 촉진하는 **비타민 B₂**	감기 예방 거칠어진 피부를 부드럽게 건강한 모발 간 낫토	빛으로 분해되기 쉬우므로 채소라면 가능한 신선한 것 (빛을 받은 시간이 짧은 것)을 고른다	권장섭취량 남성: 1.5mg 여성: 1.2mg
엽산과 함께 적혈구를 만드는 **비타민 B₁₂**	빈혈 예방 바지락 재첩	빛이나 공기에 의해 산화가 진행되므로 육류나 생선은 가능한 밀폐해서 보관한다	권장섭취량 남성: 2.4μg 여성: 2.4μg
비타민 B₁₂와 함께 적혈구를 만드는 **엽산**	빈혈 예방 동맥경화 예방 치매 예방 신경관폐쇄장애 (태아의 병) 예방 풋콩 브로콜리	태아의 건강한 성장을 돕는 영양소이므로 임산부는 의식적으로 섭취하는 것이 좋다	권장섭취량 남성: 400μg 여성: 400μg (임산부 +200μg, 수유부 +150μg) 상한섭취량 1,000μg
면역력을 높이는 **비타민 C**	감기 예방 거칠어진 피부를 부드럽게 면역력 증가 양배추 귤	소변이나 땀을 통해서 2~3시간이면 배출되므로 가능한 식사 때마다 섭취하는 것이 좋다	권장섭취량 남성: 100mg 여성: 100mg 상한섭취량 2,000mg

미네랄

「무기질」이라고도 하며, 칼슘처럼 몸의 일부가 되는 등 건강을 위해 꼭 필요한 영양소이다. 부족해도 문제지만 과잉 섭취할 경우에도 문제가 되므로 균형 있게 섭취하는 것이 중요하다. 사람에게 꼭 필요한 필수 미네랄 중 여기서는 특히 부족하거나 과잉 섭취하기 쉬운 미네랄을 소개한다.

종류	기대 효과 · 관련 식재료	효율적인 섭취방법	1일 섭취량 (30~49세의 경우) ※
혈압을 조절하는 **나트륨**	(과잉 섭취가 문제로 고혈압의 원인이 된다) 매실장아찌 절임류	(과잉 섭취하지 않도록 가공식품을 사용하지 않고, 소금을 많이 넣지 않은 요리를 직접 만들어 먹는 것이 좋다)	목표섭취량 남성: 2.0g 이하 여성: 2.0g 이하
혈압을 조절하는 **칼륨**	고혈압 예방 이뇨 작용 채소 과일	데치면 데친 물에 녹아 나오기 때문에 국물까지 먹을 수 있는 요리로 만들어서 섭취하는 것이 좋다. 단, 국물은 가능한 싱겁게 간을 해서 나트륨을 과다 섭취하지 않도록 주의한다	충분섭취량 남성: 3.5g 여성: 3.5g
뼈와 치아를 만들고 흥분을 억제하는 **칼슘**	골다공증 예방 스트레스 완화 우유 가공치즈	우유나 유제품 등 흡수율이 높은 식재료를 통해 섭취하는 것이 좋다. 비타민 D는 칼슘의 흡수를 촉진시키기 때문에 함께 섭취하면 좋다	권장섭취량 남성: 750mg 여성: 650mg 상한섭취량 2,500mg
혈액의 구성성분이 되는 **철분**	빈혈 예방 돼지 간 말린 톳	동물성 식품에 함유된 철분이 흡수율이 더 높으며, 식물성 식품에서 철분을 섭취할 경우에는 비타민 C와 함께 섭취하면 흡수율이 높아진다	권장섭취량 남성: 10mg 여성: 14mg 상한섭취량 45mg
단백질 합성에 관여하는 **아연**	건강한 모발 감기 예방 정상미각 유지 생식기능 유지 굴 명태알	다이어트를 지나치게 하거나 가공식품을 많이 먹으면 부족할 수 있다. 일반적인 식사를 하고 있다면 부족할 걱정은 없다	권장섭취량 남성: 9mg 여성: 8mg 상한섭취량 35mg

기타 영양성분

식이섬유

체내에서 소화되지 않는 영양소로 변비 개선이나 비만 예방, 생활습관병 예방에 도움이 된다. 단, 지나치게 섭취하면 설사를 일으키거나 칼슘이나 철분의 흡수를 방해할 우려가 있기 때문에 주의해야 한다. 물에 잘 녹는 「수용성식이섬유」와 물에 잘 녹지 않는 「불용성식이섬유」가 있다.

- **1일 섭취량(30~49세의 경우)** ※ (사)한국영양학회의 「한국인 영양섭취기준」 참고
  - 충분섭취량 남성 : 25g
  - 　　　　　　여성 : 20g

- **수용성식이섬유의 작용**
  ① 탄수화물의 대사를 촉진시키고, 혈당 조절에 도움을 준다.
  ② 악성 콜레스테롤 저하에 도움이 된다.
  ③ 장내 환경을 건강하게 유지한다.
  * 관련 식재료 : 곤약, 과일, 해조류 등

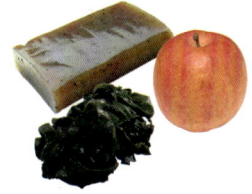

- **불용성식이섬유의 작용**
  ① 수분을 유지해서 변비를 예방한다.
  ② 발암물질을 배출시켜 암 예방에 도움이 된다.
  * 관련 식재료 : 콩류, 곡류, 새우, 게 등

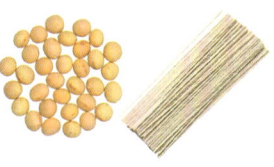

물

사람 몸의 60%는 물로 이루어져 있으며, 물은 체온을 조절하거나 혈액의 성분이 되어 효소나 영양소를 몸 이곳저곳으로 운반하는 등 생명 유지에 꼭 필요하다. 그런데 몸속에 있는 물은 피부를 통해 땀으로 배출되거나 배설에 의해 없어지므로 하루에 보충해야 할 물의 양은 약 2.5ℓ이다. 식품에 포함된 물을 제외하면 하루에 1.2ℓ의 물을 섭취할 것을 권장한다.

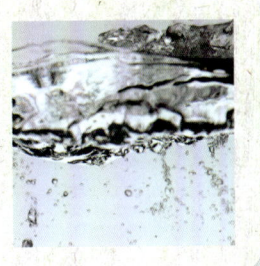

주목할만한 기능성 성분

식품이 갖는 「영양소」와 「맛」에 더하여 제3의 기능으로 「생체조절기능」이 주목을 받고 있다. 면역력을 높이고, 생활습관병을 예방하는 작용이 있는 이러한 성분을 「기능성 성분」이라고 한다.

리코펜

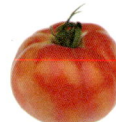

색소성분의 하나로 토마토나 수박에 많이 함유되어 있다. β-카로틴보다 2배 이상의 항산화 작용이 있기 때문에 암 예방이나 피부 미용에 좋다.

β-카로틴

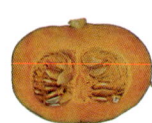

색소성분의 하나로 호박 등의 녹황색채소에 많이 함유되어 있다. 체내에서 비타민 A로 바뀌어 작용한다. 강한 항산화 작용이 있기 때문에 세포의 산화를 막는다.

안토시아닌

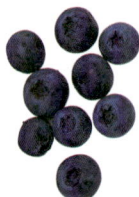

블루베리나 딸기 등에 많이 함유되어 있는 폴리페놀의 일종. 시력을 회복시켜주고, 강한 항산화 작용이 있기 때문에 암이나 동맥경화 예방에 도움이 된다.

유화아릴

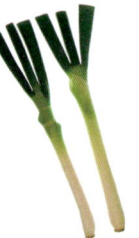

마늘이나 파 등 자극적인 냄새가 있는 식재료에 많이 함유되어 있다. 강한 항산화 작용과 살균 작용이 있기 때문에 암 예방과 동맥경화 예방을 기대할 수 있다.

무틴

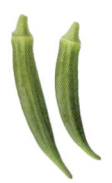

토란이나 오크라에 함유되어 있는 점액질 성분. 소화관의 점막을 보호하고 단백질의 소화흡수를 돕는다.

루틴

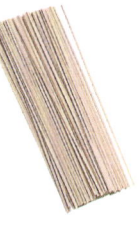

메밀국수나 토마토 등에 함유되어 있는 폴리페놀의 일종. 강한 항산화 작용이 있어서 혈관을 부드럽게 해주고 혈압 저하에 도움이 된다.

DHA·EPA

생선에 많이 함유되어 있는 불포화지방산. 중성지방이나 콜레스테롤을 저하시키는 작용이 있기 때문에 생활습관병 예방을 기대할 수 있다.

타우린

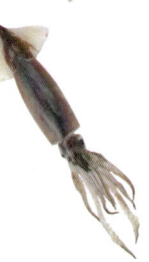

오징어나 문어, 조개류에 많이 함유되어 있는 아미노산의 일종. 콜레스테롤 저하와 고혈압 예방에 도움이 된다.

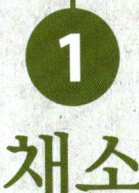

채소

채소는
비타민, 미네랄, 식이섬유 등이 풍부해서
건강을 위해
꼭 필요한 식재료이다.
특히, 녹황색채소는
영양가가 높아서
매일 섭취하는 것이 좋다.

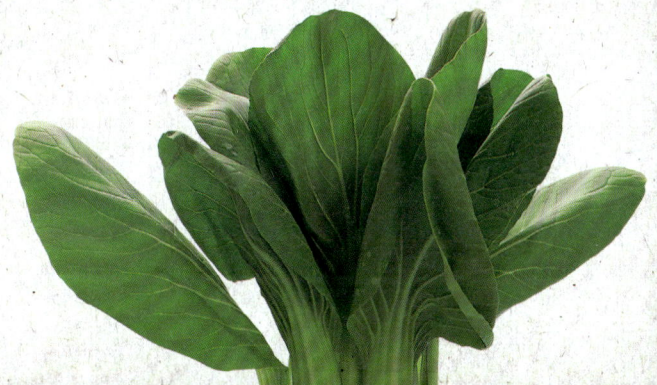

몸에 좋은 채소

주요 영양소

녹황색채소
β-카로틴이 풍부해서 암 예방, 감기 예방 등의 효과를 기대할 수 있다.

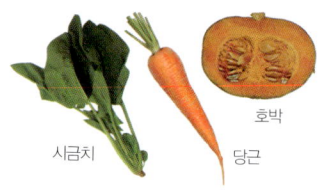

시금치 / 당근 / 호박

담색채소
비타민 C가 풍부해서 거칠어진 피부를 부드럽게 해주고 감기를 예방한다. 맛이 순하고 담백하여 먹기 편하다.

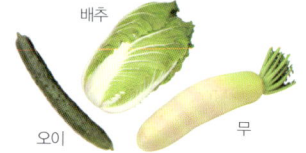

오이 / 배추 / 무

고구마류
전분(당분)이 들어 있어서 에너지원이 된다.

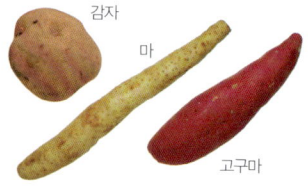

감자 / 마 / 고구마

버섯류
비타민 D가 칼슘의 흡수를 돕는다. 식이섬유도 풍부하다.

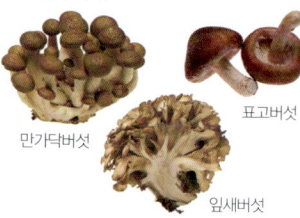

만가닥버섯 / 표고버섯 / 잎새버섯

고르는 방법

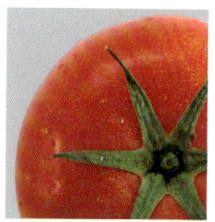

껍질이 단단한 것
열매채소는 껍질이 단단하고 꼭지가 싱싱한 것이 좋다.

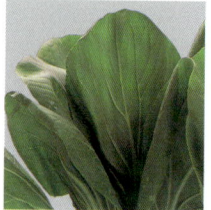

잎 끝까지 싱싱한 것
잎채소는 전체적으로 싱싱하고 잎 끝까지 힘이 있는 것이 좋다.

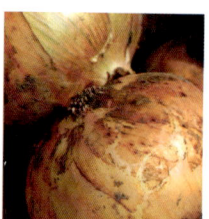

흙이 묻어 있는 것
뿌리채소나 양파는 흙이 묻어 있는 것이 오랫동안 신선하다.

요리 방법

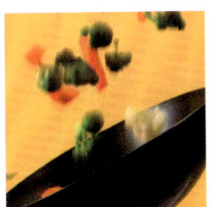

지용성 비타민은 기름으로 조리한다
β-카로틴 등 지용성 비타민은 기름으로 조리하면 흡수율이 높아진다.

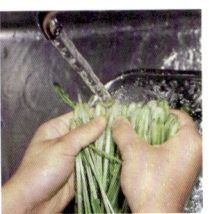

물로 씻을 때는 단시간에 끝낸다
수용성 비타민이 손실되지 않도록 단시간에 씻는다. 잎채소는 뿌리 부분의 흙에 주의한다.

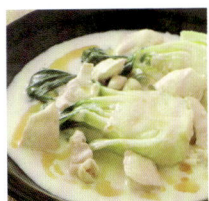

수용성 비타민은 국물요리로 섭취한다
물에 잘 녹는 수용성 비타민을 남김없이 섭취하려면 국물까지 먹을 수 있는 요리가 좋다.

보관 방법

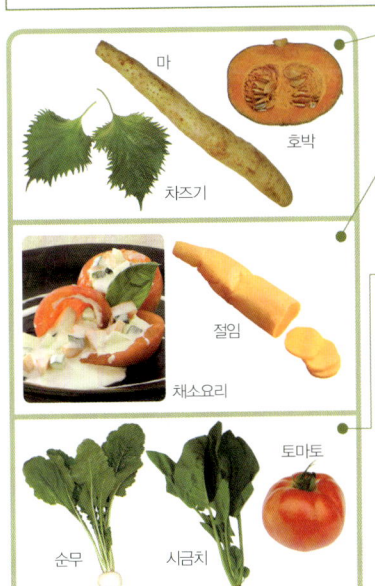

냉동실
호박이나 잎채소, 우엉 등은 데쳐서 냉동 보관한다. 차즈기, 파 등은 사용하기 쉽게 작게 썰어서 냉동하고, 마는 갈아서 물기를 뺀 다음 밀폐용기에 넣어 냉동한다.

냉장실
채소를 볶거나 샐러드로 만들었을 때는 밀폐용기에 넣어서 냉장실에 보관한다. 절임류도 마찬가지이다.

채소실
열매채소나 잎채소(감자류 제외), 버섯류는 냉장고 채소실에 보관한다. 마르지 않도록 신문지, 비닐팩, 랩 등을 이용하고, 잎채소류는 뿌리가 아래로 오도록 세워서 보관한다. 잎이 붙어 있는 뿌리채소는 잎과 뿌리를 잘라서 분리하여 보관한다.

상온
감자류나 양파, 자르지 않은 호박 등은 바람이 잘 통하고 그늘진 곳에서 상온 보관한다.

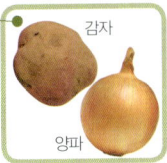

다양한 채소 썰기

한입썰기

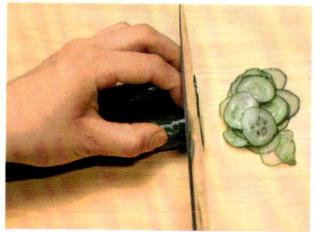

오이나 파처럼 가늘고 긴 채소를 끝에서부터 얇게 써는 방법. 두께를 일정하게 썬다.

빗모양썰기

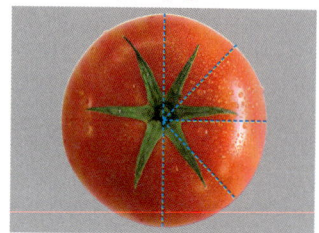

토마토 등 둥근 형태의 식재료를 먼저 세로로 반으로 자른 다음 중심에서 방사형으로 써는 방법.

통썰기(둥글게썰기)

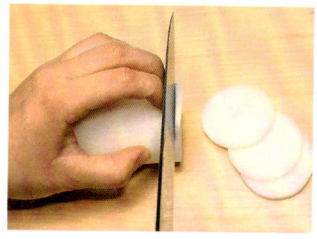

무 등의 원통형 식재료를 가로로 놓고 일정한 두께로 평행하게 써는 방법. 굵게 써는 것은 토막썰기라고 한다.

숭덩숭덩썰기 · 얄팍썰기

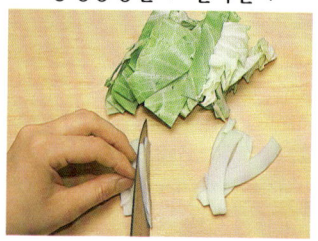

적당한 크기로 숭덩숭덩 써는 방법(사진 뒤). 단단한 것을 얇게 깎듯이 써는 것은 얄팍썰기라고 한다(사진 앞). 볶음 요리에 많이 쓰는 방법이다.

반달썰기 · 은행잎썰기

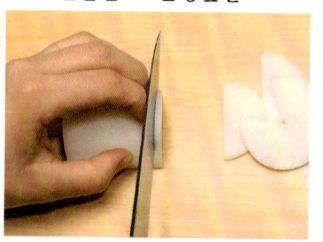

원통형 식재료를 세로로 반으로 자른 다음 반달 모양으로 써는 방법. 반달썰기 한 것을 다시 반으로 써는 것이 은행잎썰기이다.

채썰기

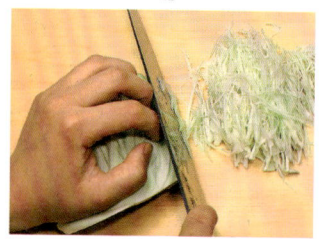

5cm 정도의 길이로 자른 식재료를 가늘게 써는 방법. 섬유결을 따라 썰면 식감이 아삭하고, 섬유결과 반대로 썰면 부드럽다.

다지기

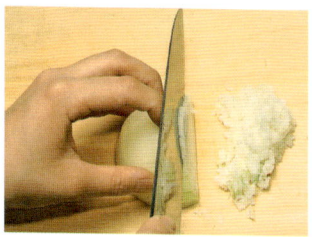

채썰기한 식재료를 더 잘게 써는 방법. 양파의 경우 끝부분을 조금 남기고 결을 따라 칼집을 넣고, 다시 수평으로 칼집을 넣은 후 끝에서부터 썬다.

돌려깎아썰기

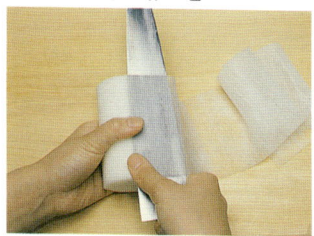

5~8cm 길이로 자른 식재료를 돌려가며 얇게 긴 띠 모양으로 써는 방법. 길게 채를 썰 때 사용한다.

마구썰기

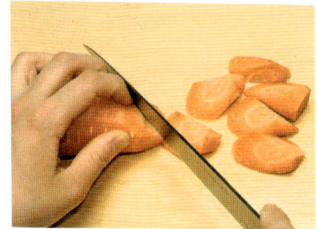

가늘고 긴 식재료를 돌리면서 어슷하게 써는 방법. 간이 잘 배기 때문에 조림 등에 많이 사용하는 방법이다.

깎아썰기

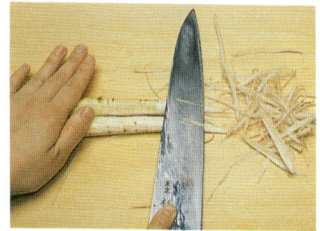

우엉 등의 가늘고 긴 식재료를 작고 얇게 깎듯이 써는 방법. 도마 위에 식재료를 올려놓고 굴리면서 썰면 쉽다.

골패쪽썰기

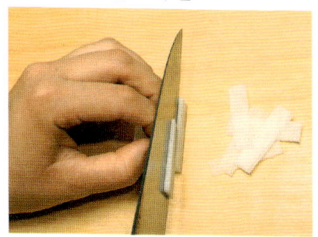

길이 4~5cm, 폭 1cm 정도의 직사각형으로 자른 식재료를 끝에서부터 2mm 정도의 두께로 얇게 써는 방법. 국이나 볶음 요리에 적당하다.

모서리깎기

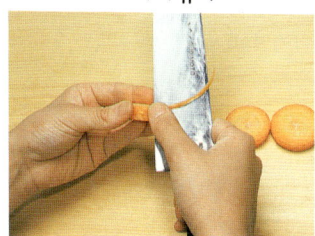

조림이나 국물요리를 할 때 식재료가 물러지지 않도록 모서리를 둥글게 깎는 방법.

칼륨 이뇨작용 / **나스닌** 생활습관병예방

열매채소

가지

보라색 나스닌으로
생활습관병을 예방한다

- **주요영양소** : 칼륨 220mg
  비타민 C 4mg
- **칼로리** : 22kcal
- **제철** : 6~9월
- **보관** : 상온에서는 바람이 들지 않는 장소에 보관. 냉장 보관할 때는 신문지에 싸서 비닐팩에 넣어 보관

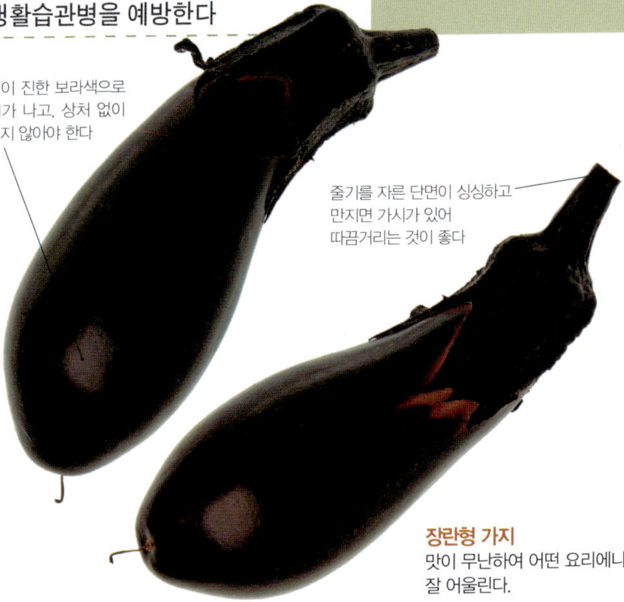

표면이 진한 보라색으로 윤기가 나고, 상처 없이 터지지 않아야 한다

줄기를 자른 단면이 싱싱하고 만지면 가시가 있어 따끔거리는 것이 좋다

장란형 가지
맛이 무난하여 어떤 요리에나 잘 어울린다.

영양과 건강

가지의 약 92%를 차지하는 수분은 풍부한 칼륨과 함께 이뇨작용을 돕는다. 또, 칼륨은 몸 안의 필요 없는 나트륨을 배설시켜 고혈압을 예방한다.

수분이 많아서 볶음이나 조림으로도 맛있게 먹을 수 있지만 칼륨 외에 비타민이나 미네랄은 많이 들어 있지 않다.

가지에서 주목해야 할 성분은 영양소보다 오히려 보라색을 띠는 나스닌이라는 안토시아닌계 색소이다. 나스닌은 생활습관병의 원인이 되는 활성 산소의 생성을 억제하기 때문에 암이나 동맥경화, 고혈압 등의 생활습관병 예방에 도움이 된다.

요리비법

과육의 하얀 부분은 기름을 잘 흡수하기 때문에 식물성 기름으로 요리하면 식물성 기름에 들어 있는 리놀산과 비타민 E를 섭취할 수 있다. 리놀산과 비타민 E는 콜레스테롤억제 효과가 있다.

가지를 잘라 놓으면 색이 변하는데 물에 담가 두면 색도 변하지 않고 쓴맛도 없어진다. 단, 나스닌은 물에 잘 녹기 때문에 나스닌을 효과적으로 이용하려면 요리하기 직전에 썰고, 물에 담가두지 않는 것이 좋다.

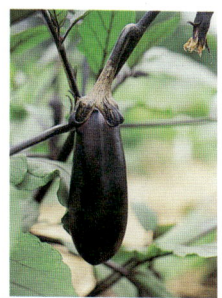

가지는 줄기나 잎맥까지 보라색을 띠기 때문에 열매가 열리기 전에도 가지 나무인지 알 수 있다.

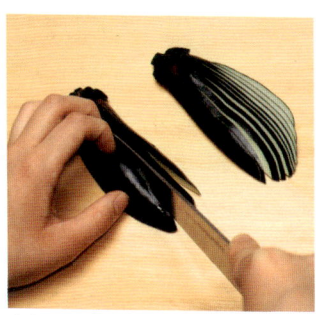

가지 튀김을 만들 때 칼집을 많이 넣으면 식물성 기름이 잘 흡수된다.

민간요법: 가지는 열을 내리고 통증을 가라앉힌다

가지에는 몸을 차갑게 하는 작용이 있기 때문에 중국에서는 열이 날 때 해열제로 사용하기도 한다. 또, 잇몸이 부었을 때는 가지 꼭지를 공기가 닿지 않게 호일 등으로 싼 후 뚝배기에 넣고 까맣게 태워서 가루로 만들어 붙인다. 가벼운 화상에는 가지를 차갑게 식혀서 붙이면 효과가 있다.

건강을 위한 음식궁합 맞추기!

칼륨은 혈압을 낮추고 단백질은 혈관을 부드럽게 만들기 때문에 함께 섭취하면 고혈압을 예방한다. 또, 비타민 C는 항산화 작용이 있어서 레티놀과 함께 면역력을 높여주고, 나스닌과 β-카로틴도 항산화 작용이 있기 때문에 세포를 건강하게 만들어 준다.

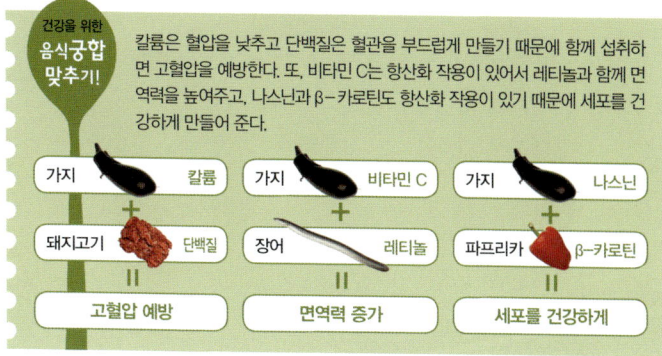

품종

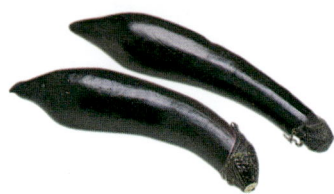

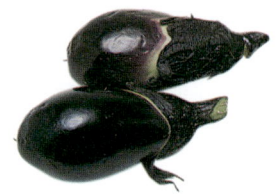

긴 가지
가늘고 긴 것이 특징. 긴 것은 약 30㎝ 정도 되는 것도 있다. 과육이 부드러워서 볶음이나 구이에 알맞다.

작은 가지
동그랗고 작은 가지. 단맛이 있으며 씨가 적고 껍질이 부드럽다. 열매가 단단하여 절임용으로 알맞다.

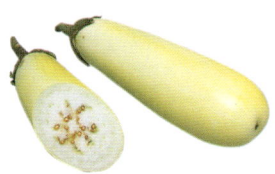

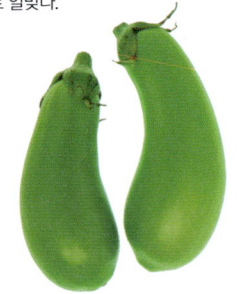

백가지
보라색 색소 나스닌이나 엽록소가 들어 있지 않은 하얀 가지. 가열하면 부드러워진다.

그린 캐스퍼(green casper)
연두색이 선명한 가지. 과육이 단단하고, 쓴맛도 적다. 날것으로 샐러드를 만들어 먹거나 절임으로 먹는 것이 좋다.

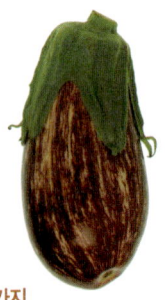

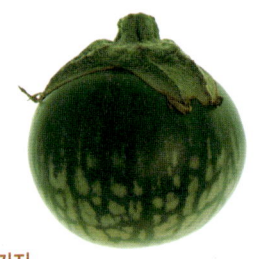

줄무늬 가지
연한 보라색과 하얀색 줄무늬가 있는 가지. 육질이 단단한 편이어서 가열요리에 알맞다.

청가지
진한 녹색 가지. 과육이 단단해서 절임이나 구이, 조림에 알맞다.

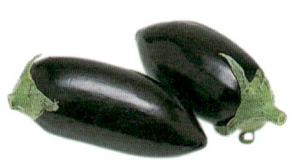

블랙뷰티
둥글고 큰 형태의 가지. 미국 품종으로 가열 요리에 알맞다.

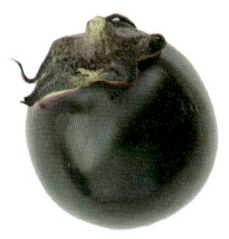

하무가지
일본 교토, 카미가모 지방에서 재배되는 둥근 가지. 보통 300~400g 정도 나가지만 큰 것은 1kg 정도 나가는 것도 있다. 묵직하고 육질이 단단하다.

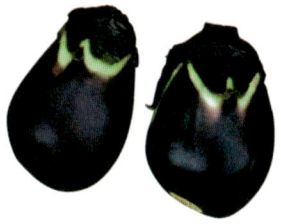

민전가지
일본 야마가타현 쇼나이 지방의 특산품. 무게 10~14g 정도의 작은 가지로 주로 절임으로 먹는다.

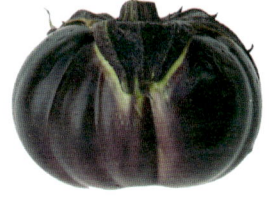

복주머니 가지
일본 나가오카 지방의 특산품. 입구를 조인 복주머니 모양의 가지. 과육이 단단해서 조림 등에 적합하다.

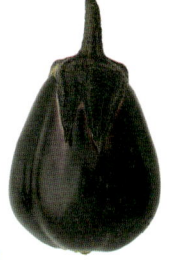

십전가지
일본 니가타현 우오누마 지방의 특산품. 껍질이 부드럽고 과육이 단단해서 절임으로 많이 먹는다.

> **상식**
>
> **가을 가지는 며느리가 먹으면 해롭다?**
>
> 옛날부터 전해지는 이 속담은 제철인 가을에 나는 가지는 맛이 좋아서 며느리에게는 먹이고 싶지 않은 시어머니의 마음을 의미하는 것이라고 알려져 있다. 그러나 가지는 몸을 차게 한다는 인식이 옛날부터 있었던 것을 보면 며느리의 몸을 걱정해서일지도 모른다. 또, 가을 가지는 씨가 적기 때문에 대가 끊기는 일이 없기를 바라는 마음을 담은 속담이라고도 한다.

열매채소

캡사이신 냉증해소·비만예방·식욕촉진

고추

캡사이신 성분이
몸을 따뜻하게 해준다

- **주요영양소** : 철분 2mg
  비타민 A(β–카로틴) 6,600μg
  비타민 B₂ 0.36mg / 비타민 C 120mg
- **칼로리** : 96kcal
- **제철** : 8~10월(홍고추)
  7~9월(청고추)
- **보관** : 완전히 건조시켜 통풍이 잘 되는 곳에 보관

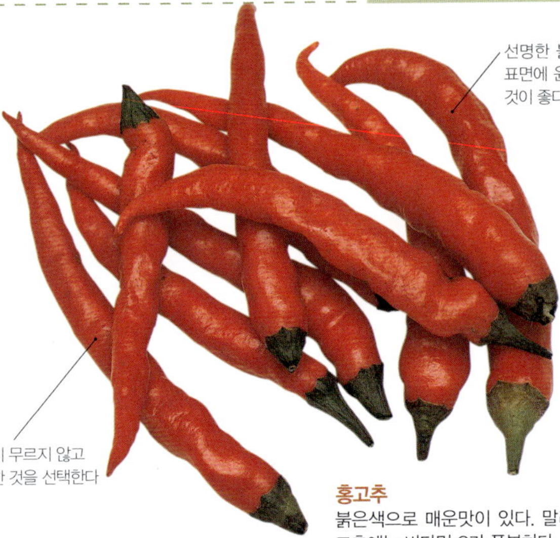

선명한 붉은색으로 표면에 윤기가 있는 것이 좋다

껍질이 무르지 않고 단단한 것을 선택한다

홍고추
붉은색으로 매운맛이 있다. 말리지 않은 고추에는 비타민 C가 풍부하다.

영양과 건강

매운맛을 살리는 양념으로 많이 사용한다. 매워서 많이 먹지 못하므로 영양소보다는 매운 성분인 캡사이신의 효과를 활용한다.

매운 고추를 먹으면 몸이 따뜻해지는데 이는 캡사이신이 모세혈관의 혈액순환을 촉진시키기 때문이다. 뿐만 아니라 캡사이신이 뇌에 있는 중추신경을 자극하여 에너지 대사를 활발하게 함으로써 체지방이 쉽게 분해되기 때문에 다이어트에도 효과가 있다. 그렇지만 캡사이신에는 위액의 분비를 촉진시켜 식욕을 돋우는 작용도 있기 때문에 다이어트 중인 사람은 다른 식재료를 많이 먹지 않도록 주의해야 한다.

품종

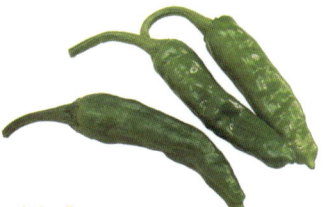

꽈리고추
고추의 변이종. 전체적으로 녹색을 띠며, 단맛이 있어 맵지 않다.

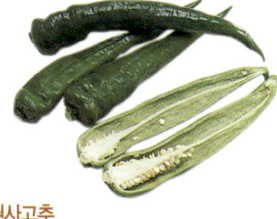

만원사고추
일본 교토의 특산물로 만원사라는 이름은 지명에서 유래. 매운맛이 없고 크며, 과육이 두꺼워 씹는 맛이 좋다.

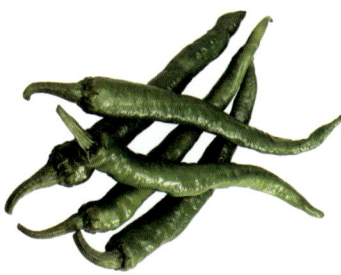

청양고추
한국에서 재배되는 고추 중 가장 매운 품종 중 하나. 청송과 영양의 첫자를 따서 이름지었다.

민간요법: 신경통이나 근육통에는 고추 목욕이 좋다

고추를 먹으면 몸이 따뜻해지는데, 이런 고추의 효과를 직접 먹지 않고도 느낄 수 있다. 2~3개의 고추를 잘게 썰어서 거즈로 싼 다음 욕조에 넣고 목욕을 하면 신경통이나 근육통에 효과가 있다. 단, 너무 많이 넣으면 피부에 자극이 되므로 주의한다.

건강을 위한 음식궁합 맞추기!

항산화 작용이 있는 β-카로틴과 비타민 C, 그리고 혈관을 부드럽게 만드는 단백질을 함께 섭취하면 동맥경화를 예방할 수 있다. 또, 스트레스를 받으면 단백질과 비타민 C의 소모가 많아지므로 평소에 많이 섭취하도록 한다. 칼륨과 비타민 B₁은 땀으로 빠져나가므로 여름에 특히 신경 써서 섭취해야 한다.

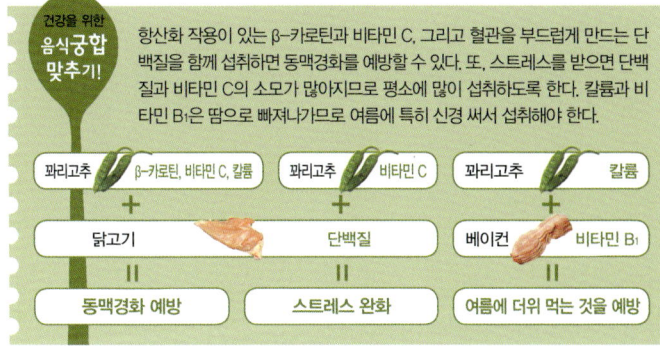

| 꽈리고추 + β-카로틴, 비타민 C, 칼륨 + 닭고기 = 동맥경화 예방 | 꽈리고추 + 비타민 C + 단백질 = 스트레스 완화 | 꽈리고추 + 칼륨 + 베이컨 + 비타민 B_1 = 여름에 더위 먹는 것을 예방 |

β-카로틴·비타민 C 감기예방·거칠어진 피부를 부드럽게 / 식이섬유 변비해소

열매채소

꼬투리완두

감기 예방과 피부 미용에 좋은 비타민 C가 가득하다

- **주요영양소** : 칼슘 35mg
  비타민A(β-카로틴) 560㎍
  비타민 B₁ 0.15mg / 비타민 C 60mg
  식이섬유 3.0g
- **칼로리** : 36㎉
- **제철** : 4~5월
- **보관** : 비닐팩에 넣어 냉장 보관하거나 데친 다음 랩으로 싸서 냉동 보관

꼬투리완두
완두콩의 어린 꼬투리를 채취한 것.

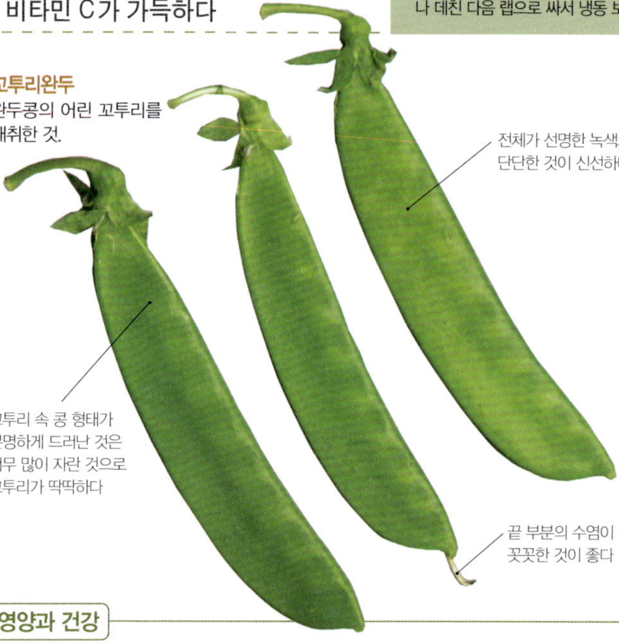

전체가 선명한 녹색으로 단단한 것이 신선하다

꼬투리 속 콩 형태가 분명하게 드러난 것은 너무 많이 자란 것으로 꼬투리가 딱딱하다

끝 부분의 수염이 희고 꼿꼿한 것이 좋다

영양과 건강

완두콩의 어린 꼬투리를 먹는 꼬투리완두는 콩의 비타민 B₁과 단백질, 녹황색채소의 β-카로틴과 비타민 C 등을 모두 갖춘 영양 풍부한 채소이다.

특히, 비타민 C의 함유량이 많아 면역력을 강화시켜 감기를 예방하고, 콜라겐 생성에도 관여하기 때문에 β-카로틴과 함께 거칠어진 피부를 부드럽게 만들어주는 효과도 기대할 수 있다. 필수아미노산인 리신도 많이 들어 있어서 성장을 돕고, 식이섬유가 풍부해서 배변을 부드럽게 해준다.

요리에 장식으로 곁들여도 좋지만 데쳐서 샐러드 등으로 만들어 먹으면 영양분을 충분히 섭취할 수 있다.

품종

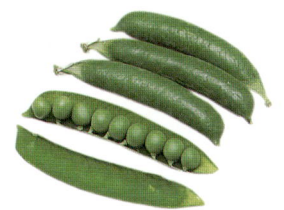

그린피스
완두의 덜 익은 열매를 수확한 것으로 꼬투리는 버리고 콩만 먹는다. 통조림이나 냉동 제품은 연중 구입할 수 있고, 제철인 봄~초여름에는 싱싱한 콩을 먹을 수 있다.

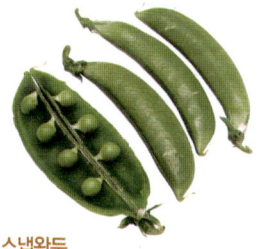

스냅완두
그린피스를 꼬투리째 먹을 수 있도록 개량한 품종. 다 자라도 꼬투리가 부드럽고 단맛이 강한 것이 특징이다.

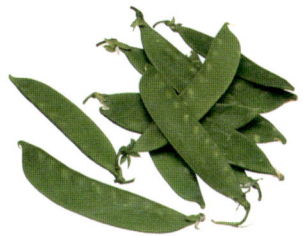

대협완두
꼬투리가 큰 편이고, 꼬투리째 먹을 수 있다.

요리비법

비타민 C는 물에 잘 녹고, 열에 약하기 때문에 살짝 데쳐야 한다. 아삭아삭한 느낌도 즐기고, 비타민 C도 섭취할 수 있으므로 1석2조이다.

데칠 때 소금을 조금 넣으면 선명한 녹색이 유지되어 식욕을 돋우는 효과가 있다.

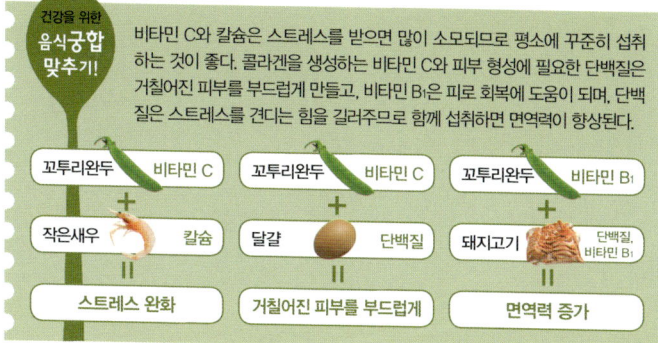

건강을 위한 음식궁합 맞추기!

비타민 C와 칼슘은 스트레스를 받으면 많이 소모되므로 평소에 꾸준히 섭취하는 것이 좋다. 콜라겐을 생성하는 비타민 C와 피부 형성에 필요한 단백질은 거칠어진 피부를 부드럽게 만들고, 비타민 B₁은 피로 회복에 도움이 되며, 단백질은 스트레스를 견디는 힘을 길러주므로 함께 섭취하면 면역력이 향상된다.

꼬투리완두 + 작은새우 = 스트레스 완화	꼬투리완두 + 달걀 = 거칠어진 피부를 부드럽게	꼬투리완두 + 돼지고기 = 면역력 증가
비타민 C + 칼슘	비타민 C + 단백질	비타민 B₁ + 단백질, 비타민 B₁

β-카로틴 거칠어진 피부를 부드럽게 / 비타민 B₂ 피로회복·여름에 더위 먹는 것을 예방

열매채소

꼬투리강낭콩

피부 미용에 좋고
영양 밸런스가 맞는 여름 채소

- **주요영양소** : 칼슘 48mg
  마그네슘 23mg / 비타민 B₂ 0.11mg
  비타민 A(β-카로틴) 520㎍
- **칼로리** : 23kcal
- **제철** : 6~9월
- **보관** : 비닐팩에 넣어 냉장 보관. 3~4일 내로 먹을 수 없는 경우에는 완전히 익힌 후 랩으로 싸서 냉동 보관

통통하고 굵기가 일정하며 끝이 뾰족하고 단단한 것이 좋다

검게 변한 부분, 주름, 상처 등이 없고 싱싱하고 생기 있는 것을 고른다

영양과 건강

다 자라기 전에 꼬투리째 먹는 콩으로 연 3회 정도 수확할 수 있다.

다양한 영양소를 가진 녹황색채소로 특히 β-카로틴이 풍부한데, β-카로틴은 활성 산소의 피해를 막아주고, 몸 안에서 비타민 A로 변화되어 피부와 점막의 저항력을 높여 피부 건강을 지켜준다.

그 밖에 비타민 B₂, 필수아미노산인 리신이나 아스파라긴산도 많이 포함하고 있어 피부 미용이나 피로 회복은 물론 여름을 탈 때도 도움이 된다.

요리비법

β-카로틴은 기름과 함께 섭취하면 흡수율이 높아지기 때문에 볶음이나 튀김 요리로 먹으면 효과적이다. 삶을 때에는 꼬투리 전체에 소금을 뿌리고 도마 위에서 돌돌 굴린 후 꼬투리강낭콩이 푹 잠길 정도의 물에 소금을 넣고 삶으면 색이 변하지 않고 선명해진다.

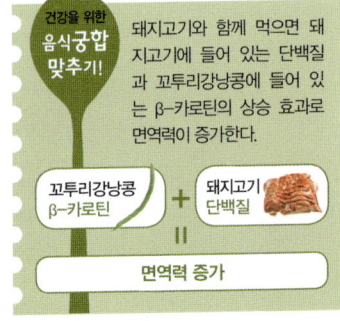

건강을 위한 음식궁합 맞추기!

돼지고기와 함께 먹으면 돼지고기에 들어 있는 단백질과 꼬투리강낭콩에 들어 있는 β-카로틴의 상승 효과로 면역력이 증가한다.

꼬투리강낭콩 β-카로틴 + 돼지고기 단백질 = 면역력 증가

철분 빈혈예방 / 비타민 B₁ 피로회복 / 식이섬유 변비해소

누에콩(잠두)

- **주요영양소** : 단백질 10.9g
  칼륨 440㎎ / 철분 2.3㎎
  비타민 B₁ 0.3㎎ / 식이섬유 2.6g
- **칼로리** : 108㎉
- **제철** : 4~6월
- **보관** : 비닐팩에 넣어 냉장 보관. 완전히 익힌 다음 랩으로 싸서 냉동 보관

풍부한 비타민과 미네랄이 피로 회복을 돕는다

열매채소

영양과 건강

초여름 일정 기간 이외에는 출하되지 않아 계절을 느낄 수 있는 콩이다. 누에콩에는 에너지원인 단백질과 당질, 피로 회복과 피부 미용에 효과적인 비타민 B₁ 외에 빈혈 예방에 좋은 철분 등 미네랄도 풍부하다.

껍질에는 식이섬유가 많아 껍질째 먹으면 변비에 좋다.

누에콩은 공기와 접촉하면 급속도로 맛과 색이 떨어지므로 가능한 껍질째 구입하여 빨리 요리해서 먹는다.

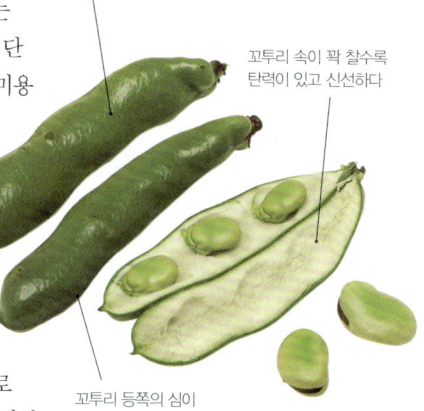

꼬투리가 진녹색이고 팽팽하며 윤이 나는 것이 좋다. 겉으로 보아서 콩의 형태가 확실히 드러나고 콩 크기가 균일한 것을 고른다

꼬투리 속이 꽉 찰수록 탄력이 있고 신선하다

꼬투리 등쪽의 심이 갈색인 것은 피한다

요리비법

누에콩은 빨리 상하는 채소이다. 꼬투리째 구입했을 경우에는 바로 꼬투리를 까서 누에콩이 충분히 잠길 정도의 물에 소금을 넣고 삶는다. 이 때 청주를 조금 넣으면 풋내를 제거할 수 있다.

건강을 위한 음식궁합 맞추기!

비타민 B₁은 당질(전분)이 소화되어 에너지로 변할 때 꼭 필요한 영양소이다. 따라서 누에콩과 밥을 함께 먹으면 여름에 더위 먹는 것을 예방하고 피로 회복에 도움이 된다.

 누에콩 비타민 B₁ + 밥 당질

여름에 더위 먹는 것을 예방, 피로회복

칼륨 이뇨작용·고혈압예방 / 비타민 C 감기예방

열매채소

동아

수분과 칼륨이
이뇨작용을 돕는다

- 주요영양소 : 칼륨 200㎎ / 칼슘 19㎎
  비타민 C 39㎎ / 식이섬유 1.3g
- 칼로리 : 16㎉
- 제철 : 7～9월
- 보관 : 껍질을 벗기고, 먹기 좋은 크기로 자른 다음, 랩을 씌워 냉장 보관. 통째로 보관할 때는 서늘하고 어두운 곳에서 장기 보관

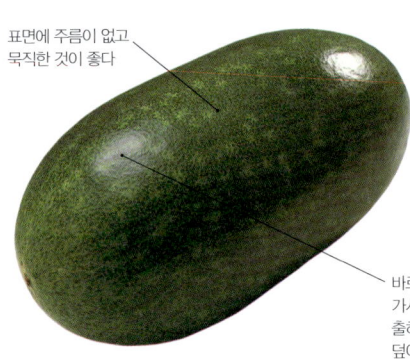

표면에 주름이 없고 묵직한 것이 좋다

속과 씨는 스푼으로 깨끗하게 제거한다

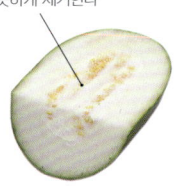

바로 수확한 것은 껍질 표면에 미세한 가시가 있다. 시판되는 것은 가시를 제거하고 출하된 것이며, 전체에 하얀 가루가 덮여 있는 것이 완숙된 것이다

영양과 건강

95% 이상이 수분으로 이루어진 저칼로리 채소로 다이어트에 효과적인 식재료이다. 동아에 함유된 수분이 소변량을 증가시켜 이뇨 효과를 높이고, 칼륨이 많이 들어 있어서 필요 없는 나트륨을 배출하여 혈압을 안정시킨다.

또한, 항산화 작용이 있는 비타민 C가 들어 있어 감기 예방에도 효과적이다.

민간요법

동아즙을 마시면 열이 내리고 갈증이 해소된다

여름에 더위를 먹거나 열이 날 때, 갈증이 심할 때, 음식을 먹고 체했을 때 동아를 날것으로 즙을 내서 마시면 효과적이다. 또한, 동아즙에 꿀을 조금 넣어 마시면 이뇨작용에 의해 소변이 잘 나온다.

건강을 위한 음식궁합 맞추기!

칼륨에는 혈압저하 작용이 있기 때문에 항산화 작용이 있는 유화아릴과 함께 섭취하면 동맥경화 예방 효과를 기대할 수 있다.

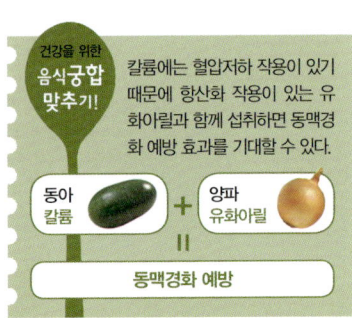

동아 칼륨 + 양파 유화아릴 = 동맥경화 예방

비타민 C 여름에 더위 먹는 것을 예방 / 모몰데신 식욕촉진·고혈압예방

여주

열매채소

- **주요영양소** : 칼륨 260㎎
  칼슘 14㎎ / 마그네슘 14㎎
  비타민C 76㎎
- **칼로리** : 17㎉
- **제철** : 6~9월
- **보관** : 비닐팩에 넣어 냉장 보관. 반으로 갈라 속을 제거하고 데치거나 구워서 랩으로 싼 다음 냉동 보관

비타민 C와 특유의 쓴맛으로
식욕을 돋우고 더위를 이긴다

영양과 건강

여주에는 비타민 C, 칼륨, 칼슘, 마그네슘이 들어 있어 여름을 타는 사람에게 추천할 만하다. 특히, 비타민 C가 풍부해서 바이러스에 대한 저항력을 높여준다. 여주에 들어 있는 비타민 C는 가열해도 거의 파괴되지 않는 특징이 있다.

특이한 쓴맛의 근원인 모몰데신은 소화액을 분비시켜 식욕을 돋우고, 혈당치와 혈압을 내리는 효과가 탁월하다.

안을 꽉 채운 하얀 속살과 씨는 요리할 때 깨끗하게 제거한다

녹색이 진하고 선명하며 전체적으로 색이 균일한 것이 좋다. 노랗게 변색된 것은 피한다

표면의 돌기가 작고 촘촘하며, 윤기와 탄력이 있고, 작을수록 맛이 좋다

요리비법

여주 특유의 쓴맛은 밑손질로 어느 정도 해결할 수 있다. 먼저 여주를 세로로 반으로 자른 다음, 속을 깨끗하게 제거한다. 그리고 1~2㎜ 두께로 썰어 소금을 뿌리고 주무르면 쓴맛이 약해진다.

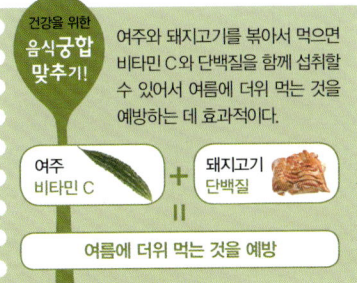

건강을 위한 **음식궁합 맞추기!**

여주와 돼지고기를 볶아서 먹으면 비타민 C와 단백질을 함께 섭취할 수 있어서 여름에 더위 먹는 것을 예방하는 데 효과적이다.

여주 비타민 C + **돼지고기** 단백질 =

여름에 더위 먹는 것을 예방

칼륨 숙취해소 · 이뇨작용

열매채소

오이

탁월한 이뇨작용으로 숙취를 해소한다

- **주요영양소** : 칼륨 200mg
  비타민 C 14mg
- **칼로리** : 14kcal
- **제철** : 5~8월
- **보관** : 신문지에 싸서 비닐팩에 넣어 냉장 보관. 지나치게 낮은 온도는 피한다

꼭지를 자른 단면이 신선하고 거무스름하지 않은 것이 좋다

겉을 만져보아 단단한 것이 바람이 들지 않은 것이다

가시가 뾰족한 것이 좋지만 가시가 없는 품종도 있다

백침계 오이
껍질이 얇고 녹색이 선명하며 침이 하얗다.

영양과 건강

95% 이상을 차지하는 수분과 풍부한 칼륨이 이뇨작용을 하기 때문에 숙취로 괴로울 때는 생오이를 씹어먹으면 좋다.

칼륨은 몸 안에 있는 필요 없는 염분(나트륨) 배출을 촉진시키기 때문에 고혈압 예방에도 효과적이다.

요리비법

오이에 들어 있는 아스코르비나아제라는 효소는 다른 식재료의 비타민 C를 파괴한다. 오이만 먹을 때는 문제가 없지만 다른 채소와 함께 갈아서 주스로 만들면 오이 조직이 파괴되어 공기와의 접촉으로 아스코르비나아제가 활성화되기 때문에 다른 식재료의 비타민 C를 파괴한다. 살짝 볶아서 먹거나, 날것으로 먹을 때는 식초를 사용하면 효소의 활동을 억제할 수 있다.

품종

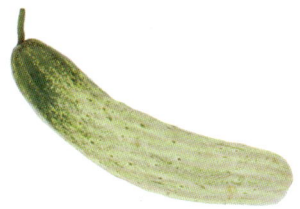

반백계 오이
반은 흰색을 띤다. 껍질이 부드럽고 맛이 좋다.

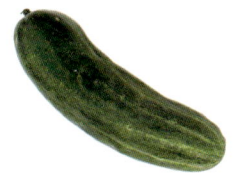

피클용 오이
오이피클을 만드는 데 사용하는 오이. 일반 품종보다 길이가 작아 6~12㎝이며, 과실 길이와 지름 비율이 3:1인 것이 최상품이다. 국내에서 재배되는 대부분은 미국산 「럭키 스트라이크」이다.

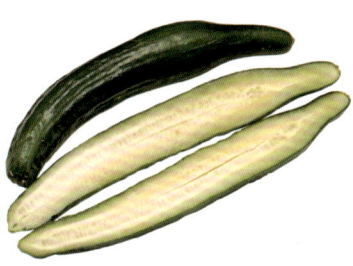

유럽오이
유럽에서는 일반적으로 볼 수 있는 오이로 길이가 약 30㎝ 정도로 길다. 과육은 부드럽고, 익히면 더 맛있다.

민간요법 | 오이의 냉각효과로 여름 더위를 이겨낸다

오이는 여름 더위로 달아오른 몸을 시원하게 식혀주기 때문에 더위 먹었을 때 도움이 된다. 또, 강한 이뇨작용으로 부종에도 효과가 있다. 가벼운 화상에는 오이를 간 다음 거즈수건에 싸서 짠 즙을 바르면 좋다.

건강을 위한 음식궁합 맞추기!

항산화 작용을 하는 비타민 C와 피로 회복에 좋은 비타민 B₁을 함께 섭취하면 면역력이 증가한다. 혈압을 내리는 칼륨과 혈관을 부드럽게 만드는 단백질을 함께 섭취하면 고혈압 예방에 좋다. 또한, 스트레스를 받으면 비타민 C와 칼슘의 소모량이 늘어나므로 평소에 꾸준히 섭취해야 한다.

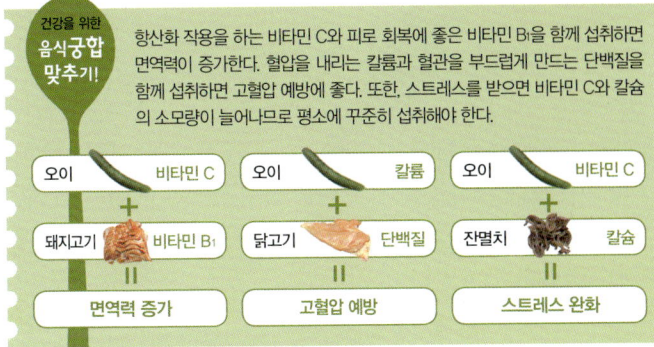

오이 + 돼지고기 = 면역력 증가	오이 + 닭고기 = 고혈압 예방	오이 + 잔멸치 = 스트레스 완화
비타민 C + 비타민 B₁	칼륨 + 단백질	비타민 C + 칼슘

열매채소

단백질 피로회복 / 비타민 B₁ 여름에 더위 먹는 것을 예방 / 식이섬유 변비해소

옥수수

식이섬유로
변비를 해소한다

- **주요영양소** : 단백질 3.6g
  칼륨 290mg / 비타민 B₁ 0.15mg
  비타민 C 8mg / 식이섬유 3g
- **칼로리** : 92kcal
- **제철** : 6~9월
- **보관** : 영양 손실을 막기 위해 삶아서 랩을 씌워 냉장 또는 냉동 보관

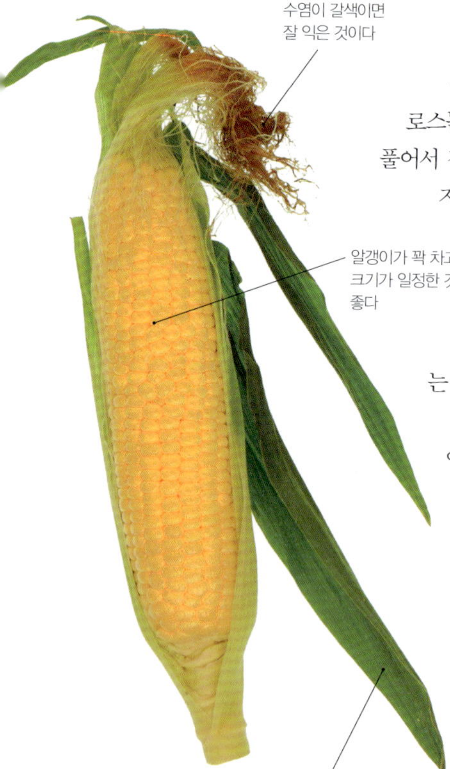

수염이 갈색이면 잘 익은 것이다

알갱이가 꽉 차고 크기가 일정한 것이 좋다

선명한 녹색 껍질이 붙어 있는 것이 좋다

영양과 건강

열매의 표피에는 셀룰로스라는 식이섬유가 들어 있다. 셀룰로스는 체내에서 수분을 흡수하고 부풀어서 장을 자극하여 배변 활동이 좋아지고, 유해물질을 흡착하여 밖으로 배출시키는 작용을 한다.

또한, 단백질과 당질이 많이 들어 있어서 채소이지만 많은 나라에서 주식으로 먹는 것이 특징이다.

제철인 여름에 먹으면 배아부분에 들어 있는 비타민 B₁이 더위 먹는 것을 막아준다.

요리비법

영양 손실이 빠르기 때문에 껍질이 붙어 있는 것을 구매하여 먹기 직전에 껍질을 벗겨 요리하는 것이 좋다. 삶을 때는 수용성 비타민이 물에 녹아서 빠져나가지 않도록 전자레인지를 이용하는 방법도 있다.

종류

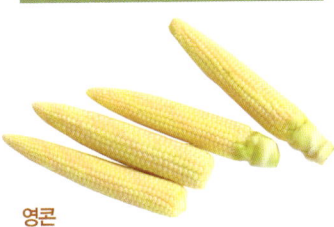

영콘
베이비콘, 미니콘이라고도 하며 길이는 7~8㎝ 정도이다. 생식용 품종을 어릴 때 수확한 것으로 매우 연해서 통째로 먹을 수 있다.

> **민간요법 | 옥수수염은 이뇨작용을 한다**
>
> 한방에서는 옥수수염을 '남만모(南蠻毛)'라고 부르며, 예로부터 이뇨작용을 목적으로 사용되었다. 소량의 옥수수염을 약한 불로 삶은 다음 걸러서 마시면 효과를 볼 수 있다. 남유럽, 중국, 러시아 등지에서 같은 목적으로 사용되었다.

가공품

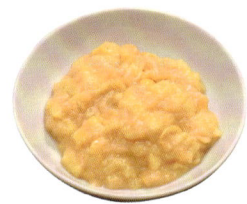

옥수수 통조림
삶은 옥수수로 만든 통조림. 옥수수 알을 그대로 살린 것과 으깬 것(사진)이 있다. 생옥수수와 영양면에서 차이가 없다.

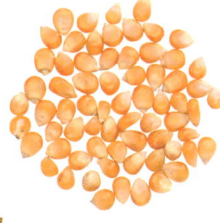

팝콘
팝콘은 옥수수의 품종명으로 폭열종을 말한다(사진은 건조시킨 것). 이것을 가열하면 옥수수 알이 터지면서 하얗고 고소한 팝콘이 된다.

건강을 위한 음식궁합 맞추기!
옥수수에는 식이섬유는 많이 들어 있지만 다른 영양소는 적다. 단백질의 질도 좋지 않아서 쇠고기, 우유, 닭고기 등과 함께 먹어야 옥수수에 부족한 영양소가 보충되어 영양 균형이 맞고, 건강에도 좋다.

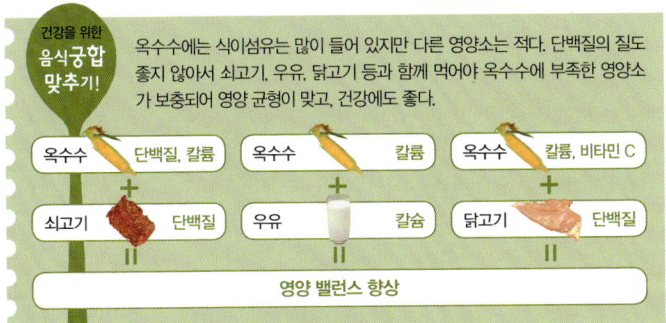

비타민 B₁ 여름에 더위 먹는 것을 예방 / **식이섬유** 위장활동강화·변비해소

열매채소

오크라

점액 성분이 변비를 해소한다

- **주요영양소** : 칼슘 92mg
  비타민 A(β-카로틴) 670μg
  비타민 B₁ 0.09mg / 비타민 C 11mg
  식이섬유 5g
- **칼로리** : 30kcal
- **제철** : 7~9월
- **보관** : 건조·저온에 약하므로 비닐팩에 넣어 냉장 보관

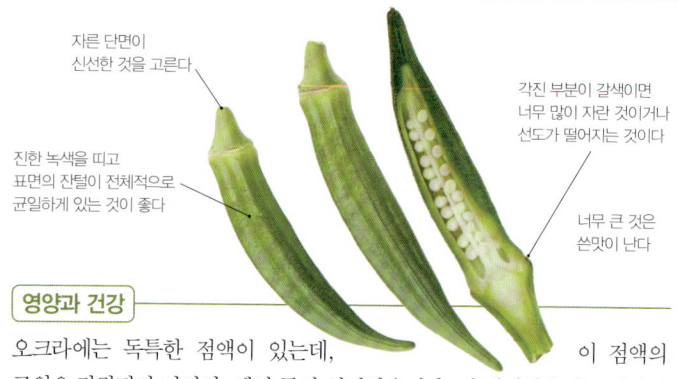

자른 단면이 신선한 것을 고른다

진한 녹색을 띠고 표면의 잔털이 전체적으로 균일하게 있는 것이 좋다

각진 부분이 갈색이면 너무 많이 자란 것이거나 선도가 떨어지는 것이다

너무 큰 것은 쓴맛이 난다

영양과 건강

오크라에는 독특한 점액이 있는데, 이 점액의 근원은 갈락탄과 아라반, 펙틴 등의 식이섬유이다. 이 식이섬유에는 위장의 활동을 조절해서 혈당치가 갑자기 상승하는 것을 억제하는 작용이 있다.

점액을 이루는 또 다른 성분은 당단백질인 무틴이다. 무틴은 소화기관의 점막을 덮어 보호하고, 단백질의 소화흡수를 돕는 효과가 있다.

끓는 물에 살짝 데치면 점액 성분을 잃지 않고 맛있게 먹을 수 있다.

민간요법

점액 성분이 스태미나를 향상시킨다

점액 성분 중 하나인 무틴은 자양강장 효과가 있어서 여름에 더위를 먹었을 때나 기운이 없을 때 먹으면 효과이다. 또, 양상추와 함께 달여서 먹으면 변비에 좋고, 쑥과 함께 달여서 먹으면 설사에 좋다.

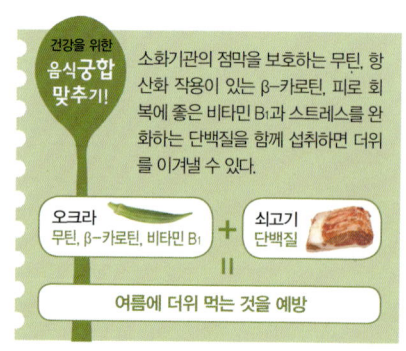

건강을 위한 **음식궁합 맞추기!**

소화기관의 점막을 보호하는 무틴, 항산화 작용이 있는 β-카로틴, 피로 회복에 좋은 비타민 B₁과 스트레스를 완화하는 단백질을 함께 섭취하면 더위를 이겨낼 수 있다.

오크라 무틴, β-카로틴, 비타민 B₁ + **쇠고기** 단백질 =

여름에 더위 먹는 것을 예방

비타민 B₁ 여름에 더위 먹는 것을 예방·피로회복 / **비타민 C** 면역력증가

열매채소

- **주요영양소** : 단백질 11.7g
  칼슘 58㎎ / 비타민 B₁ 0.31㎎
  비타민 C 27㎎ / 엽산 320㎍
  식이섬유 5g
- **칼로리** : 135㎉
- **제철** : 7~9월
- **보관** : 신선할 때 삶아서 랩으로 싼 다음 냉동 보관

풋콩

풍부한 비타민 B₁으로
여름 더위를 이겨낸다

콩깍지가 촘촘하게 붙어 있고 가지와 가지 사이의 간격이 좁은 것이 좋다

콩깍지가 부풀어 있고, 털이 있으며, 콩의 형태가 뚜렷하게 보이는 것이 신선하다

영양과 건강

대두가 덜 익은 어린 콩인 양적 특징을 모두 갖고 있는 영양 풋콩은 콩과 채소의 영만점의 식재료이다.

풋콩의 단백질에는 필수아미노산인 메티오닌이 많이 들어 있어 비타민 B₁, C와 함께 알코올을 분해하여 간장의 부담을 줄여주기 때문에 맥주와 찰떡궁합이다. 또한, 비타민 B₁은 당질을 에너지로 변화시키기 때문에 제철인 여름에 먹으면 더위 먹는 것을 예방하고 피로를 풀어준다.

요리비법

가지에 붙어 있는 것은 먹기 직전에 떼어내는 것이 영양가와 신선도를 유지하는 비결이다. 삶을 때는 꼬투리 끝을 자르고 소금을 뿌려서 주무른 다음, 풋콩이 충분히 잠길 정도의 물에 소금을 넣고 삶는다. 체에 건져 찬물로 식히면 남은 열로 색이 변하는 것을 막을 수 있다.

건강을 위한 음식궁합 맞추기!

비타민 B₁과 비타민 C는 땀으로 배출되므로 여름에 더위 먹는 것을 예방하기 위해 꾸준히 섭취해야 한다. 단백질은 더위로 스트레스를 받으면 소모되므로 함께 섭취하면 좋다.

풋콩 비타민 B₁, C
+
닭고기 단백질
=
여름에 더위 먹는 것을 예방

칼륨 고혈압예방 / 리코펜 암예방·동맥경화예방

열매채소

토마토

영양 만점의 건강식품이 세포를 건강하게 만든다

- **주요영양소** : 칼륨 210mg
  비타민 A(β-카로틴) 540μg
  비타민 C 15mg
- **칼로리** : 19㎉
- **제철** : 6~9월
- **보관** : 비닐팩에 넣어 냉장 보관. 덜 익어서 딱딱한 것은 상온에서 숙성

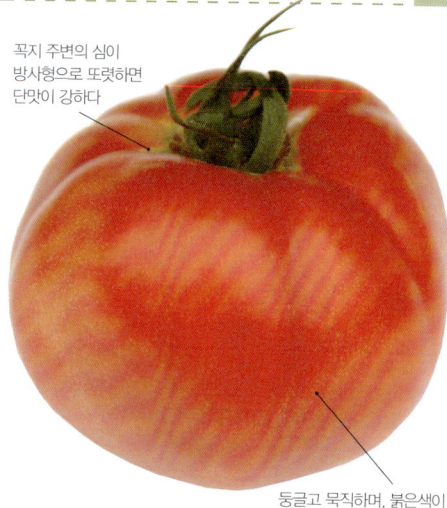

꼭지 주변의 심이 방사형으로 뚜렷하면 단맛이 강하다

도태랑토마토
큰 토마토의 대표적인 품종. 완전히 익었을 때 따면 강한 단맛과 적당한 신맛을 느낄 수 있어 인기가 높다.

토마토 씨 주변의 덩어리진 부분도 영양소가 풍부하며 감칠맛이 있다

둥글고 묵직하며, 붉은색이 선명하고, 껍질이 단단한 것을 고른다

영양과 건강

유럽에는 「토마토가 붉어지면 의사 얼굴이 파래진다」는 속담이 있다. 이는 토마토가 붉게 익을 무렵이 되면 사람들이 토마토를 먹고 건강해져서 의사가 할 일이 없어진다는 것으로, 그만큼 토마토가 영양가가 높다는 의미이다.

그 중에서도 토마토의 붉은색을 내는 리코펜이라는 색소는 강력한 항산화 작용으로 활성 산소를 제거하여 암과 동맥경화를 예방한다.

또한, β-카로틴이 풍부해서 피부와 점막의 건강을 지켜주기 때문에 거칠어진 피부를 부드럽게 만들고, 감기를 예방하는 효과도 있다. 그 밖에도 콜라겐의 생성을 돕는 비타민 C가 많아 피부 미용에 좋고, 칼륨은 고혈압 예방에 도움이 된다. 속담대로 건강을 지켜주는 채소이다.

품종

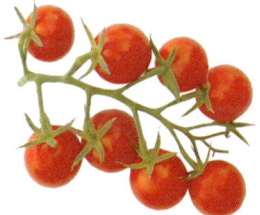

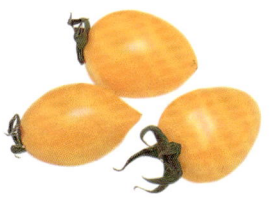

방울토마토
「미니토마토」라고도 부르는 한입 크기의 작은 토마토. 붉은색 이외에 노란색, 오렌지색 방울토마토도 있다.

레몬토마토
럭비공을 닮은 형태나 노란색 색상이 모두 레몬과 거의 흡사한 토마토. 샐러드 등으로 생식하기에 적합하다.

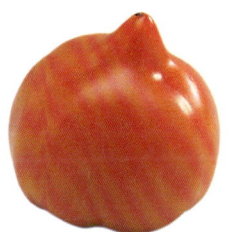

퍼스트토마토
끝이 뾰족하여 하트 모양에 가까운 토마토. 과육이 단단해서 얇게 썰어 샌드위치 등에 넣으면 좋다.

> **민간요법**
> **입속 트러블과 위장 장애에는 토마토 주스가 좋다**
>
> 구내염이나 잇몸에 출혈이 있을 때는 입에 토마토 주스를 머금고 있으면 좋다. 위궤양에는 토마토와 양배추를 같은 비율로 넣고 갈아서 주스를 만들어 씹어먹으면 좋다. 하루에 1~2잔 정도가 적당하다.

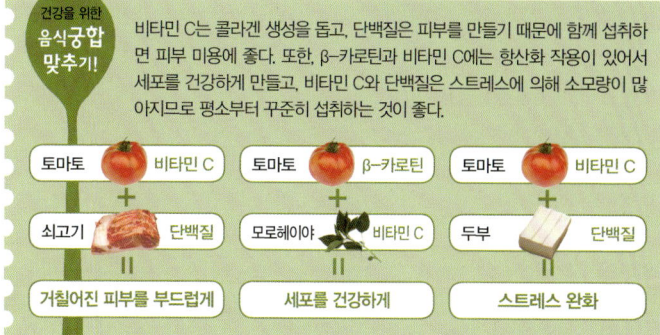

건강을 위한 음식궁합 맞추기!

비타민 C는 콜라겐 생성을 돕고, 단백질은 피부를 만들기 때문에 함께 섭취하면 피부 미용에 좋다. 또한, β-카로틴과 비타민 C에는 항산화 작용이 있어서 세포를 건강하게 만들고, 비타민 C와 단백질은 스트레스에 의해 소모량이 많아지므로 평소부터 꾸준히 섭취하는 것이 좋다.

토마토 + 쇠고기 = 거칠어진 피부를 부드럽게	토마토 + 모로헤이야 = 세포를 건강하게	토마토 + 두부 = 스트레스 완화
비타민 C + 단백질	β-카로틴 + 비타민 C	비타민 C + 단백질

칼륨 **고혈압예방** / β-카로틴 · 비타민 C **거칠어진 피부를 부드럽게 · 감기예방**

열매채소

피망

풍부한 비타민 C가
몸을 건강하게 만든다

- **주요영양소** : 칼륨 190mg
  비타민 A(β-카로틴) 400μg
  비타민 C 76mg / 철분 0.4g
- **칼로리** : 22kcal
- **제철** : 6~9월
- **보관** : 수분을 제거하고 비닐팩에 넣어 냉장 보관

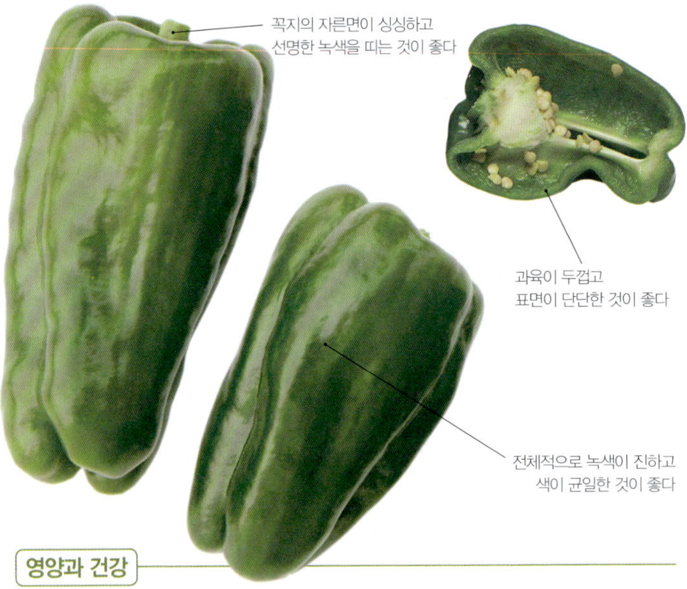

꼭지의 자른면이 싱싱하고 선명한 녹색을 띠는 것이 좋다

과육이 두껍고 표면이 단단한 것이 좋다

전체적으로 녹색이 진하고 색이 균일한 것이 좋다

영양과 건강

녹황색채소인 피망에는 비타민 종류가 풍부하게 들어 있다. 특히, β-카로틴과 비타민 C가 풍부한데 β-카로틴은 피부와 점막의 건강을 유지시키는 역할을 하기 때문에 거칠어진 피부를 부드럽게 만들고 감기 예방에 도움이 된다.

비타민 C도 피부 미용에 좋은 영양소로 세포와 세포를 연결하는 콜라겐의 생성을 돕고, 항산화 작용도 있어서 면역력을 강화하여 감기를 예방한다.

제철인 여름에는 선명한 녹색이 식욕을 돋우어 더위 먹는 것을 막아주고, 칼륨과 모세혈관을 튼튼하게 하는 루틴(비타민 P)도 풍부해서 고혈압을 예방하는 효과도 기대할 수 있다.

요리비법

원래 비타민 C는 열에 약하지만 피망은 과육이 두꺼워서 가열에 의한 비타민 C의 손실이 비교적 적다.

β-카로틴은 지용성이어서 튀김이나 볶음 등 기름을 사용하여 요리하면 β-카로틴의 흡수율이 높아져 영양소를 효율적으로 섭취할 수 있다.

민간요법: 피망주스는 머리카락과 손톱을 건강하게 만든다

머리카락이 많이 빠지거나 손톱의 발육 상태가 불량할 때는 피망을 넣은 채소주스를 마시면 좋다. 사과, 당근과 함께 갈아서 주스로 만들어 매일 마시면 효과를 기대할 수 있다.

품종

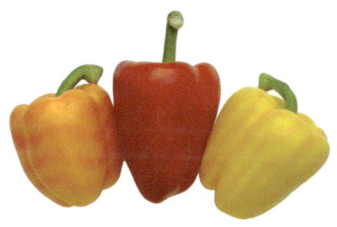

파프리카
컬러피망과는 다른 품종. 피망보다 과육이 두껍고 통통하다. 색이 화려하고 단맛이 있으며, 즙이 많아서 인기 있는 채소이다.

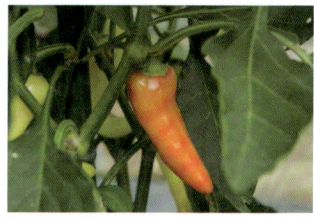

바나나피망
노란색에서 오렌지색, 붉은색으로 변하며 익을수록 붉어진다. 과육이 두껍고 부드러워서 날것으로 먹으면 씹는 느낌이 좋다.

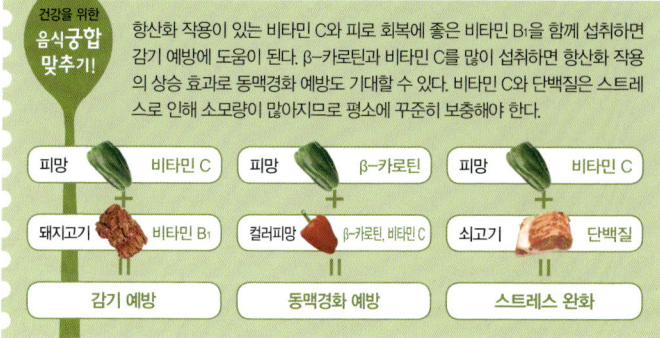

건강을 위한 음식궁합 맞추기!

항산화 작용이 있는 비타민 C와 피로 회복에 좋은 비타민 B₁을 함께 섭취하면 감기 예방에 도움이 된다. β-카로틴과 비타민 C를 많이 섭취하면 항산화 작용의 상승 효과로 동맥경화 예방도 기대할 수 있다. 비타민 C와 단백질은 스트레스로 인해 소모량이 많아지므로 평소에 꾸준히 보충해야 한다.

피망 + 돼지고기	피망 + 컬러피망	피망 + 쇠고기
비타민 C + 비타민 B₁	β-카로틴 + β-카로틴, 비타민 C	비타민 C + 단백질
감기 예방	동맥경화 예방	스트레스 완화

β-카로틴·비타민 C 감기예방·암예방·거칠어진 피부를 부드럽게

열매채소

호박

풍부한 β-카로틴이
감기 예방과 피부 미용에 효과적이다

- **주요영양소*** : 칼슘 15㎎
  비타민 A(β-카로틴) 3,900㎍
  비타민 E 4.9㎎ / 비타민 C 43㎎
- **칼로리*** : 91㎉ · **제철** : 5~9월
- **보관** : 통째로 보관할 때는 서늘한 그늘에서 보관. 자른 것은 속과 씨를 제거하고 랩으로 싸서 냉장 보관.

* 수치는 서양계 호박 기준

에비스
서양계 호박인 단호박의 한 종류.
포슬포슬한 식감과 단맛으로
인기 있는 품종이다.

꼭지가 노랗게 말랐으며
세로로 홈이 있는 것이
완전히 익은 것이다

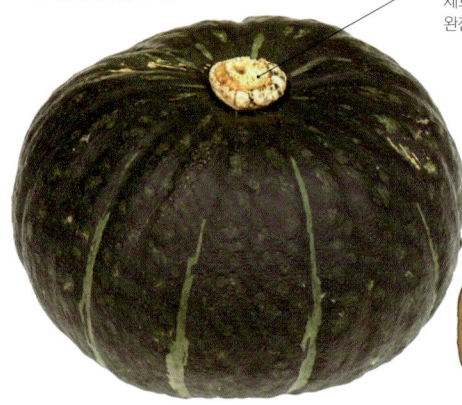

잘라서 파는 호박은 과육의 색이 진하고 속이 마르지 않은 것을 골라야 한다

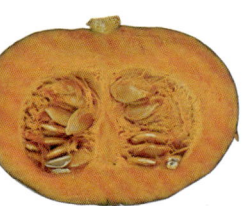

영양과 건강

호박은 대표적인 녹황색채소로 동양계 호박, 서양계 호박, 페포계 호박 등의 3종류로 나눌 수 있다. 최근에는 동양계 호박보다 단맛이 강한 서양계 호박(사진에 나온 에비스 등)이 인기가 많다.

호박의 녹황색은 β-카로틴 때문인데 점막과 피부를 튼튼하게 하여 감기를 예방하고 피부를 아름답게 만드는 효과를 기대할 수 있다. 또한, β-카로틴에는 항산화 작용이 있어서 비타민 C와 함께 암을 예방한다.

호박 껍질은 과육 이상으로 영양가가 높기 때문에 껍질째 먹는 것이 좋으며, 조림 요리를 할 때는 껍질을 적당히 남기고 요리하면 좋다.

요리비법

기름을 넣고 요리하면 β-카로틴의 흡수율이 높아지므로 볶음이나 튀김으로 요리하는 것이 좋다.

보통 호박 속과 씨를 긁어내고 과육만 사용하는데 사실 호박 속과 씨에도 영양소가 풍부하게 들어 있다. 속은 된장찌개 등에 넣고, 씨는 살짝 볶아서 껍질을 벗기고 소금을 뿌려 먹으면 맛있다.

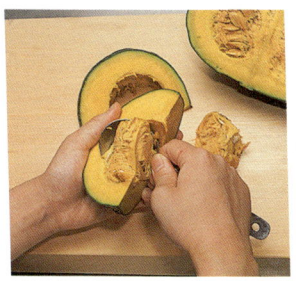

호박 속에 들어 있는 β-카로틴의 양은 과육의 5배나 된다. 남기지 말고 먹도록 하자.

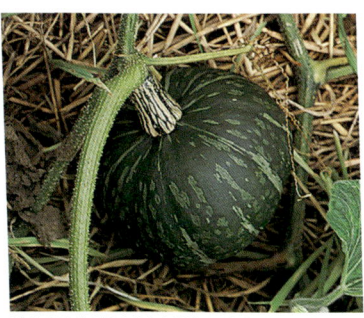

열매가 땅에 닿은 부분이 상할 수 있기 때문에 땅에 닿지 않도록 지푸라기를 깔고 키운다.

민간요법: 호박의 힘으로 감기를 물리친다

옛말에 「동지에 호박을 먹으면 중풍에 걸리지 않는다」는 말이 있다. 이는 호박에 풍부하게 들어 있는 β-카로틴의 효과를 말하는 것으로, β-카로틴은 점막을 튼튼하게 만들어서 감기 예방에 도움이 되기 때문이다. 씨 주위의 속 부분은 물에 개서 화상을 입은 피부에 붙이면 좋다.

건강을 위한 음식궁합 맞추기!

β-카로틴과 비타민 C, 비타민 E에는 항산화 작용이 있고, 단백질은 세포를 만들기 때문에 함께 섭취하면 면역력이 향상된다. 또, 비타민 C와 단백질, 칼슘은 스트레스에 의해 많이 소모되므로 평소에 꾸준히 섭취하는 것이 좋다.

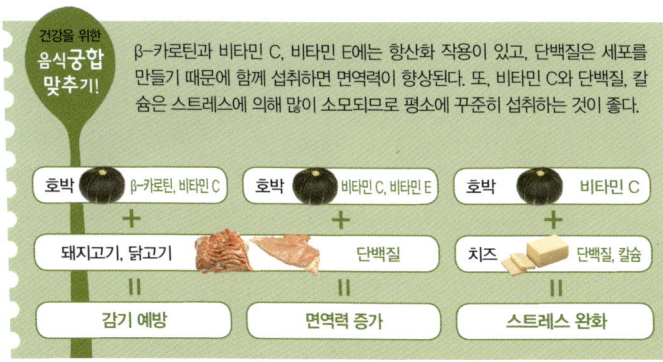

호박 (β-카로틴, 비타민 C) + 돼지고기, 닭고기 (단백질) = 감기 예방	호박 (비타민 C, 비타민 E) + 단백질 = 면역력 증가	호박 (비타민 C) + 치즈 (단백질, 칼슘) = 스트레스 완화

품종

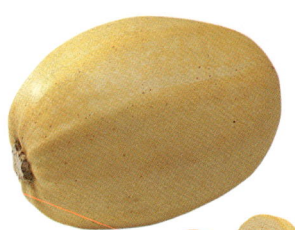

국수호박
타원형으로 과육이 섬유처럼 가늘고 길다. 삶으면 과육이 국수처럼 풀어지는 것에서 국수호박이라는 이름이 붙었다. 씹는 느낌이 아삭아삭하다.

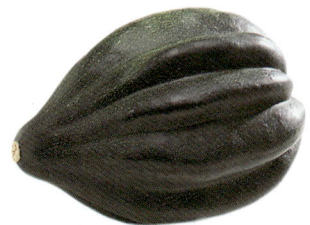

도토리호박
미국에서 만들어진 품종. 끝이 뾰족하고 세로로 긴 모양이 특징이다. 과육은 끈적끈적하고 달다.

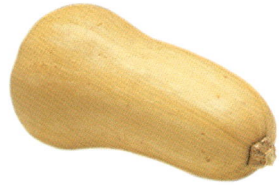

버터넛호박
조롱박과 비슷한 모양으로 크림색을 띠는 것이 특징이다. 끈적끈적하고 단맛이 강하다. 서양계 호박의 일종.

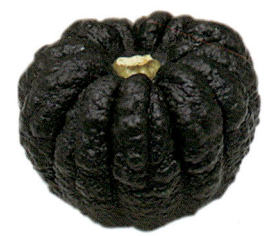

흑피호박
대표적인 일본호박. 껍질이 울퉁불퉁하고 물기가 많다. 단맛이 담백하여 조림 등에 알맞다.

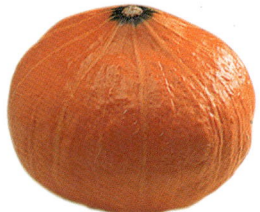

적피율
일본 이시카와현 카네자와시에서 주로 재배되는 카가 채소 중 인기 품종. 과육은 주황색이고 수분이 많아서 조림에 어울린다. 서양계 호박의 일종.

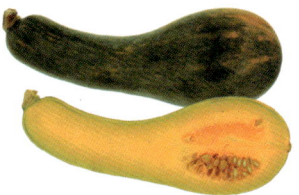

학수호박
동양계 호박의 일종. 학의 목처럼 날씬하고 긴 모양에서 학수호박이라는 이름이 붙여졌다.

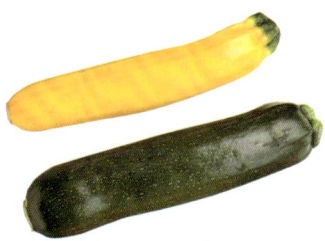

녹곡호박
표주박처럼 생긴 모양이 특징인 일본 교토의 특산물. 에비스보다 영양가가 높으며, 껍질에 울퉁불퉁한 돌기가 있는 것이 좋다.

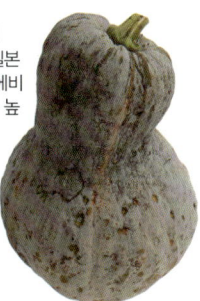

주키니
오이나 가지를 닮았지만 페포계 호박의 일종이다. 칼로리가 낮고 맛이 담백하여 여러 가지 요리에 활용할 수 있다.

코린키
껍질과 과육이 모두 선명한 레몬색을 띠는 호박. 완전히 익기 전에 수확하기 때문에 껍질째 먹을 수 있다. 소금에 문질러서 샐러드를 만들거나 소금이나 누룩으로 살짝 절이는 등 날 것으로 먹어도 맛있다.

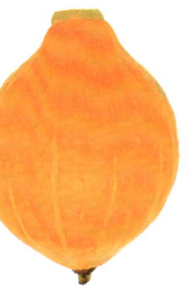

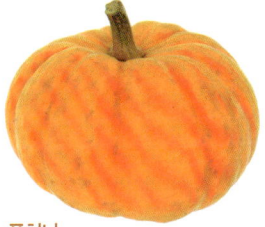

푸치니
200~300g 정도의 작은 미니호박. 전자레인지에 통째로 넣고 가열하면 독특한 단맛을 즐길 수 있다.

> **상식**
>
> ### 원래 할로윈의 상징은 순무였다?
>
> 호박은 할로윈의 상징인 「잭 오 랜턴(Jack O'Lantern)」으로도 유명하다. 그런데 원래 할로윈의 상징은 호박이 아닌 순무였다고 한다.
>
> 아주 먼 옛날 아일랜드에 악행을 일삼는 잭이라는 남자가 있었다. 그는 죽어서도 생전에 저지른 악행 때문에 천국에도 지옥에도 들어가지 못하는 신세가 되어서 이곳저곳을 떠돌아다니게 되었는데 그런 그가 손에 들고 있던 것이 바로 순무로 만든 잭 오 랜턴이었다고 한다. 순무가 없는 미국에서는 대신 호박을 사용하여 잭 오 랜턴을 만들었고, 어느새 호박으로 만드는 방법이 정착된 것이다.
>
>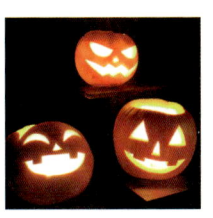
>
> 호박 속을 도려내어 만드는 잭 오 랜턴. 현관에 이것이 놓여 있으면 과자를 받을 수 있는 집이라는 의미이다.

칼슘 골다공증예방 / β-카로틴 면역력증가 / 엽산 빈혈예방

잎채소

겨자채

풍부한 칼슘과 엽산으로
건강한 몸과 뼈를 만든다

- **주요영양소**: 칼륨 620mg
  칼슘 140mg / 엽산 310μg
  비타민 A(β-카로틴) 2,800μg
  비타민 C 64mg
- **칼로리**: 26kcal
- **제철**: 2~4월
- **보관**: 축축한 신문지에 싼 다음 냉장 보관

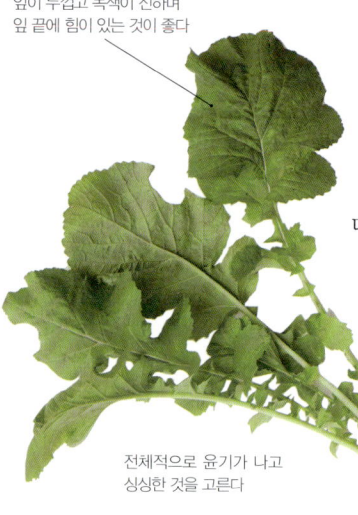

잎이 두껍고 녹색이 진하며
잎 끝에 힘이 있는 것이 좋다

전체적으로 윤기가 나고
싱싱한 것을 고른다

영양과 건강

겨자채는 특유의 짜릿한 매운 맛이 있는 잎채소로 씨는 겨잣가루의 원료가 된다.

영양가가 매우 높아서 면역력을 높여주는 β-카로틴과 비타민 C, 골다공증을 예방하는 칼슘이 풍부하며, 다른 영양소도 골고루 들어 있다.

특히, 성장 촉진과 적혈구 생성에 필요한 엽산이 풍부하게 들어 있어서 겨자채 100g이면 성인 남녀 1일 필요량을 충족시킬 수 있어 성장기 어린이에게 좋고, 빈혈 예방에도 효과적이다.

요리비법

매운맛 성분인 알릴이소티오시아네이트는 삶거나 잘게 썰면 세포가 파괴되면서 생성된다.

무침이나 볶음으로도 매운맛을 즐길 수 있지만 너무 오래 삶으면 수용성인 비타민 C가 빠져나오므로 주의한다.

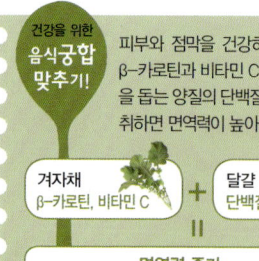

건강을 위한
음식궁합 맞추기!

피부와 점막을 건강하게 만드는 β-카로틴과 비타민 C, 피로 회복을 돕는 양질의 단백질을 함께 섭취하면 면역력이 높아진다.

겨자채 β-카로틴, 비타민 C + **달걀** 단백질 = **면역력 증가**

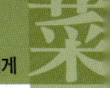

칼슘 골다공증 예방 / β-카로틴·비타민 C 감기예방·거칠어진 피부를 부드럽게

잎채소

- **주요영양소**: 칼륨 480㎎
  칼슘 210㎎ / 엽산 140㎍
  비타민 A(β-카로틴) 1,300㎍
  비타민 C 55㎎
- **칼로리**: 23㎉
- **제철**: 11~2월
- **보관**: 축축한 신문지에 싼 다음 세워서 냉장 보관

경수채

풍부한 β-카로틴과 비타민 C로 감기를 예방한다

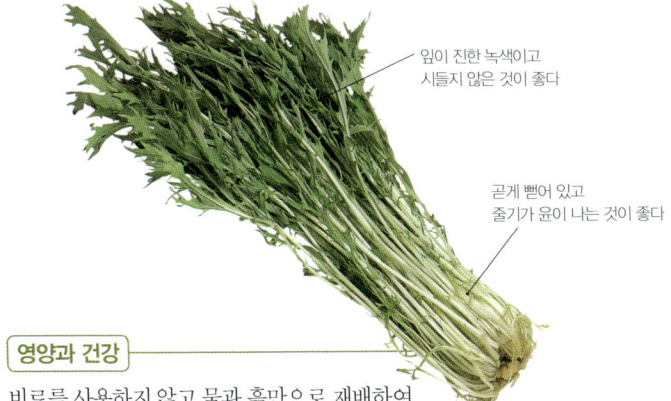

잎이 진한 녹색이고 시들지 않은 것이 좋다

곧게 뻗어 있고 줄기가 윤이 나는 것이 좋다

영양과 건강

비료를 사용하지 않고 물과 흙만으로 재배하여 「경수채」라고 부르게 되었다는 일본 교토의 특산품 채소이다.

피부와 점막의 건강을 유지하고, 면역력을 향상시키는 β-카로틴과 비타민 C가 풍부해서 거칠어진 피부를 부드럽게 만들고, 겨울철 건조할 때 감기 예방에 좋다. 엽록소가 많아서 콜레스테롤 저하 효과도 기대할 수 있다.

품종

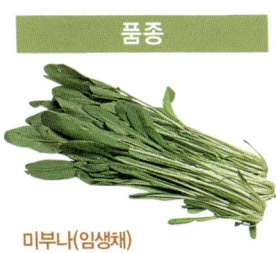

미부나(임생채)
경수채와 달리 잎이 둥글고, 독특한 매운맛과 향이 있다.

건강을 위한 **음식궁합 맞추기!**

칼슘은 뼈를 튼튼하게 만들어주기 때문에 골다공증 예방에 좋고, 비타민 C는 콜라겐 형성을 촉진시키므로 피부 미용에 좋다.

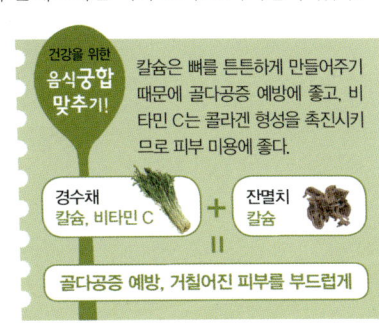

경수채 칼슘, 비타민 C + 잔멸치 칼슘 = 골다공증 예방, 거칠어진 피부를 부드럽게

철분 빈혈예방 / **β-카로틴** 거칠어진 피부를 부드럽게 / **비타민 C** 여름에 더위 먹는 것을 예방

잎채소

공심채

미네랄과 비타민이 풍부한
여름철 잎채소

- 주요영양소: 칼륨 380mg
  철분 1.5mg / 식이섬유 3.1g
  비타민 A(β-카로틴) 4,300μg
  비타민 C 19mg
- 칼로리: 17kcal
- 제철: 6~8월
- 보관: 축축한 신문지에 싼 다음 냉장 보관

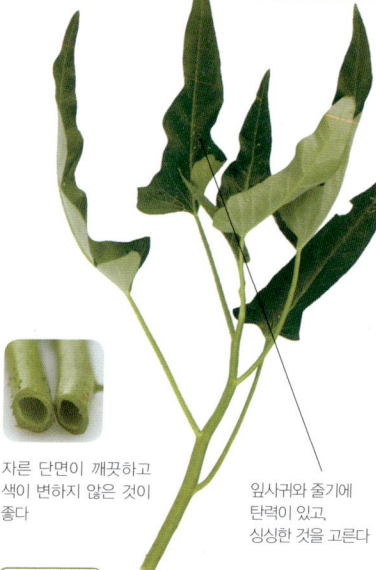

자른 단면이 깨끗하고 색이 변하지 않은 것이 좋다

잎사귀와 줄기에 탄력이 있고, 싱싱한 것을 고른다

영양과 건강

잎채소가 많지 않은 여름철에 유용한 채소이다. 줄기의 가운데 속이 비어서 공심채라고 부른다. 맛이 무난하며, 줄기는 아삭아삭하고, 잎에는 점액이 있다.

β-카로틴, 비타민 C 등의 비타민과 칼륨, 철분 등의 미네랄이 풍부하여 더위 먹는 것을 예방하는 등 여름철 건강 유지에 도움이 되는 채소이다. 특히, 철분이 많아서 빈혈 예방에 좋다.

요리비법

동남아시아에서는 대중적인 채소로 볶음요리에 많이 사용한다. 중화권에서는 굴소스, 태국에서는 생선을 발효시켜서 만든 양념인 남프라를 넣고 볶는다. 볶을 때는 단시간에 빨리 볶는 것이 비결이다. 시간이 지나면 색이 변하므로 주의한다.

건강을 위한 음식궁합 맞추기!

공심채에는 헤모글로빈을 구성하는 철분이 풍부하다. 단백질도 혈액을 만드는 데 필요하므로 함께 섭취하면 빈혈 예방에 효과적이다.

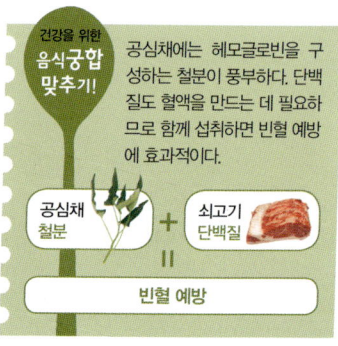

공심채 철분 + 쇼고기 단백질 = 빈혈 예방

비타민 B₁ **피로회복** / 유화아릴 **면역력증가·동맥경화예방**

- **주요영양소** : 비타민 B₁ 0.19㎎
  비타민 C 10㎎ / 식이섬유 5.7g
- **칼로리** : 134㎉
- **제철** : 5~7월
- **보관** : 바람이 잘 통하는 곳에 보관

마늘

잎채소

향이 강한 유화아릴이 면역력을 높인다

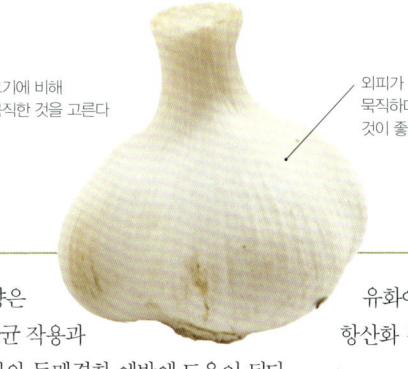

크기에 비해
묵직한 것을 고른다

외피가 단단하게 겹쳐 있고
묵직하며 희고 붕긋한
것이 좋다

영양과 건강

마늘의 진한 향은 유화아릴 때문인데, 유화아릴은 항균 작용과 항산화 작용이 뛰어나서 면역력 증가와 동맥경화 예방에 도움이 된다.

또한, 유화아릴이 비타민 B₁과 결합하면 알리티아민이 되어 비타민 B₁의 흡수율을 높여주므로 스태미나를 향상시킨다. 요리할 때는 장시간 가열하면 마늘의 효과가 줄어들기 때문에 단시간에 요리해야 한다.

종류

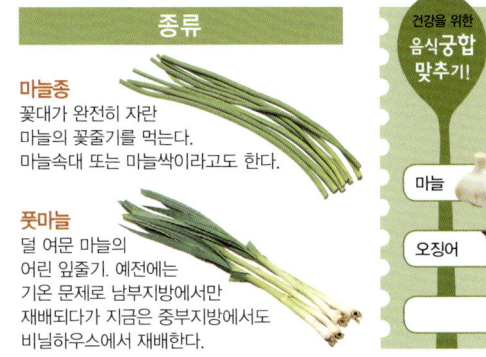

마늘종
꽃대가 완전히 자란
마늘의 꽃줄기를 먹는다.
마늘속대 또는 마늘싹이라고도 한다.

풋마늘
덜 여문 마늘의
어린 잎줄기. 예전에는
기온 문제로 남부지방에서만
재배되다가 지금은 중부지방에서도
비닐하우스에서 재배한다.

건강을 위한 음식궁합 맞추기!

마늘의 피로 회복 효과를 더 높이기 위해서는 오징어 등에 들어 있는 양질의 단백질과 함께 섭취하면 효과적이다.

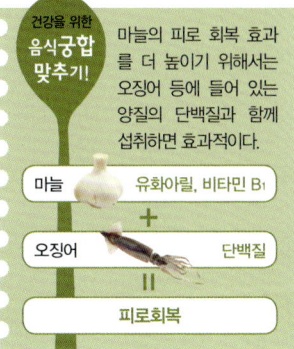

| 마늘 | 유화아릴, 비타민 B₁ |

+

| 오징어 | 단백질 |

=

| 피로회복 |

β-카로틴 · 비타민 C 감기예방 · 암예방 / 식이섬유 콜레스테롤저하

잎채소

모로헤이야

최고의 β-카로틴을 함유한 건강 채소

- **주요영양소** : 철분 1mg
  비타민 A(β-카로틴) 10,000μg
  비타민 B₁ 0.18mg / 비타민 B₂ 0.42mg
  비타민 C 65mg / 식이섬유 5.9g
- **칼로리** : 38㎉
- **제철** : 7~9월
- **보관** : 잎만 떼어 밀폐용기에 넣어서 냉장 보관

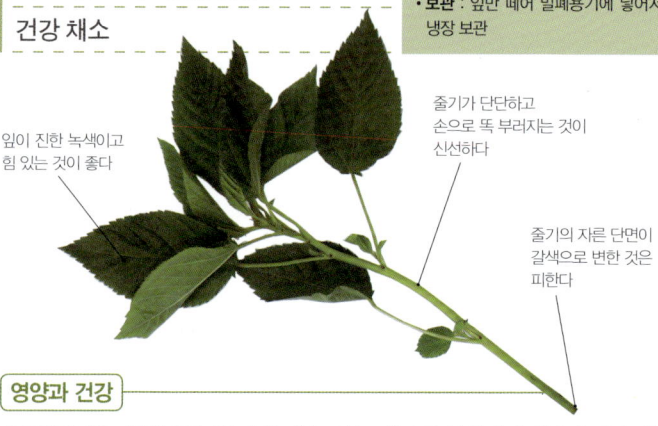

잎이 진한 녹색이고 힘 있는 것이 좋다

줄기가 단단하고 손으로 똑 부러지는 것이 신선하다

줄기의 자른 단면이 갈색으로 변한 것은 피한다

영양과 건강

모로헤이야는 아랍어로 「왕의 채소」라는 의미로 영양가가 매우 높은 녹황색채소이다. 특히, 점막을 건강하게 해주어 감기를 예방하는 β-카로틴이 풍부하게 들어 있고, 지방대사를 촉진시키는 비타민 B₂ 등도 함유하고 있다. 또 암 예방이나 감기 예방에 효과적인 비타민 C도 많이 들어 있다.

잎의 점액 성분인 무틴은 당과 단백질이 결합된 것으로 식이섬유와 마찬가지로 콜레스테롤을 낮추는 효과가 있다.

요리비법

모로헤이야의 줄기는 단단해서 요리에는 주로 잎을 사용한다. β-카로틴은 기름과 함께 섭취하면 흡수율이 높아진다. 또, 유화아릴이 들어 있는 양파나 마늘과 함께 요리하면 비타민 B₁을 효율적으로 섭취할 수 있다.

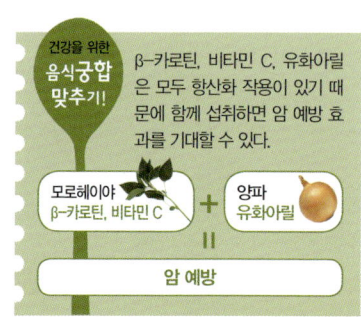

건강을 위한 **음식궁합 맞추기!**

β-카로틴, 비타민 C, 유화아릴은 모두 항산화 작용이 있기 때문에 함께 섭취하면 암 예방 효과를 기대할 수 있다.

모로헤이야
β-카로틴, 비타민 C
+
양파
유화아릴
=
암 예방

철분 빈혈예방 / β-카로틴 감기예방 / 미리스틴 식욕촉진

菜
잎채소

미나리

- **주요영양소** : 칼륨 410mg
  칼슘 34mg / 철분 1.6mg / 아연 0.3mg
  비타민 A(β-카로틴) 1,900μg
  비타민 C 20mg
- **칼로리** : 17kcal
- **제철** : 1~4월
- **보관** : 신문지에 싸서 비닐팩에 넣고 뿌리를 밑으로 세워서 냉장 보관

습지에서 자라는 봄 채소로 감기와 빈혈을 예방한다

잎 길이가 가지런한 것이 좋다

녹색이 선명하고 줄기가 너무 굵지 않은 것을 선택한다

영양과 건강

독특한 향이 특징인 미나리는
봄을 알리는 채소로 겨우내 잃었던 입맛을 돋운다.

상쾌한 향의 근원인 미리스틴과 캄펜 등의 정유 성분은 식욕을 촉진시키고 정신을 안정시키는 작용을 한다.

또한, 철분과 식이섬유가 많아 빈혈이나 변비를 개선하는 데 도움이 되며, β-카로틴과 비타민 C도 많아서 바이러스에 대한 면역력을 높여주기 때문에 감기 예방에도 좋다.

민간요법 - 미나리즙은 숙취해소에 좋다

미나리와 오이를 함께 갈아서 즙을 짜서 마시면 이뇨작용이 증가하여 숙취 해소에 효과적이다. 이것은 오이의 이뇨작용과 미나리에 들어 있는 비타민 C가 간의 해독 작용을 돕기 때문이다.

건강을 위한 음식궁합 맞추기!

철분과 아연이 풍부한 미나리와 혈관을 부드럽게 만드는 단백질이 들어 있는 굴을 함께 먹으면 빈혈 예방에 효과적이다. 찌개 등에 넣으면 맛있다.

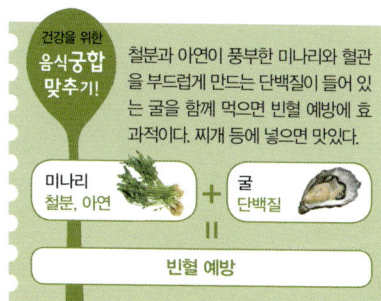

미나리 (철분, 아연) + 굴 (단백질) = 빈혈 예방

잎채소

비타민 C 감기예방 · 거칠어진 피부를 부드럽게 / 식이섬유 변비해소

배추

비타민 C가
감기 예방에 활약

- **주요영양소**: 칼륨 220mg
  칼슘 43mg / 비타민 C 19mg
  식이섬유 1.3g
- **칼로리**: 14kcal
- **제철**: 11∼2월
- **보관**: 신문지에 싸서 서늘한 그늘에 세워서 보관. 여름철에는 랩으로 싸서 냉장 보관

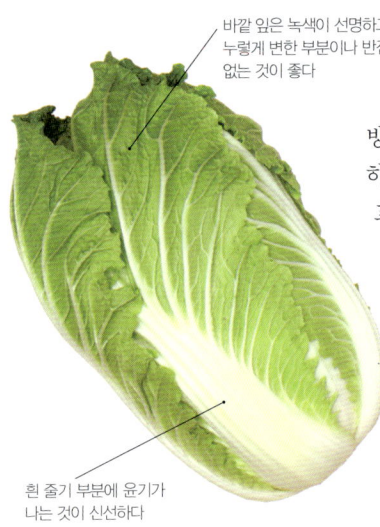

바깥 잎은 녹색이 선명하고, 누렇게 변한 부분이나 반점이 없는 것이 좋다

흰 줄기 부분에 윤기가 나는 것이 신선하다

영양과 건강

대표적인 잎채소로 비타민 C가 많아 면역력을 높여서 감기 예방과 피부 미용에 좋고, 염분을 배출하는 칼륨도 풍부하여 고혈압 예방에 효과적이다.

또한, 저칼로리이고 식이섬유가 들어 있어 장 활동을 촉진시키므로 변비가 해소되고 다이어트 식으로도 좋다.

맛이 순하고 담백하여 먹기 편하며, 숙취가 있을 때나 식욕이 없을 때에도 위에 부담을 주지 않는 채소이다.

요리비법

심 주변에는 감칠맛을 내는 글루탐산이 응축되어 있어 가열하면 단맛이 증가한다. 요리할 때는 잘 익도록 심 부분을 얇게 저미듯이 썰어서 요리한다. 세로로 반을 자른 배추를 보관할 때는 심의 밑동 부분에 칼집을 넣으면 생장이 멈추어 신선도를 유지할 수 있다.

건강을 위한 **음식궁합 맞추기!**

비타민 C는 면역력을 높여주기 때문에 비타민 B₁과 함께 섭취하면 피로 회복 효과를 기대할 수 있다.

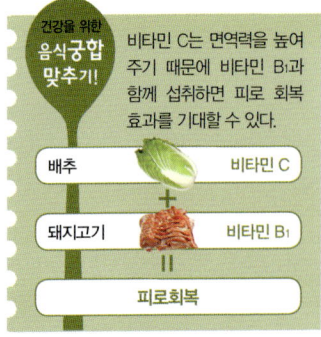

배추 → 비타민 C
\+
돼지고기 → 비타민 B₁
=
피로회복

β-카로틴 감기예방 · 거칠어진 피부를 부드럽게 / 비타민 B_1 피로회복

- **주요영양소** : 비타민 E 2.5mg
  비타민 A (β-카로틴) 3,500㎍
  비타민 B_1 0.06mg / 비타민 B_2 0.13mg
  비타민 C 19mg
- **칼로리** : 21kcal
- **제철** : 11~3월
- **보관** : 신문지에 싸서 비닐팩에 넣어 냉장 보관

부추

잎채소

비타민 B_1의 흡수율을 높여
피로 회복, 스태미나 향상

영양과 건강

파 종류와 영양가는 비슷하지만 부추에는 β-카로틴이 더 많이 들어 있는 것이 특징이다.

β-카로틴은 점막과 피부의 건강을 유지시키기 때문에 감기를 예방하고 거칠어진 피부를 부드럽게 해준다.

피로 회복에 좋은 비타민 B_1도 많이 들어 있는데, 부추의 독특한 향 성분인 유화 아릴은 비타민 B_1의 흡수율을 높여주기 때문에 피로 회복이 빨라지고, 에너지대사를 촉진시켜 스태미나 향상에 도움이 된다. 체력이 약하고 여름철에 더위를 많이 타는 사람은 정기적으로 먹으면 좋다.

녹색이 진하고, 잎이 두꺼우며 폭이 넓은 것이 좋다

자른 단면이 싱싱하고 향이 강한 것이 신선하다

민간요법 : 부추가 오래된 혈액을 배출시킨다

부추는 혈액순환을 촉진시켜 오래된 혈액을 배출시키는 작용이 있다. 타박상이나 가벼운 동상 등에 부추즙을 바르면 효과를 볼 수 있고, 생리불순에는 부추를 믹서에 갈아서 마시면 효과적이다.

건강을 위한 **음식궁합 맞추기!**

피로 회복에 좋은 비타민 B_1과 단백질을 함께 섭취하면 피로 회복이 빨라진다. 비타민 C는 정신적인 스트레스를 완화시킨다.

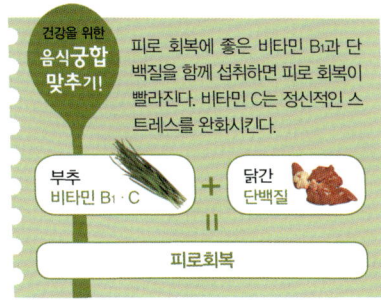

부추
비타민 B_1 · C
+
닭간
단백질
=
피로회복

β-카로틴 · 비타민 C 감기예방 · 거칠어진 피부를 부드럽게 / 식이섬유 콜레스테롤저하

잎채소

브로콜리

100g을 먹으면
비타민 C 하루 필요량 섭취

- **주요영양소** : 칼륨 360mg
  비타민 A(β-카로틴) 800μg
  비타민 B_2 0.2mg / 비타민 C 120mg
  식이섬유 4.4g
- **칼로리** : 33kcal   **제철** : 11~3월
- **보관** : 비닐팩에 넣어 냉장 보관하거나 살짝 데쳐서 지퍼백에 넣어 냉장 또는 냉동 보관

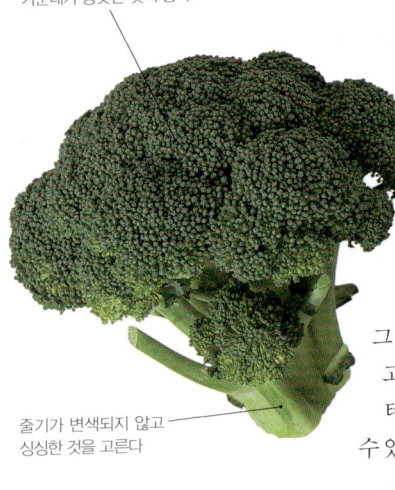

봉오리가 단단하게 다물어져 있고 가운데가 붕긋한 것이 좋다

줄기가 변색되지 않고 싱싱한 것을 고른다

영양과 건강

봉오리를 먹는 채소로 비타민 C가 풍부하다. 브로콜리 100g을 먹으면 하루에 필요한 비타민 C를 대부분 섭취할 수 있다.

또한, 피부와 점막을 건강하게 만드는 β-카로틴도 들어 있어서 기미, 주근깨에 효과적인 비타민 C와 함께 피부 미용과 감기 예방에 도움이 된다. 그 밖에 비타민 B_2 와 칼륨도 풍부하고, 특히, 식이섬유가 많아서 콜레스테롤을 저하시키는 작용도 기대할 수 있다.

품종

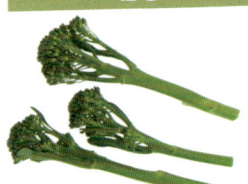

줄기 브로콜리
줄기까지 맛있게 먹을 수 있는 브로콜리. 「스틱 브로콜리」라고도 한다. 아스파라거스와 비슷한 단맛이 있다.

건강을 위한
음식궁합 맞추기!

비타민 C와 β-카로틴의 항산화 작용에 의해 세포가 건강해지고 면역력이 향상된다. 단백질은 세포를 만들기 때문에 함께 섭취하면 감기 예방에 도움이 된다.

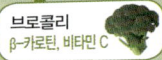
브로콜리
β-카로틴, 비타민 C

+

가리비
단백질

=

감기 예방

식이섬유 변비해소 / 세네린 신경안정·식욕촉진

菜 잎채소

셀러리

- **주요영양소**: 칼륨 410mg
  비타민 A (β-카로틴) 44μg
  비타민 C 7mg / 식이섬유 1.5g
- **칼로리**: 15kcal
- **제철**: 11~5월
- **보관**: 잎사귀는 비닐팩에 넣어 냉장 보관. 줄기는 물을 넣은 컵에 뿌리부분을 밑으로 세워서 보관

식이섬유와 향 성분이
식욕촉진과 정장작용에 도움이 된다

영양과 건강

독특한 향이 식욕을 돋우고, 씹으면 아삭아삭한 것이 특징이다.

향 성분인 세네린과 세다놀리드는 식욕 촉진, 신경 안정 등에 탁월한 효과가 있다.

또한, 칼륨이 풍부해서 혈압을 떨어뜨리고, 식이섬유가 변비를 해소한다.

요리할 때는 단단해서 씹기 힘든 줄기의 심을 칼로 깨끗이 제거하는 것이 좋다.

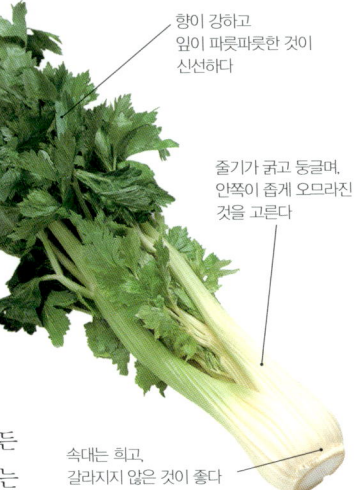

- 향이 강하고 잎이 파릇파릇한 것이 신선하다
- 줄기가 굵고 둥글며, 안쪽이 좁게 오므라진 것을 고른다
- 속대는 희고, 갈라지지 않은 것이 좋다

 민간요법

셀러리 줄기에는 간 기능을 높이는 성분이 있다

셀러리 잎을 잘게 썰어서 망에 넣고 입욕제로 사용하면 목욕 후에 한기를 느끼지 않게 된다. 또한, 줄기 부분에는 간 기능을 향상시키는 성분이 들어 있기 때문에 숙취로 괴로울 때 먹으면 좋다.

건강을 위한 음식궁합 맞추기!

돼지고기와 함께 먹으면 비타민 C와 단백질이 세포를 건강하게 해주고, 비타민 B₁이 피로를 풀어주며, 감기도 예방한다.

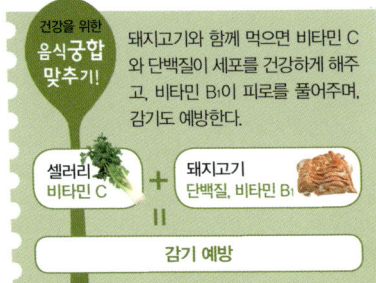

셀러리 비타민 C + 돼지고기 단백질, 비타민 B₁ = 감기 예방

잎채소

칼슘 골다공증예방 / β-카로틴·비타민 C 암예방·감기예방

소송채

비타민 C와 β-카로틴이 풍부한 겨울철 잎채소

- **주요영양소** : 칼슘 170mg / 철분 2.8mg
  비타민 A(β-카로틴) 3,100㎍
  비타민 B₂ 0.13mg / 비타민 C 39mg
- **칼로리** : 14㎉
- **제철** : 12～2월
- **보관** : 분무기로 물을 뿌려 적신 다음, 비닐팩에 넣어 뿌리가 아래로 오도록 냉장 보관

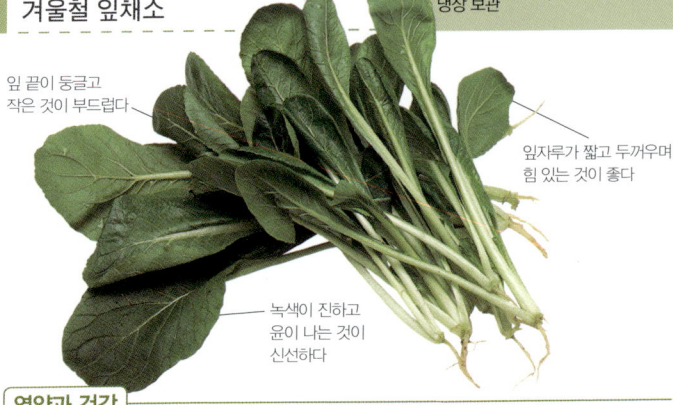

잎 끝이 둥글고 작은 것이 부드럽다

잎자루가 짧고 두꺼우며 힘 있는 것이 좋다

녹색이 진하고 윤이 나는 것이 신선하다

영양과 건강

영양가가 높은 녹황색채소의 대표주자. 성분은 거의 시금치와 비슷하지만 칼슘이 매우 많이 들어 있어서 골다공증 예방에 좋다.

또한, 항산화 작용으로 감기를 예방하는 β-카로틴과 비타민 C도 풍부한데, 소송채의 비타민 C는 가열하면 쉽게 파괴되므로 살짝 데치는 등 짧은 시간에 요리해야 한다. 쓴맛이 적어 물에 담가둘 필요는 없다.

풍부한 영양소로 장수에 좋은 건강 채소

소송채에는 시금치의 약 3.5배나 되는 칼슘이 들어 있어서 고령자나 성장기 어린이에게 좋다. 게다가 노화를 방지하는 β-카로틴과 비타민 C·E도 들어 있어서 장수에도 도움이 되는 채소이다.

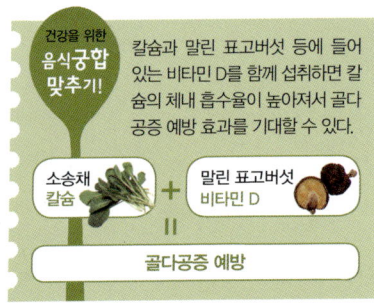

건강을 위한 **음식궁합 맞추기!**

칼슘과 말린 표고버섯 등에 들어 있는 비타민 D를 함께 섭취하면 칼슘의 체내 흡수율이 높아져서 골다공증 예방 효과를 기대할 수 있다.

소송채 칼슘 + 말린 표고버섯 비타민 D = 골다공증 예방

β-카로틴·비타민 C 거칠어진 피부를 부드럽게·암예방 / α-피넨 위장활동강화

쑥갓

전골에 빠질 수 없는 비타민의 보고

- **주요영양소** : 칼륨 460mg / 칼슘 120mg
  비타민 A(β-카로틴) 4,500㎍
  비타민 E 1.7mg / 비타민 C 19mg
- **칼로리** : 22㎉
- **제철** : 11∼3월
- **보관** : 살짝 씻어 비닐팩에 넣고 줄기 부분이 아래로 오도록 냉장 보관

잎 끝까지 녹색이 진하고 싱싱한 것을 고른다

줄기가 너무 굵지 않고 밑 부분부터 잎이 빽빽하지 않은 것을 고른다

영양과 건강

쑥갓은 영양가가 높은 녹황색채소로 거칠어진 피부를 부드럽게 회복시키고 암을 예방하는 β-카로틴과 비타민 C, 그리고 칼슘 등의 미네랄이 풍부하다.

쑥갓의 독특한 향은 전골에 잘 어울리는데, 이 향은 α-피넨, 벤즈알데히드 등의 10가지 성분으로 이루어져 있으며, 자율신경에 작용하여 위장 활동을 활발하게 하거나 가래를 제거하고 기침을 진정시키는 효과가 있다.

말린 쑥갓 입욕제는 체온을 높인다

쑥갓즙은 혈압을 떨어뜨리기 때문에 고혈압으로 인해 얼굴이나 눈이 붉어지는 증상에 좋다. 또, 쑥갓잎을 그늘에서 말린 것을 망에 넣어 입욕제로 사용하면 몸이 따뜻해지고 어깨결림이나 신경통에도 효과가 있다.

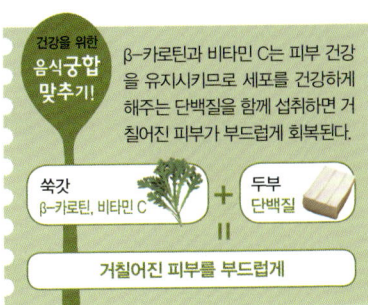

건강을 위한 **음식궁합 맞추기!**

β-카로틴과 비타민 C는 피부 건강을 유지시키므로 세포를 건강하게 해주는 단백질을 함께 섭취하면 거칠어진 피부가 부드럽게 회복된다.

쑥갓 β-카로틴, 비타민 C + **두부** 단백질 = 거칠어진 피부를 부드럽게

잎채소

철분 빈혈예방 / β-카로틴 · 비타민 C 암예방 · 감기예방

시금치

풍부한 영양소로 감기를 예방한다

- 주요영양소 : 칼슘 49mg
  철분 2mg / 비타민 C 35mg
  비타민 A(β-카로틴) 4,200㎍
  비타민 B₁ 0.11mg
- 칼로리 : 20kcal
- 제철 : 12~1월
- 보관 : 축축한 신문지에 싼 다음 비닐팩에 넣고 세워서 냉장 보관

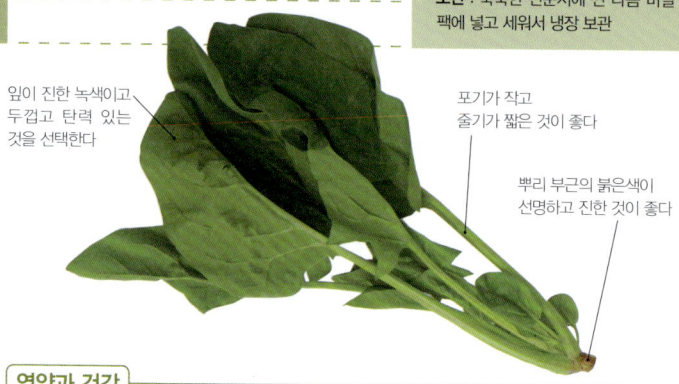

잎이 진한 녹색이고 두껍고 탄력 있는 것을 선택한다

포기가 작고 줄기가 짧은 것이 좋다

뿌리 부근의 붉은색이 선명하고 진한 것이 좋다

영양과 건강

녹황색채소의 대표주자로 영양가가 매우 높은 시금치는 특히 β-카로틴, 비타민 C, 철분, 칼슘이 풍부하다. β-카로틴과 비타민 C는 항산화 작용이 있기 때문에 상승 효과로 감기를 예방하고, 피부 미용에도 도움이 되며, 동맥경화나 암 등의 질병을 예방하는 효과가 있다.

뿌리의 붉은 부분에는 뼈의 형성에 도움이 되는 망간이 많이 들어 있으므로 버리지 말고 먹는 것이 좋다.

 신선한 시금치는 녹즙 재료로

신선한 시금치는 날것으로 먹을 수 있기 때문에 믹서에 갈아서 녹즙으로 먹으면 좋다. 시금치로 만든 녹즙은 요산을 분해, 배설하는 작용이 있어서 통풍이나 류머티즘 환자에게 효과적이다.

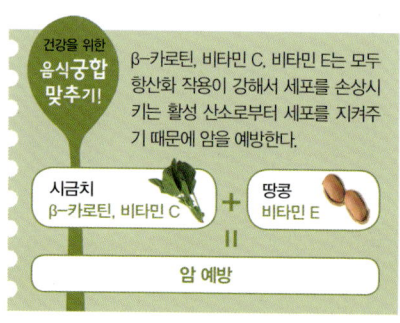

건강을 위한 **음식궁합 맞추기!**

β-카로틴, 비타민 C, 비타민 E는 모두 항산화 작용이 강해서 세포를 손상시키는 활성 산소로부터 세포를 지켜주기 때문에 암을 예방한다.

시금치 (β-카로틴, 비타민 C) + 땅콩 (비타민 E) = 암 예방

아스파라긴산 **피로회복·면역력증가** / 루틴 **이뇨작용**

아스파라거스

- **주요영양소**: 비타민 E 1.5mg
  비타민 A (β-카로틴) 370μg
  비타민 B₂ 0.15mg / 비타민 C 15mg
- **칼로리**: 22kcal
- **제철**: 5~6월
- **보관**: 축축한 신문지에 싸서 비닐팩에 넣어 냉장 보관. 삶아서 완전히 익힌 것은 냉동 보관도 가능

잎채소

아스파라긴산이 피로 회복에 효과적이다

영양과 건강

아스파라거스에는 여러 가지 비타민이 균형 있게 들어 있는데, β-카로틴과 비타민 C는 질병에 대한 저항력을 높여서 감기 등 각종 질병으로부터 몸을 보호한다. 또, 아미노산의 일종인 아스파라긴산은 신진대사를 촉진하여 단백질 합성을 돕기 때문에 피로 회복과 체력 향상에 도움이 된다.

이삭 부분에 들어 있는 루틴은 혈관을 튼튼하게 만들어 질병을 예방하고, 이뇨작용도 한다.

- 이삭 끝이 단단하며 줄기가 튼튼한 것이 좋다
- **그린 아스파라거스**
  햇빛을 받고 자란 아스파라거스. 화이트 아스파라거스보다 영양가가 높다.
- 선명한 녹색을 띠고 굵고 곧은 것을 선택한다
- 자른 단면이 마르지 않은 것이 신선하다

종류

화이트 아스파라거스
흙으로 덮어서 햇빛을 차단하면 흰색으로 연하게 자란다. 감칠맛이 진하다.

품종

보라색 아스파라거스
아스파라거스의 일종으로 보라색을 띤다. 단맛이 강하고 씹는 느낌이 좋다.

건강을 위한 음식궁합 맞추기!

β-카로틴과 비타민 C는 점막을 건강하게 해주므로 세포를 건강하게 만드는 단백질과 함께 섭취하면 면역력이 향상된다.

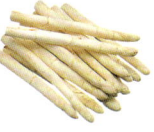

아스파라거스 β-카로틴, 비타민 C + 닭고기 단백질

→ 면역력 증가

비타민 K 골다공증예방 / 비타민 U·유황·염소 위장활동강화·소화촉진

양배추

뼈와 위장을 튼튼하게 만드는
비타민이 듬뿍 들어 있다

- **주요영소**: 칼륨 200㎎
  칼슘 43㎎
  비타민 C 41㎎ / 비타민 K 78㎍
- **칼로리**: 23㎉
- **제철**: 봄 양배추 3~5월(봄 양배추)
  7~8월(여름 양배추)
  1~3월(겨울 양배추)
- **보관**: 자른 것은 랩을 씌워 냉장 보관

묵직한 무게감이 있고,
모양이 찌그러지지 않은 것을 고른다

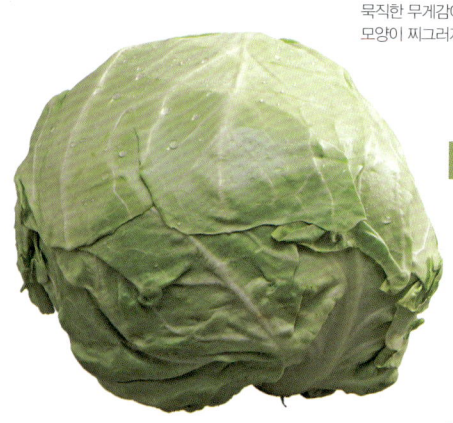

종류

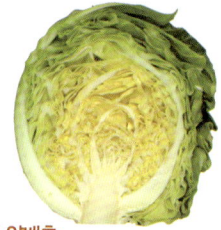

봄 양배추
봄에 나오는 양배추. 둥글게 부풀고, 속에 있는 잎도 황록색을 띤다. 잎의 부드러운 식감을 살리기 위해 소금에 살짝 절여서 먹으면 좋다.

영양과 건강

양배추는 영양면에서 뛰어난 채소로 몸에 좋은 비타민이 많이 들어 있다. 특히, 비타민 C가 많아서 큰 잎사귀를 1장 정도 먹으면 1일 권장량의 20%를 섭취할 수 있다. 또한, 비타민 K와 비타민 U도 풍부해서 뼈와 위장을 튼튼하게 만들어주기 때문에 건강에 도움이 된다.

이 밖에 유황과 염소 등이 위장에서 소화흡수를 돕고 소화불량을 막아준다.

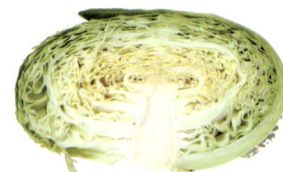

겨울 양배추
겨울에 나오는 양배추. 잎이 단단하고 익혀도 잘 물러지지 않기 때문에 조림 등에 알맞다. 바깥 잎은 진한 녹색을 띠고, 속 잎은 하얀색을 띤다.

요리비법

양배추를 채 썰어서 물에 담갔다가 건져내면 아삭아삭한 식감을 즐길 수 있다.

단, 비타민 C와 비타민 U는 수용성이므로 오랫동안 물에 담가두면 영양소가 녹아서 빠져나가므로 10분 이내에 건져내는 것이 좋다.

민간요법 | 가벼운 화상에는 양배추 잎을 붙인다

가벼운 화상이라면 양배추 잎을 손으로 비벼서 환부에 붙이면 좋다. 또, 양배추즙과 감자즙을 섞어서 마시면 위궤양이나 십이지장궤양 예방에 도움이 된다.

품종

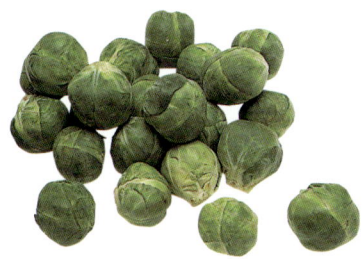

방울다다기양배추
곁눈이 결구하여 자란 양배추로 크기가 탁구공만하다. 비타민 C가 양배추보다 4배나 많다(100g).

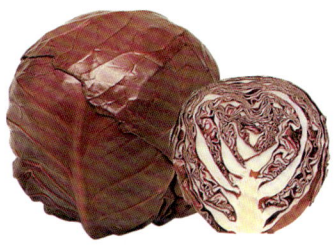

적양배추
적채라고도 한다. 붉은색은 안토시아닌이라는 천연색소이며 시력개선 효과가 있다.

건강을 위한 음식궁합 맞추기!

위장을 튼튼하게 만들어주는 비타민 U와 항산화 작용이 있는 β-카로틴을 함께 섭취하면 효과가 상승하고, 세포를 건강하게 만드는 비타민 C와 피로 회복에 좋은 비타민 B₁을 함께 섭취하면 감기를 예방할 수 있다. 또, 뼈를 튼튼하게 해주는 비타민 K와 칼슘을 함께 섭취하면 골다공증 예방에 효과적이다.

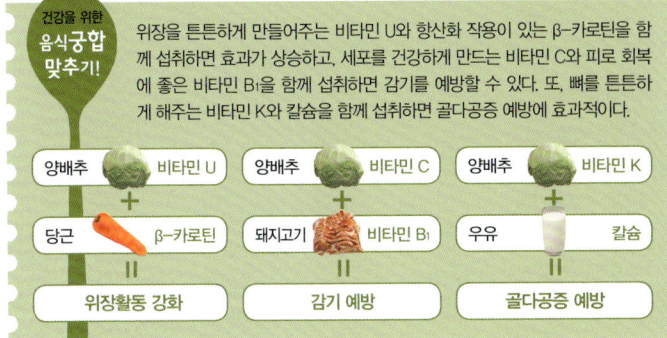

양배추 — 비타민 U	양배추 — 비타민 C	양배추 — 비타민 K
+	+	+
당근 — β-카로틴	돼지고기 — 비타민 B₁	우유 — 칼슘
=	=	=
위장활동 강화	감기 예방	골다공증 예방

칼슘 <u>스트레스완화</u> / β-카로틴 · 비타민 C <u>감기예방 · 거칠어진 피부를 부드럽게</u>

잎채소

양상추

비타민 C와 칼슘이 스트레스를 완화시킨다

- **주요영양소** : 칼륨 200mg
  칼슘 19mg | 비타민 C 5mg
  비타민 A(β-카로틴) 240μg
  엽산 73μg | 식이섬유 1.1g
- **칼로리** : 12kcal
- **제철** : 4~9월
- **보관** : 축축한 신문지로 싸서 비닐팩에 넣어 냉장 보관

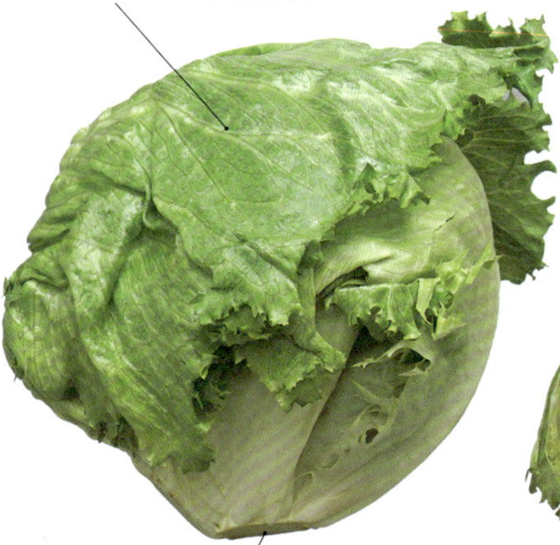

탄력과 윤기가 있는 것이 신선하다

크리습 헤드 양상추
잎이 둥글고 넓으며 동그랗게 결구하는 일반적인 양상추이다.

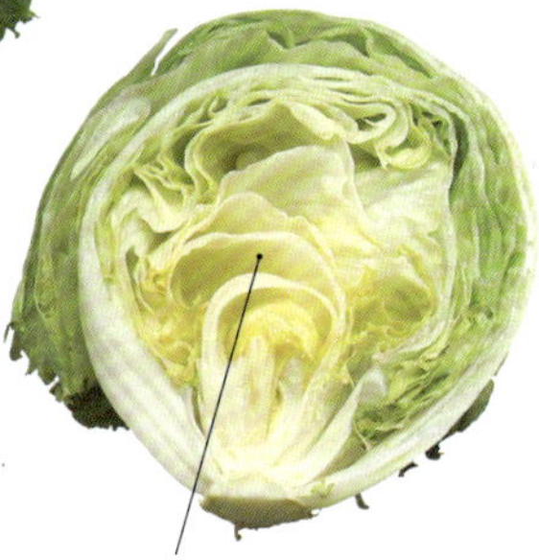

자른 단면이 작고
색이 변하지 않은 것을 고른다

잎사귀가 여유 있게
말려 있는 것이 좋다

영양과 건강

양상추는 95% 이상이 수분으로 이루어져 있는 잎채소로 날것으로 먹으면 아삭아삭하고 싱싱한 느낌을 즐길 수 있다. 이러한 씹는 느낌과 색감이 식욕을 촉진시키고 칼슘과 함께 스트레스를 완화시킨다.

  소량이지만 β-카로틴과 비타민 C가 들어 있어서 피부와 점막의 건강을 유지시키기 때문에 거칠어진 피부를 부드럽게 만들어 주고 감기를 예방하는 효과가 있다.

요리비법

양상추의 가장 큰 매력은 아삭한 식감이다. 요리할 때는 단시간에 익혀야 하고, 수프로 만들면 수용성 비타민 C도 놓치지 않고 섭취할 수 있다. 익히면 부피가 줄어서 많은 양을 먹을 수 있기 때문에 식이섬유를 많이 섭취할 수 있다.

또한, 양상추를 칼로 썰면 자른 면이 갈변하고 맛도 떨어지기 때문에 손으로 먹기 좋게 찢어서 사용한다.

품종

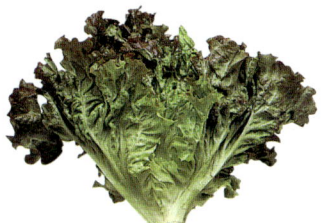

써니양상추
잎상추의 한 종류. 잎 끝이 적자색이고 잎이 부드러운 것이 특징이다.

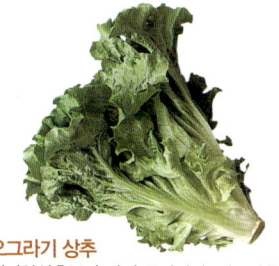

오그라기 상추
써니양상추보다 맛이 무난하다. 결구상추보다 부드럽고 샐러드나 고기를 싸서 먹는 등 다양하게 이용한다.

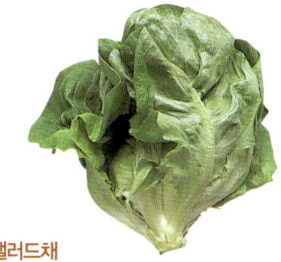

샐러드채
버터를 바른 것처럼 윤기가 있어 버터헤드라고도 부른다. 크리습 헤드 양상추보다 비타민이나 철분, 칼슘 등이 풍부하다.

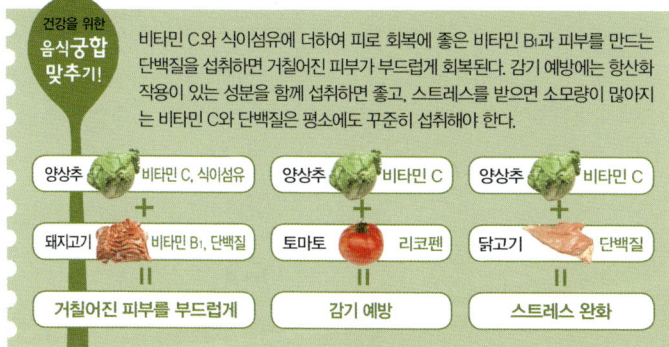

건강을 위한 음식궁합 맞추기!

비타민 C와 식이섬유에 더하여 피로 회복에 좋은 비타민 B_1과 피부를 만드는 단백질을 섭취하면 거칠어진 피부가 부드럽게 회복된다. 감기 예방에는 항산화 작용이 있는 성분을 함께 섭취하면 좋고, 스트레스를 받으면 소모량이 많아지는 비타민 C와 단백질은 평소에도 꾸준히 섭취해야 한다.

양상추	비타민 C, 식이섬유	양상추	비타민 C	양상추	비타민 C
+		+		+	
돼지고기	비타민 B_1, 단백질	토마토	리코펜	닭고기	단백질
거칠어진 피부를 부드럽게		감기 예방		스트레스 완화	

잎채소

유화아릴 **동맥경화예방 · 고혈압예방 · 면역력증가**

양파

매운맛 성분이
심신을 안정시킨다

- **주요영양소** : 칼륨 150㎎
  칼슘 21㎎ / 비타민 C 8㎎
  비타민 B_1 0.03㎎
- **칼로리** : 37㎉
- **제철** : 4~5월(햇양파)
  8~10월(가을양파)
- **보관** : 고온다습한 곳을 피하고 통풍이 잘 되는 장소에 보관

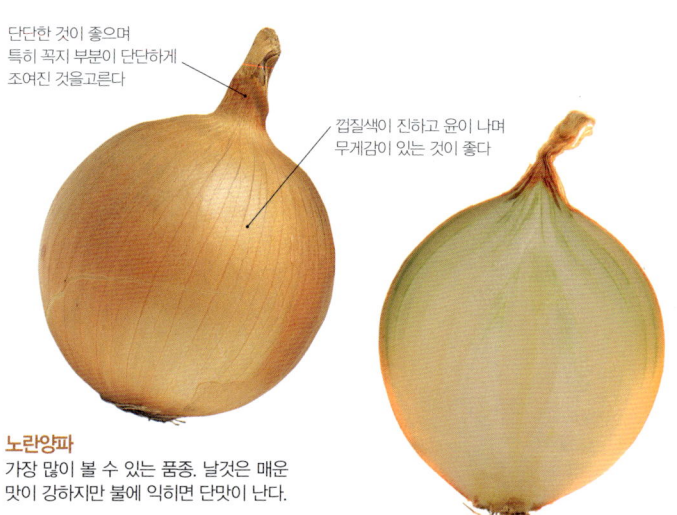

단단한 것이 좋으며 특히 꼭지 부분이 단단하게 조여진 것을 고른다

껍질색이 진하고 윤이 나며 무게감이 있는 것이 좋다

노란양파
가장 많이 볼 수 있는 품종. 날것은 매운맛이 강하지만 불에 익히면 단맛이 난다.

영양과 건강

날것으로 먹을 때의 독특한 매운맛은 유화아릴에 의한 것이다. 유화아릴은 소화액의 분비를 도와 신진대사를 활발하게 만들어 건강한 몸을 만든다. 또, 비타민 B_1과 결합하면 알리티아민으로 변하는데, 이것은 비타민 B_1의 흡수를 도와준다. 따라서 비타민 B_1을 많이 함유한 식재료와 함께 섭취하면 비타민 B_1 부족에 의한 피로, 식욕 부진, 불면증 등에 효과적이다.

게다가 유화아릴은 혈액의 응고를 억제하고 혈액의 흐름을 원활하게 하므로 동맥경화, 고혈압 등을 예방하는 효과도 있다.

단, 유화아릴은 가열하면 변하기 때문에 날것으로 먹어야 효과가 있다.

요리비법

양파를 자르면 눈물이 나는 이유는 유화아릴 때문인데 양파를 차갑게 식혀서 사용하거나 잘 드는 칼을 쓰면 자극을 줄일 수 있다. 양파를 물에 담가두는 것도 좋은 방법인데 유화아릴의 효과를 보려면 오래 담가두면 안 된다.

민간요법 — 어깨결림, 불면증에 양파를 활용하자!

양파 간 것과 생강 간 것, 그리고 된장을 잘 섞어서 어깨에 붙이면 어깨결림이 완화된다. 또, 잠이 오지 않을 때 생양파를 잘라서 먹거나 머리맡에 두기만 해도 효과를 볼 수 있다.

품종

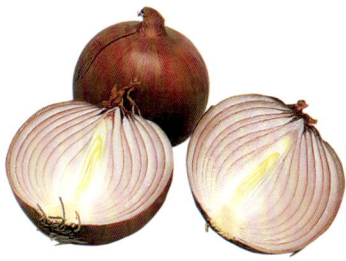

붉은양파
자색양파라고도 한다. 노란양파에 비해 매운맛이 부드럽다. 색감을 살려서 샐러드 등에 많이 이용한다.

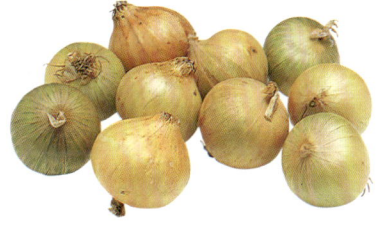

작은양파
탁구공 정도의 크기로 자라며, 흰색과 붉은색이 있다.

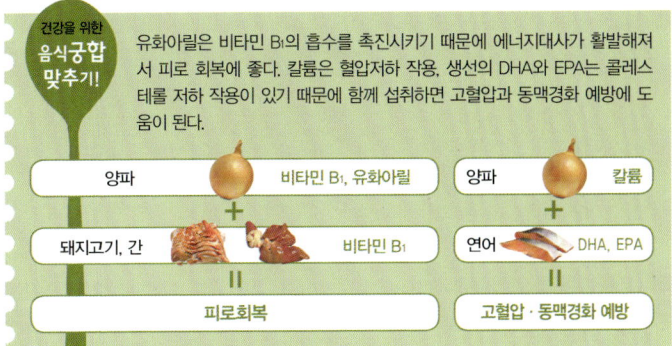

건강을 위한 음식궁합 맞추기!

유화아릴은 비타민 B_1의 흡수를 촉진시키기 때문에 에너지대사가 활발해져서 피로 회복에 좋다. 칼륨은 혈압저하 작용, 생선의 DHA와 EPA는 콜레스테롤 저하 작용이 있기 때문에 함께 섭취하면 고혈압과 동맥경화 예방에 도움이 된다.

양파	비타민 B_1, 유화아릴	양파	칼륨
+		+	
돼지고기, 간	비타민 B_1	연어	DHA, EPA
=		=	
피로회복		고혈압 · 동맥경화 예방	

菜 잎채소

α-피넨 소화촉진 · 혈액순환촉진 · 스트레스완화

양하

상쾌한 향 성분이
식욕을 촉진시키는 열쇠

- **주요영양소** : 칼륨 210mg
  비타민 C 2mg / 식이섬유 2.1g
- **칼로리** : 12kcal
- **제철** : 6~10월
- **보관** : 축축한 신문지에 싸서 냉장 보관. 자르지 않은 것은 냉동 보관 가능

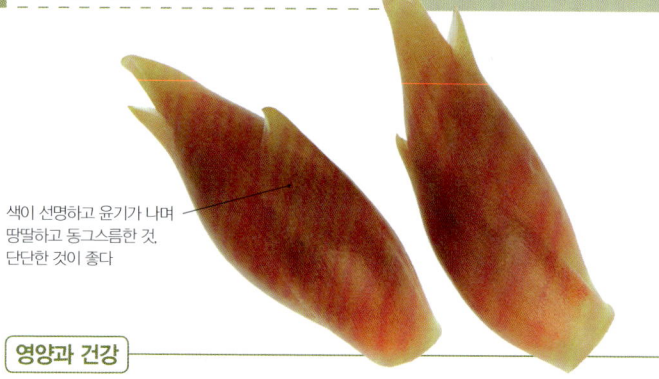

색이 선명하고 윤기가 나며
땅딸하고 동그스름한 것
단단한 것이 좋다

영양과 건강

아삭아삭한 식감과 상쾌한 향이 식욕을 돋우는 양하는 요리의 양념으로 많이 사용된다. 독특한 향의 근원은 α-피넨이라는 정유 성분으로 스트레스를 완화시키고 졸음을 쫓는 효과가 있다.

또, 혈액순환을 원활하게 하여 발한 작용을 돕고, 상쾌한 향이 식욕을 돋우어 소화를 촉진시키는 작용도 있으므로 더운 여름에 많이 먹으면 좋다.

종류

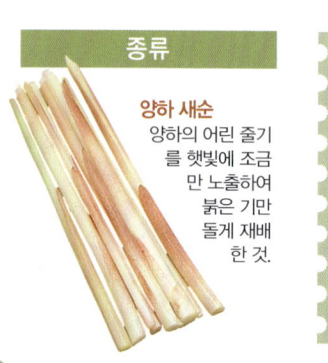

양하 새순
양하의 어린 줄기를 햇빛에 조금만 노출하여 붉은 기만 돌게 재배한 것.

건강을 위한 음식궁합 맞추기!

돼지고기 샤브샤브에 양하를 넣으면 개운한 맛을 즐길 수 있고, α-피넨과 비타민 B₁을 함께 섭취함으로써 피로 회복과 스트레스 완화에 도움이 된다.

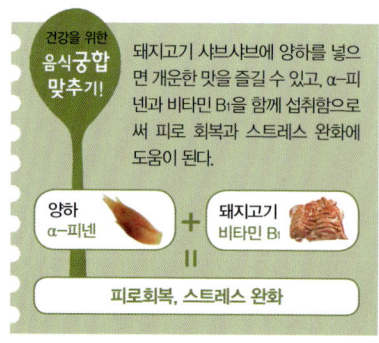

양하 α-피넨 + 돼지고기 비타민 B₁ = 피로회복, 스트레스 완화

칼륨 고혈압예방 / **식이섬유** 변비해소 · 콜레스테롤저하

- **주요영양소**: 칼륨 520mg
  비타민 B$_2$ 0.11mg / 비타민 C 10mg
  식이섬유 2.8g
- **칼로리**: 26㎉
- **제철**: 4~5월
- **보관**: 쌀뜨물에 데친 후, 데친 물과 함께 밀폐용기에 넣어서 냉장 보관. 중간에 물을 갈아주면 5일 정도 보관 가능

죽순

잎채소

식이섬유가 풍부하여 장이 편안해진다

영양과 건강

봄의 별미로 즐길 수 있는 채소. 비타민 B$_2$·C와 칼륨이 들어 있으며, 특히 칼륨은 체내에 남아 있는 나트륨을 배출시키기 때문에 혈압을 낮추는 데 도움이 된다.

또한, 식이섬유가 많아서 배변을 도와주므로 장 건강에도 좋고, 콜레스테롤의 흡수를 억제하는 효과도 있다.

식용으로 사용하는 것은 죽순(어린 순)이고, 껍질에는 방부 효과가 있어 음식을 포장할 때 사용하기도 한다.

껍질에 윤이 나고 적당히 물기가 있어야 한다. 너무 많이 자라지 않은, 짧고 굵으며, 무거운 것이 좋다

맹종죽
남부지방에서 주로 재배한다. 부드럽고 굵으며 향이 강하다.

자른 단면이 싱싱하고 밑동의 붉은 반점이 엷은 것을 선택한다

품종

왕대
중국이 원산지로 우리나라 중부 이남, 일본 등에 분포한다. 죽순은 쓴맛이 있고 아린 맛이 강하다.

섬조릿대
울릉도와 일본 홋카이도 등지에 분포한다. 죽순의 맛이 좋은 것으로 잘 알려져 있다.

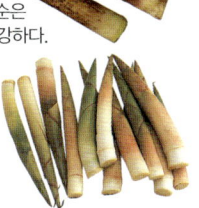

건강을 위한 음식궁합 맞추기!

원래 죽순은 식이섬유가 풍부하지만 셀러리에 들어 있는 식이섬유와 함께 섭취하면 변비 해소에 효과적이다.

죽순 식이섬유 + 셀러리 식이섬유 = 변비 해소

칼슘 골다공증예방 / **β-카로틴** 감기예방 / **비타민 E** 생활습관병예방

잎채소

청경채

영양가 높고 인기 있는
중국채소

- **주요영양소** : 칼륨 260mg
  칼슘 100mg / 철분 1.1mg
  비타민 A(β-카로틴) 2,000㎍
  비타민 C 24mg / 비타민 E 0.7mg
- **칼로리** : 9㎉
- **제철** : 9~1월
- **보관** : 축축한 신문지에 싼 다음 냉장보관

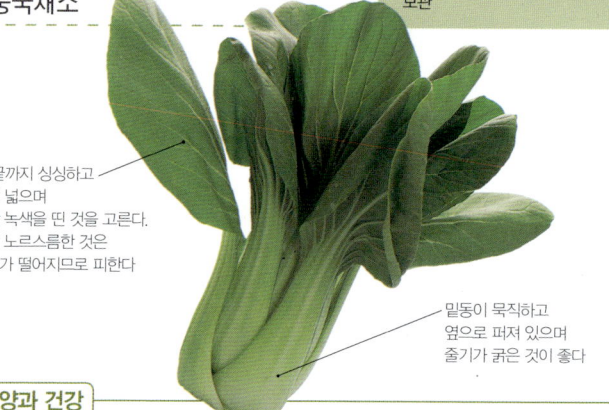

잎 끝까지 싱싱하고
폭이 넓으며
진한 녹색을 띤 것을 고른다.
잎이 노르스름한 것은
선도가 떨어지므로 피한다

밑동이 묵직하고
옆으로 퍼져 있으며
줄기가 굵은 것이 좋다

영양과 건강

대표적인 녹황색채소로 영양가가 매우 높고 비타민과 미네랄이 풍부하게 들어 있다. 항산화 작용으로 생활습관병 예방에 효과적인 비타민 E, 그리고 감기 예방에 좋은 β-카로틴과 비타민 C가 들어 있다.

또한, 칼륨과 칼슘, 철분 등이 들어 있어 고혈압을 예방하고, 뼈를 튼튼하게 해주며, 빈혈 예방에도 좋다.

요리비법

청경채는 쓴맛이 적어 미리 데쳐서 요리할 필요가 없다. 또, 기름을 넣고 요리하면 β-카로틴의 흡수율이 높아진다. 요리하기 전에 밑동 부분에 묻어 있는 흙이나 먼지를 물로 잘 씻어내야 한다.

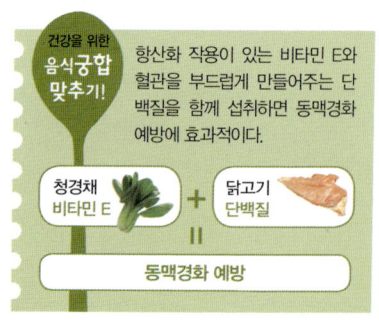

건강을 위한 **음식궁합 맞추기!**

항산화 작용이 있는 비타민 E와 혈관을 부드럽게 만들어주는 단백질을 함께 섭취하면 동맥경화 예방에 효과적이다.

청경채 비타민 E + **닭고기** 단백질 = **동맥경화 예방**

비타민 C 거칠어진 피부를 부드럽게·면역력증가 / 식이섬유 변비해소

菜 / 잎채소

- **주요영양소** : 비타민 C 81mg
  식이섬유 2.9g
- **칼로리** : 27㎉
- **제철** : 11~3월
- **보관** : 그대로 랩으로 싸서 냉장 보관하거나 데쳐서 랩으로 싼 다음 냉장 보관. 냉동 보관할 때는 완전히 익힌 다음 냉동 보관

콜리플라워

가열해도 쉽게 파괴되지 않는 비타민 C가 풍부하다

영양과 건강

콜리플라워의 가장 큰 특징은 가열해도 쉽게 파괴되지 않는 비타민 C가 풍부하게 들어 있는 것이다.

비타민 C는 바이러스에 대한 저항력을 높여 병에 잘 걸리지 않는 튼튼한 몸을 만들어준다. 또한, 세포를 서로 연결해주는 콜라겐의 형성을 돕기 때문에 피부 미용에도 효과가 탁월하다.

식이섬유도 많아서 장 속에 쌓인 노폐물을 배출시켜 몸속에서부터 깨끗해질 수 있다.

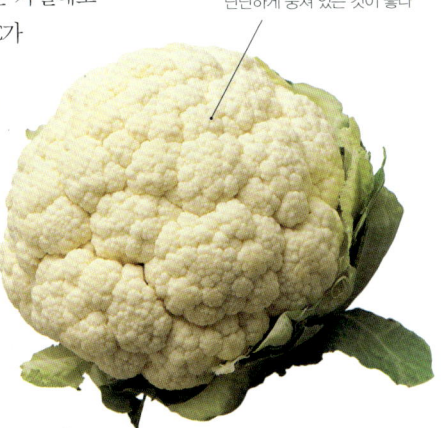

봉오리가 희고 동그랗게 부풀어서 단단하게 뭉쳐 있는 것이 좋다

민간요법 | 콜리플라워즙으로 감기를 예방한다

연근과 콜리플라워를 믹서에 간 다음 거즈 등으로 싸서 짠 즙에 꿀을 넣어 마시면 감기 예방에 도움이 된다. 또한, 양상추와 콜리플라워를 함께 달여서 마시면 정장 효과가 있다.

건강을 위한 **음식궁합 맞추기!**

비타민 C와 β-카로틴은 강한 항산화 작용이 있어서 세포를 건강하게 만들고 저항력을 높여주기 때문에 동맥경화와 암 예방에 효과적이다.

 콜리플라워 비타민 C
+
 브로콜리 β-카로틴
=
동맥경화 예방, 암 예방

비타민 C 감기예방 / **유화아릴** 면역력증가 · 동맥경화예방

잎채소

파

감기를 예방하는
향미채소

- **주요영양소*** : 칼륨 186mg / 칼슘 81mg
  철분 1mg / 비타민 A(β-카로틴) 775μg
  비타민 B₁ 0.06mg / 비타민 C 21mg
- **칼로리*** : 26㎉
- **제철** : 11~2월
- **보관** : 신문지에 싸서 서늘한 그늘에 보관

* 수치는 대파 기준

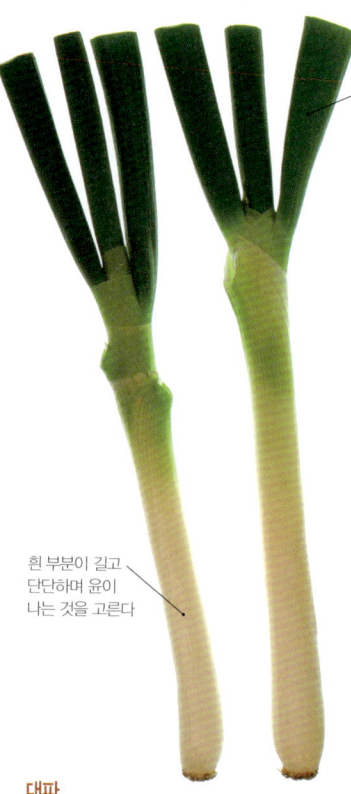

잎이 진한 녹색이고
흰 부분과의 차이가 확실한 것이 좋다

흰 부분이 길고
단단하며 윤이
나는 것을 고른다

대파
보통 한지형(여름파)과 난지형(겨울파)으로 나뉘는데, 한지형은 추위에 강하고 크며, 잎집부(주로 땅속에 있어 흰색을 띰)가 길어서 연백재배에 적당하다.

영양과 건강

파의 매운맛은 유화아릴에 의한 것으로 유화아릴은 몸속의 해로운 활성 산소를 제거하는 항산화 작용이 있어서 면역력을 높여 동맥경화를 예방한다.

유화아릴은 비타민 B₁의 흡수율을 높이는 효과도 있기 때문에 돼지고기 등 비타민 B₁이 많이 들어 있는 식재료와 함께 먹으면 비타민 B₁의 부족으로 생기는 피로나 불면증, 여름에 더위 먹는 증상의 개선에 도움이 된다.

또한, 칼륨과 칼슘은 각각 고혈압을 예방하고 뼈를 튼튼하게 해준다.

파의 녹색 잎은 녹황색채소로 β-카로틴과 비타민 C가 풍부해서 피부와 점막을 건강하게 유지시켜 피부 미용과 감기 예방에 좋다.

요리비법

유화아릴은 수용성이므로 물에 오래 담가두면 안 되고, 휘발성이 강해서 장시간 가열하거나 미리 썰어놓으면 유화아릴이 기체가 되어 공기 중으로 빠져나간다.

가능한 먹기 직전에 썰고, 단시간에 요리하는 것이 좋다.

감기로 열이 날 때는 파를 이용한다

파는 예전부터 감기 초기에 먹는 약으로 이용됐다. 파의 흰 부분과 생강을 잘게 다져서 된장과 섞은 다음 뜨거운 물을 부어서 마시면 땀이 나고 열이 내린다. 또, 파뿌리를 끓여서 마시는 것도 감기에 도움이 된다.

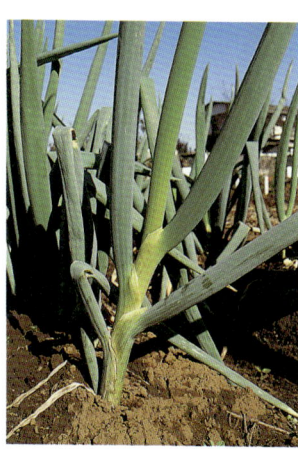

대파를 심어놓은 모습.
흰 부분은 땅속에 묻혀 있다.

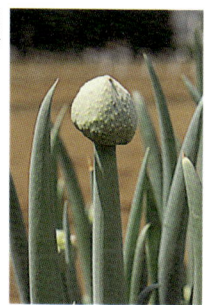

여러 송이의 파꽃이 모여서 꽃봉오리를 이룬다.

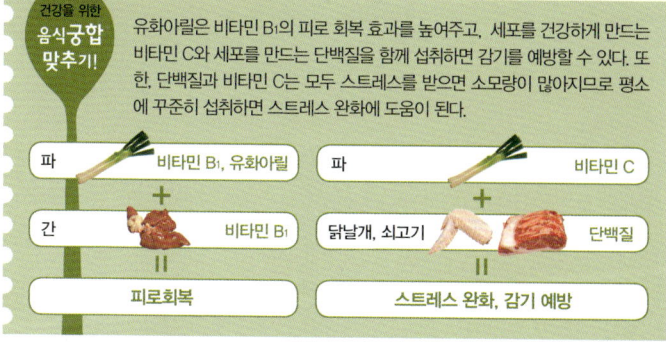

유화아릴은 비타민 B_1의 피로 회복 효과를 높여주고, 세포를 건강하게 만드는 비타민 C와 세포를 만드는 단백질을 함께 섭취하면 감기를 예방할 수 있다. 또한, 단백질과 비타민 C는 모두 스트레스를 받으면 소모량이 많아지므로 평소에 꾸준히 섭취하면 스트레스 완화에 도움이 된다.

파	비타민 B_1, 유화아릴		파	비타민 C
+			+	
간	비타민 B_1		닭날개, 쇠고기	단백질
=			=	
피로회복			스트레스 완화, 감기 예방	

품종

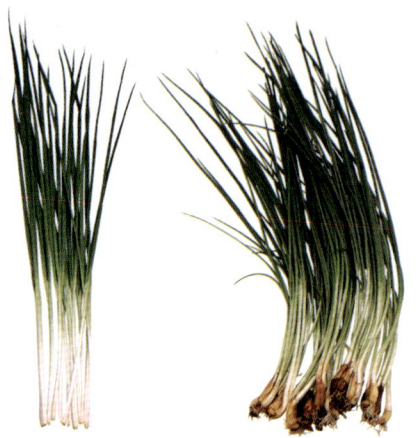

실파
실처럼 가늘고 부드러우며 선명한 녹색이 특징이다.

쪽파
파와 분구형 양파의 교잡종으로 향과 맛은 파와 비슷하다.

산파
파의 근연종으로 파보다 가늘고 매운맛도 덜하다.

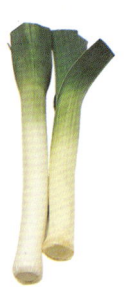
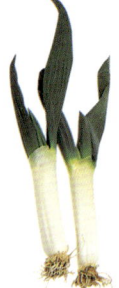

종류

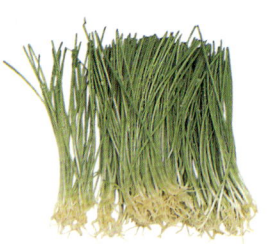

리크
원산지 지중해 연안. 줄기는 파와 비슷하여 굵고 연하며 하얗지만 길이가 짧다. 흰 부분을 그라탱이나 조림 등에 많이 사용한다.

시모니타 파
일본 군마현의 특산품. 씹는 맛이 부드럽고 가열하면 단맛이 증가한다.

싹파
부드러운 싹 부분을 빽빽하게 키워서 7cm 정도 자랐을 때 채취한 것. 국물요리나 초밥의 재료로 사용한다.

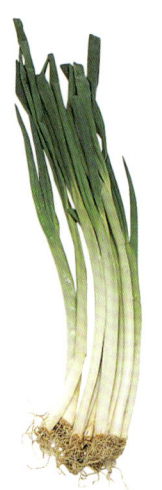
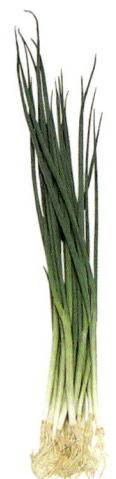
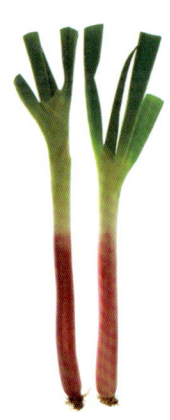

굵은 구조파
녹색 부분도 부드럽고 맛이 좋다. 1개의 줄기에서 5~6개의 갈래로 갈라져 녹색 부분이 자란다.

가는 구조파
줄기가 가늘고 양념으로 많이 사용된다. 녹색 부분까지 먹는 대표적인 잎파.

붉은 파
일본 야마가타현, 이바라키현 지방의 특산품. 보통 파의 흰 부분이 안토시아닌에 의해 붉은색을 띤다. 속은 희고 생식하면 매운맛이 강하지만 익히면 단맛이 난다.

상식

양파일까? 파일까?

봄이 찾아올 무렵이면 작은 양파 같은 밑동에서 파와 비슷한 녹색 잎이 나 있는 채소를 볼 수 있다.

이것은 잎양파라는 채소로 양파가 다 자라기 전에 수확한 것이다. 녹색 부분은 조림, 볶음 요리 등에 파와 같은 용도로 사용할 수 있다.

한편, 구입한 양파가 오래되어 싹이 나오는 일이 있는데, 그럴 경우에는 싹이 난 양파를 수경재배해서 싹을 잘라 파 대신 된장국이나 양념장, 달걀말이 등에 이용할 수 있다. 파가 적은 계절에 유용한 방법이다.

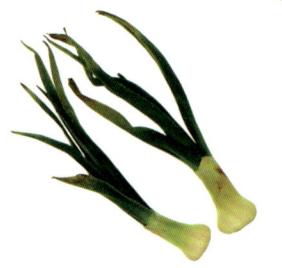

잎양파는 유통되는 기간이 짧기 때문에 보게 되면 한 번쯤 먹어보길 권한다.

β-카로틴 감기예방 / α-리놀렌산 암예방 / 페릴알데히드 식중독예방

허브

차즈기

싱그러운 향 속에
방부작용이 숨어 있다

- 주요영양소 : 철분 1.7mg / 비타민 C 26mg
  비타민 B₁ 0.13mg / 비타민 B₂ 0.34mg
  비타민 A(β-카로틴) 11,000μg
- 칼로리 : 37kcal
- 제철 : 자소엽(붉은잎) 6~8월
  청소엽(녹색잎) 7~10월
- 보관 : 축축한 신문지로 싸서 비닐팩에 넣어 냉장 보관

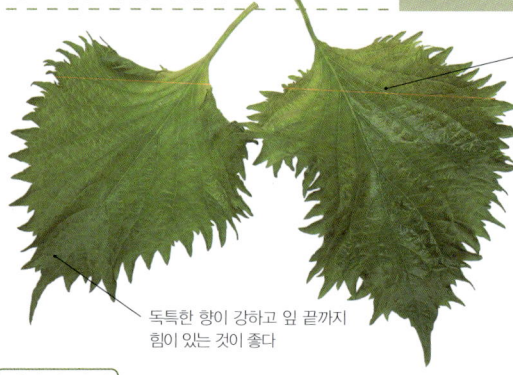

색이 선명하고 변색되지 않은 것이 신선하다

청소엽
잎이 녹색인 것을 청소엽이라고 한다. 붉은색을 띠는 자소엽보다 향이 강하다.

독특한 향이 강하고 잎 끝까지 힘이 있는 것이 좋다

영양과 건강

차즈기의 향은 자소유라는 정유 성분 때문이다. 정유 성분 중 하나인 페릴알데히드에는 강한 방부 작용이 있어서 식중독을 예방한다.

또, 자소유에는 α-리놀렌산이라는 필수지방산이 들어 있어서 암이나 알레르기 예방에 좋으며, 특히, β-카로틴의 함유량이 채소 중에서도 월등하여 감기나 암 예방에 효과적이다.

차즈기를 달여서 마시면 감기 예방에 좋다

차즈기 잎이나 이삭에 물을 1컵 정도 넣고 졸여서 따뜻할 때 마시면 감기 예방에 효과적이다. 이 물로 입안을 헹구어도 좋다. 또, 잘게 썬 잎을 망에 넣어 입욕제로 사용하면 냉증해소에 도움이 된다.

건강을 위한 **음식궁합 맞추기!**

차즈기에는 항산화 작용이 있는 β-카로틴이 많이 들어 있어서 단백질이 풍부한 음식과 함께 먹으면 면역력이 높아진다.

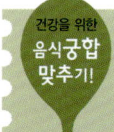
차즈기
β-카로틴

+

쇠고기
단백질

=

면역력 증가

β-카로틴 거칠어진 피부를 부드럽게 / 향 성분 스트레스완화·식욕촉진

菜 허브

파드득나물

향이 독특하고
β-카로틴이 풍부한 허브

- **주요영양소***: 칼륨 500mg
  칼슘 47mg / 철분 0.9mg
  비타민 C 13mg
  비타민 A(β-카로틴) 3,200㎍
- **칼로리***: 13㎉ · **제철**: 연중
- **보관**: 신문지에 싸서 비닐팩에 넣고 냉장 보관
- * 수치는 실파드득나물 기준

영양과 건강

파드득나물에는 줄기까지 녹색인 실파드득나물, 줄기 밑부분이 하얗고 뿌리도 먹을 수 있는 뿌리 파드득나물, 연백재배한 후 밑동을 자른 절단 파드득나물 등이 있다. 그 중 실파드득나물은 β-카로틴이 풍부하여 감기 예방과 피부 트러블 해소에 도움이 된다.

파드득나물의 풍부한 향 성분은 신경을 안정시키고 스트레스 해소와 식욕 촉진 효과가 있다.

향이 강하고 녹색이 선명하며 신선한 것이 좋다

실파드득나물
밑동까지 햇빛을 받으며 재배했기 때문에 줄기가 녹색을 띠고 영양가가 높다.

종류

절단 파드득나물
빛을 가리고 연백재배해서 줄기가 하얗고 부드럽다.

뿌리 파드득나물
북주기하여 연백재배한 것으로 줄기 밑부분이 하얗다. 뿌리도 식용한다.

건강을 위한 **음식궁합 맞추기!**

파드득나물의 β-카로틴과 식이섬유를 함께 섭취하면 거칠어진 피부를 부드럽게 만드는 데 효과적이다. 파드득나물을 오래 익히면 향이 사라지므로 주의해야 한다.

| 파드득나물 β-카로틴 | + | 곤약 식이섬유 |

= 거칠어진 피부를 부드럽게

여러 가지 허브

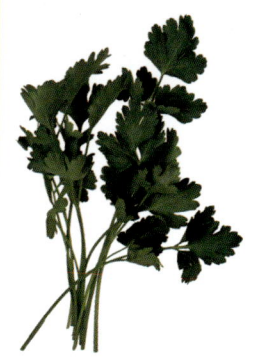

이탈리안 파슬리
마음껏 즐기고 싶은 향이 풍부한 채소

이탈리아에서 많이 사용하는 잎이 평평한 파슬리이다. 잎이 쪼글쪼글한 파슬리보다 쓴맛은 약하지만 향이 강한 것이 특징이다.

칼륨이나 β-카로틴, 비타민 B_1·B_2·C와 철분이 많아서 감기 예방이나 피부 미용, 빈혈 예방에 좋다. 잎을 수프에 뿌리는 등 부재료로 쓰는 경우가 많은데 영양이 풍부하므로 샐러드 등으로 만들어서 듬뿍 먹으면 더 효과적이다.

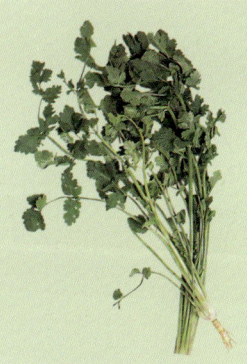

코리앤더
**에스닉 요리의 대표적인 허브로
소화촉진에도 효과적이다**

고수라고도 부른다. 독특하고 강한 향 때문에 좋고 싫음이 분명하게 나뉜다. 태국이나 베트남 등의 에스닉 요리에 없어서는 안 될 허브이다.

정유 성분이 소화를 촉진시키고 기분이 좋아지는 작용을 한다.

뿌리는 수프나 소스에 넣고, 씨는 상쾌한 향이 있어서 양념으로 사용할 수 있다.

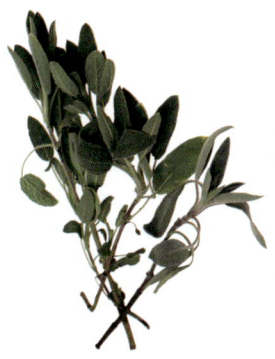

세이지
허브티로 마시면 목의 통증이 완화된다

산뜻하고 쌉쌀한 맛과 쑥과 비슷한 독특한 향이 특징이다. 조금만 넣어도 향이 느껴지므로 고기나 생선의 냄새를 없애는 데 사용한다.

라틴어의「치유하다」라는 의미의 단어에서 유래된 이름으로 예로부터 약으로 이용되었음을 알 수 있다. 허브티를 만들어 마시면 목이나 위의 염증을 억제하는 데 효과적이다.

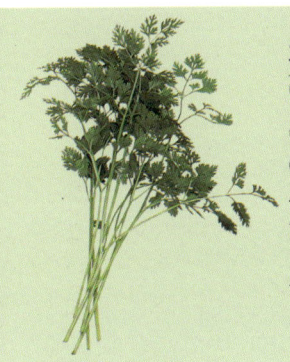

챠빌
달콤한 향이 식욕을 촉진시킨다

달콤한 풍미를 자랑하는 미나리과 허브로 프랑스 요리에 많이 쓰이며, 프랑스어로는 「세르퓌유(cerfeuil)」라고 부른다. 요리를 장식하기 위해 어린잎을 곁들이거나 샐러드로 만들기도 한다.

생잎에는 비타민 C와 β-카로틴, 마그네슘 등이 풍부해서 식욕을 촉진시키는 효과가 있다.

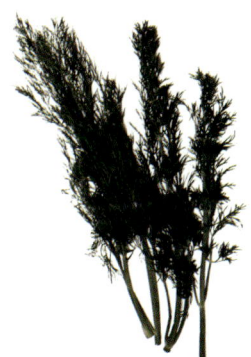

딜
상쾌한 향이 마음을 안정시킨다

생선요리나 신맛이 나는 요리와 잘 어울리는, 상쾌한 향의 허브이다. 피클의 향을 낼 때나 연어마리네 등에 많이 쓰인다.

고대 노르웨이어의 「평온함」을 의미하는 단어에서 유래된 이름으로, 딜로 만든 허브티에는 진정 작용이 있다. 마음을 진정시키고 싶을 때나 잠이 오지 않을 때 마시면 효과적이다.

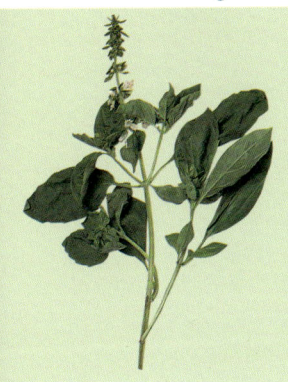

바질
기름진 요리에 사용하면 위의 부담을 덜어준다

토마토나 치즈 등과 궁합이 좋아서 이탈리아 요리에 빼놓을 수 없는 꿀풀과의 허브이다.

β-카로틴과 칼슘, 철분 등이 풍부하며, 스파이시한 향에는 위의 활동을 강화하는 효과가 있어서 식욕을 촉진시키고, 소화를 도와준다. 또, 기름진 요리에 사용하면 위가 더부룩해지는 것을 예방할 수 있다.

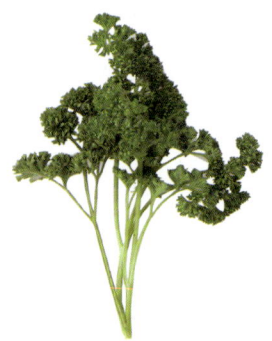

파슬리
요리의 장식으로 사용될 뿐 아니라 영양소도 풍부하다

주로 요리를 돋보이게 하는 파슬리이지만 알고 보면 영양가도 만점이다. $β$–카로틴, 비타민 B_2·C 등의 비타민을 비롯하여 칼륨, 칼슘, 마그네슘, 철분 등의 미네랄도 풍부하다. 남기지 않고 먹으면 부족하기 쉬운 영양소 보충에 도움이 된다.

또한, 독특한 향은 정유 성분인 아피올에 의한 것으로 식욕 촉진, 피로 회복, 구취 예방 등에 효과적이다.

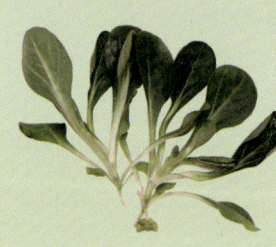

콘샐러드
샐러드로 먹으면 빈혈을 예방한다

유럽 원산의 허브. 옥수수밭에서 자생하기 때문에 이런 이름을 갖게 되었다.

씹는 느낌이 양상추처럼 아삭아삭하며, 잎을 샐러드나 볶음 요리로 만들어 먹는다.

$β$–카로틴, 비타민 B_1, 철분 등이 풍부해서 감기 예방, 피로 회복, 빈혈 예방에 효과적이다.

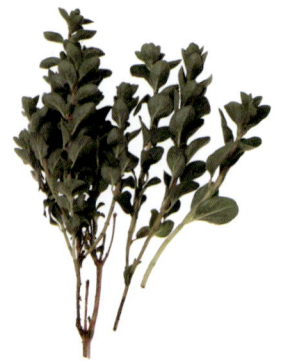

마조람
마음이 부드러워지는 산뜻한 향기

마조람이라고 하면 일반적으로 「스위트마조람」을 말하며, 민트처럼 산뜻한 향을 즐길 수 있다.

줄기와 잎은 주로 고기 요리의 향을 내기 위해서 사용하며, 꽃과 잎은 허브티로 즐길 수 있는데 신경 안정과 소화 촉진 효과를 기대할 수 있다. 긴장을 풀고 편안히 쉬고 싶을 때 마시면 좋다.

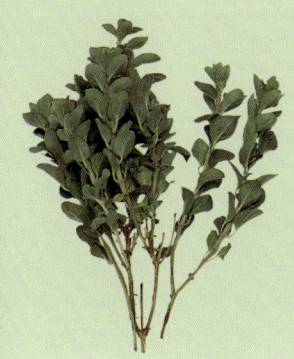

민트
청량감 있는 향이 구취를 예방한다

달콤한 향의 스피어민트, 진한 향의 페퍼민트, 방향성이 높은 오데코롱민트 등 종류가 다양하다.

모두 정유 성분이 들어 있어서 상큼하고 청량감이 있으며, 구취 예방이나 진정, 방부, 해열 등에 효과적이다. 요리나 허브티, 입욕제 등 용도에 따라 다양하게 즐길 수 있다.

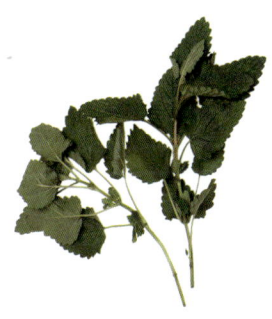

레몬밤
레몬을 닮은 향이 스트레스를 풀어준다

잎에는 레몬과 민트를 섞어놓은 것처럼 상쾌한 향이 있다. 샐러드나 소스에 풍미를 더하기 위해 넣기도 하고, 레몬의 풍미를 살려 허브티로 이용하기도 한다.

유럽에서는 「장수의 비약」으로도 알려져 있으며, 소화 촉진과 해열 작용이 뛰어나다. 상쾌한 향은 신경성 두통이나 스트레스 완화에 도움이 된다.

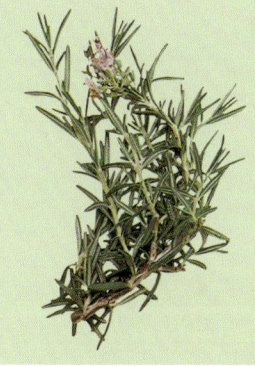

로즈메리
달콤한 향기가 소화를 촉진시킨다

신선한 단맛과 쌉쌀함이 있는 허브. 생선이나 육류의 냄새를 억제하거나 수프와 스튜 등의 맛을 내는 악센트 역할도 한다. 항균 작용과 산화방지 작용도 있어서 다양한 요리에 사용된다.

정유 성분에는 소화 촉진, 강장 등의 작용도 있기 때문에 유럽에서는 약으로 사용되어 왔다. 입욕제나 방향제로도 효과적이다.

숙주

비타민 C 거칠어진 피부를 부드럽게 · 감기예방 / **식이섬유** 변비해소

싹기름채소

비타민 C가 감기를 예방하고 아름다운 피부를 유지시킨다

- **주요영양소*** : 칼륨 69mg, 비타민 C 8mg / 식이섬유 1.3g
- **칼로리*** : 14㎉
- **제철** : 연중
- **보관** : 냉장 보관. 밀봉하여 보관해도 하루에 30%씩 비타민 C가 감소하므로 가능한 빨리 사용

* 수치는 숙주나물 기준

머리가 벌어지지 않은 것이 신선하다

줄기가 굵고 단단하며 희고 윤기 나는 것이 좋다

숙주나물
녹두에서 발아한 것으로 녹두채라고도 한다.

뿌리가 투명한 것이 신선하다

영양과 건강

숙주나물은 녹두를 발아시킨 것으로 비슷한 종류로 콩나물, 알팔파 등이 있다.

비타민 C가 풍부해서 감기를 예방하고, 콜라겐 형성에 도움을 주어 피부를 아름답게 만들어준다.

그 밖에 미량이지만 칼슘, 칼륨, 철분도 함유하고 있다.

품종

콩나물
대두를 발아시킨 것으로 단백질이 풍부하고 콩의 식감도 즐길 수 있다.

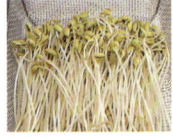

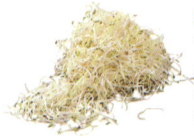

자주개자리(알팔파)
영양가가 높아 예전부터 사료작물로 재배해왔다. 사람에게도 좋아 싹기름채소로 먹기도 한다.

건강을 위한 음식궁합 맞추기!

혈압을 낮추는 칼륨과 혈관을 튼튼하게 만들어주는 단백질을 함께 섭취하면 고혈압 예방에 도움이 된다. 두부와 함께 볶음 요리 등으로 먹으면 좋다.

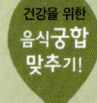

숙주 칼륨 + 두부 단백질 =

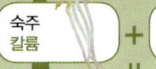

고혈압 예방

β-카로틴·비타민 C 감기예방·거칠어진 피부를 부드럽게 / 설포라판 암예방

菜

싹기름채소

- **주요영양소***: 칼슘 54mg
  비타민 A(β-카로틴) 1,900㎍
  비타민 K 200㎍ / 비타민 C 47mg
- **칼로리***: 21㎉
- **제철**: 연중(수경재배)
- **보관**: 비닐팩에 넣어 세워서 냉장 보관. 가능한 빨리 사용
* 수치는 무순 기준

싹기름채소

성숙한 채소보다
풍부한 영양소가 매력적이다

영양과 건강

무순은 무의 어린 싹인데 이처럼 식물의 어린 싹을 싹기름채소 또는 새싹채소라고 한다. 최근에는 싹기름채소의 인기가 높아져 브로콜리나 적양배추의 어린 싹 등 종류도 다양해졌다.

싹이 터서 자라기 시작하는 시기이기 때문에 생명력이 강하고 영양소도 풍부하다. 특히, 설포라판이라는 암 예방 성분이 성숙한 채소보다 많이 들어 있다.

또한, 풍부한 β-카로틴은 감기를 예방하고 거칠어진 피부를 부드럽게 만들어준다.

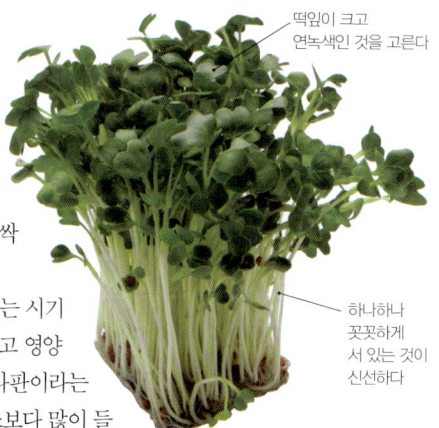

떡잎이 크고 연녹색인 것을 고른다

하나하나 꼿꼿하게 서 있는 것이 신선하다

무순
무의 어린 싹. 무 씨앗을 뿌려 5~7일 동안 길러서 쌍떡잎이 열린 상태의 어린 싹을 먹는다.

품종

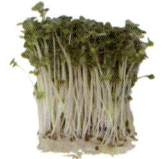

적양배추싹
적양배추의 어린 싹으로 줄기의 붉은색이 특징이다.

브로콜리싹
성숙한 브로콜리보다 10배 정도 많은 설포라판이 들어 있다.

건강을 위한 음식궁합 맞추기!

비타민 C는 콜라겐 형성에 도움이 되고, 단백질은 피부를 만들기 때문에 함께 섭취하면 피부 미용에 좋다.

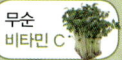 **무순** 비타민 C + 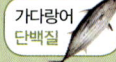 **가다랑어** 단백질 =

거칠어진 피부를 부드럽게

칼륨 신장활동강화·고혈압예방 / **비타민C** 감기예방

뿌리채소

감자

영양분이 풍부한
땅에서 나는 사과

- **주요영양소** : 칼륨 410mg
  비타민 C 35mg
- **칼로리** : 76㎉   • **제철** : 5~7월
- **보관** : 신문지에 싸거나 공기구멍이 있는 비닐팩에 넣어 바람이 잘 통하는 서늘하고 그늘진 곳에 보관. 사과와 함께 두면 사과에서 나오는 에틸렌 가스가 싹이 트는 것을 막는다

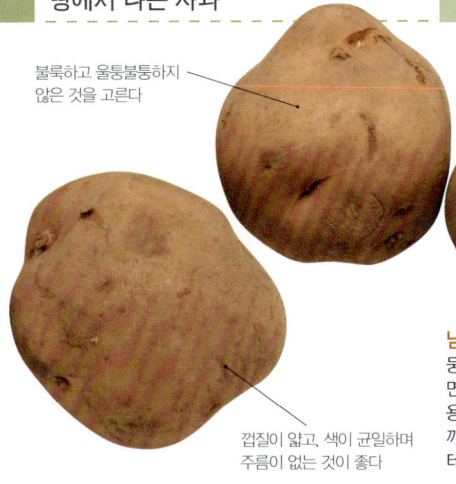

불룩하고 울퉁불퉁하지 않은 것을 고른다

껍질이 얇고, 색이 균일하며 주름이 없는 것이 좋다

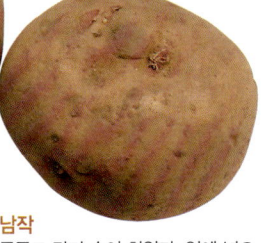

남작
둥글고 달며 속이 하얗다. 입에 넣으면 보슬보슬한 느낌으로 조림에 사용하면 풀어지기 쉽지만 삶아서 으깨어 버터, 소금 등을 넣은 매시드포테이토 요리에는 잘 어울린다.

영양과 건강

감자에는 비타민 C가 풍부해서 감자 100g에 사과의 5배가 넘는 비타민 C가 들어 있다. 감자의 비타민 C는 주성분인 전분으로 둘러싸여 있기 때문에 가열해도 쉽게 파괴되지 않는 것이 특징이다.

또한, 「칼륨의 왕」이라고 불릴 정도로 칼륨을 많이 함유하고 있다. 칼륨은 체내에서 염분의 균형을 유지시키기 때문에 신장 기능을 개선하고 고혈압, 동맥경화 예방에 도움이 된다.

요리비법

요리할 때는 껍질째 그대로 삶거나 구운 다음 껍질을 벗겨야 맛과 영양소를 살릴 수 있다. 싹 주위나 껍질이 녹색으로 변한 부분에는 독이 있으므로 깨끗이 제거해야 한다.

품종

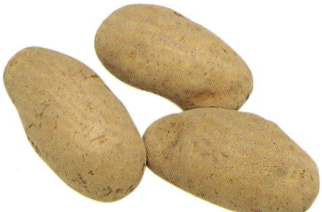

메이퀸
타원형으로 눈이 적고 연한 황색을 띤다. 보슬보슬한 느낌으로 단맛이 있으며, 끓여도 잘 물러지지 않아서 조림, 카레, 스튜 등에 알맞다.

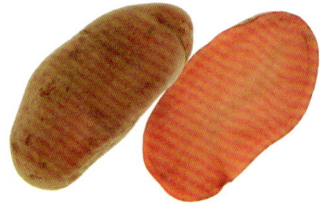

홍영
안토시아닌 색소를 함유하고 있는 감자. 껍질과 과육이 모두 빨간색을 띠는 것이 특징.

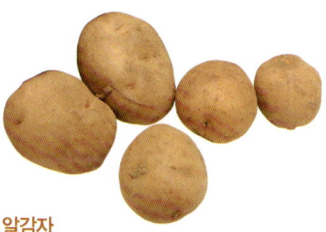

알감자
일반 감자보다 작고 동그랗다. 잘 씻어서 싹이 있으면 파낸 다음 껍질째 조리거나 껍질을 벗기고 버터구이로 먹으면 좋다.

민간요법 | 감자즙에는 여러 가지 효과가 있다

감자를 갈아서 즙을 내어 뚝배기에 넣고 끓인 것을 마시면 위나 십이지장궤양에 효과가 있다. 또한, 화상이나 타박상에는 감자 간 것과 밀가루를 1:1의 비율로 섞어서 바르고, 피부염 등에는 감자를 갈아서 즙을 낸 것을 바르면 효과적이다.

건강을 위한 음식궁합 맞추기!

항산화 작용이 있는 비타민 C와 혈압을 낮추는 칼륨, 그리고 혈관을 부드럽게 해주는 단백질을 함께 섭취하면 동맥경화 예방에 좋다. β-카로틴도 항산화 작용이 있어서 같은 효과를 얻을 수 있으며, 비타민 B_1을 함께 섭취하면 감자 전분의 소화가 촉진되어 피로 회복에 좋다.

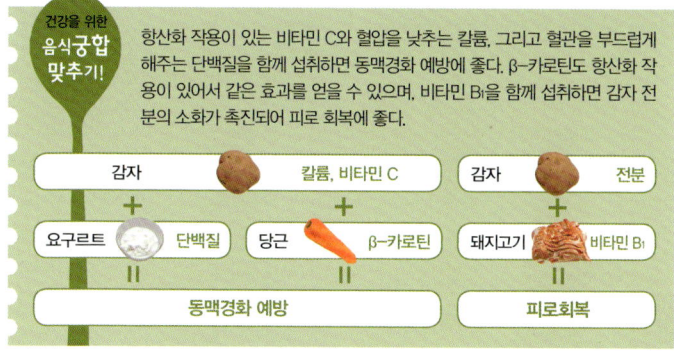

감자 (칼륨, 비타민 C) + 요구르트 (단백질) + 당근 (β-카로틴) = 동맥경화 예방

감자 (전분) + 돼지고기 (비타민 B_1) = 피로회복

비타민 E 암예방 / 비타민 C 거칠어진 피부를 부드럽게 / 식이섬유 변비해소

뿌리채소

고구마

식이섬유가 피부 미용에 좋은
여성을 위한 건강채소

- **주요영양소** : 칼륨 470mg
  비타민 E 1.6mg / 비타민 B₁ 0.11mg
  비타민 C 29mg / 식이섬유 2.3g
- **칼로리** : 132kcal
- **제철** : 9~11월
- **보관** : 저온에 약하므로 냉장을 피하고 신문지에 싸서 상온 보관

땅딸하고 굵으며 무게감이 있는 것. 껍질의 색이 균일하고 선명한 것을 고른다

잔털이 적고 표면의 홈이 깊지 않은 것이 좋다

영양과 건강

고구마에는 비타민 C가 많아서 기미, 주근깨 억제에 도움이 된다. 또, 비타민 E도 풍부하여 암의 원인이 되는 과산화지질의 발생을 억제한다.

자른 단면에서 나오는 흰색 유액 같은 것은 야라핀이라는 성분으로 풍부한 식이섬유와 함께 배변을 부드럽게 해준다.

오래 가열하면 β-아밀라아제라는 효소가 작용하여 단맛이 강해진다. 전자레인지로 급속 가열하면 단맛이 적어지므로 주의한다.

품종

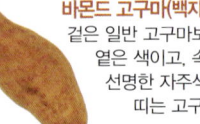

물고구마(백색고구마)
껍질이 하얀 고구마. 끈적끈적하고 산뜻한 단맛이 있다. 희귀 품종이라 재배하는 곳이 드물다.

바몬드 고구마(백자미)
겉은 일반 고구마보다 옅은 색이고, 속은 선명한 자주색을 띠는 고구마.

건강을 위한 **음식궁합 맞추기!**

비타민 C는 항산화 작용이 있어서 세포를 건강하게 만들어준다. 칼륨에는 혈압저하 작용이 있어서 식이섬유와 함께 섭취하면 동맥경화 예방에 도움이 된다.

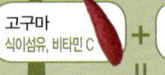

고구마
식이섬유, 비타민 C
+
사과
식이섬유, 칼슘
=
동맥경화 예방

비타민 C 거칠어진 피부를 부드럽게 / 식이섬유 변비해소·위장활동강화

菜

뿌리채소

- **주요영양소**: 칼륨 440mg
  비타민 B₁ 0.1mg / 비타민 C 48mg
  식이섬유 2g
- **칼로리**: 66㎉
- **제철**: 11~3월
- **보관**: 신문지로 싸서 비닐팩에 넣어 냉장 보관. 자른 것은 자른 면을 랩으로 싸서 냉장 보관

연근

비타민 C와 식이섬유가
몸속을 깨끗하게 청소한다

자른 단면이 윤기가 있고 싱싱하며 육질이 두꺼운 것을 고른다.
연근을 식초물에 담그면 변색을 막을 수 있다

껍질이 팽팽하고
상처가 없는 것이 좋다

마디와 마디 사이가 길고,
굵고 보기 좋은 원기둥 모양의
연근을 고른다

영양과 건강

연꽃의 땅속줄기인 연근에는 비타민 C가 풍부하고 비타민 B₁도 들어 있어서 구내염과 거친 피부, 피로 회복 등에 효과적이다.

연근의 독특한 점액 성분인 무틴은 위의 점막을 보호하고, 연근의 떫은맛 성분인 타닌에는 소염과 지혈 작용이 있어서 위장병 예방에 좋다. 특히, 불용성 식이섬유가 풍부하여 배변을 원활하게 하고, 몸에 불필요한 것들을 배출시키는 작용이 뛰어나다.

민간요법

연근즙은 감기 증상을 완화시킨다

기침이나 가래, 열이 나고, 목이 마르는 등의 감기 증상에는 연근을 껍질째 간 것을 짜서 즙을 내어 마시면 좋다. 또한, 코피가 잘 나는 사람이나 편도염에도 연근즙을 마시면 효과가 있다.

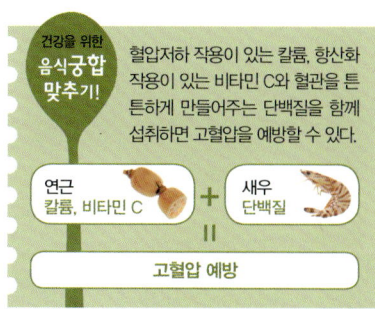

건강을 위한 **음식궁합 맞추기!**

혈압저하 작용이 있는 칼륨, 항산화 작용이 있는 비타민 C와 혈관을 튼튼하게 만들어주는 단백질을 함께 섭취하면 고혈압을 예방할 수 있다.

연근 칼륨, 비타민 C + **새우** 단백질 = **고혈압 예방**

菜

뿌리채소

β-카로틴 동맥경화예방·암예방·거칠어진 피부를 부드럽게

당근

면역력을 향상시키는
β-카로틴의 보고

- **주요영양소** : 칼륨 280mg / 칼슘 28mg
  비타민 A(α-카로틴) 2,800μg
  비타민 A(β-카로틴) 7,700μg
  비타민 C 4mg / 식이섬유 2.7g
- **칼로리** : 37㎉ ・ **제철** : 4〜7월(봄·여름 당근) / 11〜12월(겨울 당근)
- **보관** : 공기가 잘 통하는 장소에서 상온 보관

잎이 없는 것은 줄기를 자른 단면이 작고, 심부분이 작을수록 맛이 좋다

5촌당근
뿌리 길이가 20㎝가 안 되는 짧고 굵은 당근. 단맛이 강하다.

색상이 균일하고 탄력이 있으며 단단한 것이 좋다

영양과 건강

녹황색채소 중에서도 β-카로틴의 함유량이 최고다. 당근의 α-카로틴, β-카로틴은 체내에서 비타민 A로 변하여 피부와 점막을 보호한다. 그 밖에도 항산화 작용으로 면역력을 높여주기 때문에 동맥경화와 암 예방에도 효과적이다.

뿐만 아니라 칼슘이나 식이섬유도 들어 있는 영양가 높은 채소이다.

요리비법

당근을 잘게 썰거나 갈면 당근에 들어 있는 아스코르비나아제라는 효소가 다른 식재료의 비타민 C를 파괴한다. 따라서 그런 요리법을 사용해야 할 경우 식초나 식초가 들어간 드레싱을 넣으면 효소의 작용을 억제할 수 있다. 또, 기름을 넣고 가열하면 열 때문에 효소의 작용이 억제되고, 그에 더하여 β-카로틴의 흡수율도 높아진다.

품종

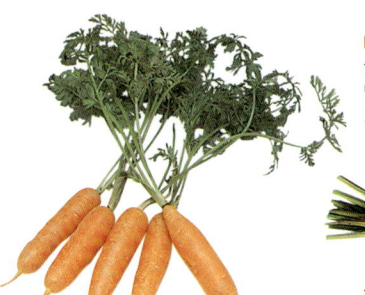

미니당근
10㎝ 정도의 작은 소형종으로 당근 특유의 냄새가 적고, 단맛이 있어서 생식용으로 인기가 있다.

금시당근
일본 교토의 특산품으로 동양계 당근이다. 길이가 30㎝ 전후이며, 선명한 주황색은 β-카로틴이 아니라 리코펜에 의한 것이다. 부드럽고 단맛이 강하다.

 여러 가지 약효를 자랑하는 당근즙

기침이나 기관지염, 설사, 변비, 거친 피부, 눈이 피로하거나 사물이 이중으로 보이고, 두통·현기증 등을 느낄 때 당근을 날것으로 갈아서 먹거나 즙을 내어 마시면 효과가 있다. 가벼운 동상에는 당근을 갈아서 짠 즙을 마시지 하듯이 바르면 가려움증이 사라진다.

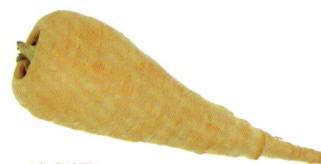

설탕당근
유럽에서는 일반적인 채소로 「파스닙」이라고 부른다. 날것은 단단하지만 삶으면 순무처럼 부드러워지고, 단맛이 난다.

건강을 위한 음식궁합 맞추기!

β-카로틴과 비타민 C에는 강한 항산화 작용이 있어서 세포를 건강하게 만들어준다. 또, 장 속을 깨끗하게 만드는 식이섬유와 콜라겐 형성을 돕는 비타민 C를 함께 섭취하면 피부 미용에 좋고, 단백질을 함께 섭취하면 면역력이 높아진다.

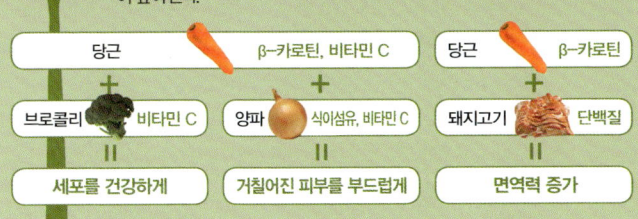

菜 / 뿌리채소

아밀라아제 피로회복 · 소화촉진

마

끈적끈적한 점액 성분이 스태미나를 향상시킨다

- **주요영양소** : 칼륨 430mg
  비타민 B_1 0.1mg / 비타민 C 6mg
- **칼로리** : 65kcal
- **제철** : 10~3월
- **보관** : 신문지에 싸서 서늘한 그늘에 보관. 자른 것은 자른 면을 랩으로 싸서 냉장 보관
* 수치는 장마 기준

장마
아삭아삭하며 수분이 많고 떫은맛과 찰기는 적다.

껍질이 팽팽하고 상처가 없는 것이 좋다

자른 단면이 변색되지 않고 신선한 것을 고른다

 민간요법

뛰어난 약효로 한방에서도 쓰인다

한방에서는 마를 강정·강장제로 활용한다. 설사할 때는 마를 삶아서 먹으면 효과적이다. 또, 말린 쑥과 함께 달여서 마시면 위가 튼튼해지고 장의 활동을 조절해준다.

영양과 건강

전분 분해효소인 아밀라아제가 무보다 3배나 많이 들어 있어, 소화 촉진과 피로 회복에 큰 위력을 발휘한다.

마의 점액은 갈락탄이라는 성분으로 위 등의 점막을 보호하고, 단백질을 효율적으로 소화흡수시키는 작용이 있다.

마의 소화 효능을 경험해보고 싶다면 갈아서 생식하는 것이 가장 좋다.

품종

손바닥 모양의 마
품종에 따라 긴 것, 손바닥처럼 생긴 것(사진), 덩어리 같은 것 등 여러 종류가 있다. 덩이뿌리를 한방에서는 산약(山藥)이라고 하는데, 식용·약용으로 이용한다.

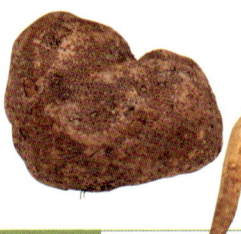

단파마
일본 교토의 특산품으로 울퉁불퉁한 주먹 모양의 마. 마 종류 중에서 가장 점성이 강하고 씹는 느낌도 있다.

야생 참마
산과 들에 자생하는 야생종. 길이가 1m나 되는 종류도 있고, 점성이 강하며, 감칠맛이 있다.

종류

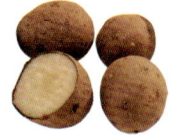

주아
주아는 자라서 줄기가 되어 꽃을 피우거나 열매를 맺는 싹을 말한다. 장마나 참마의 주아는 잎의 뿌리 부분에 주사위 정도의 크기로 작게 달린다. 주아를 심어서 마를 번식시키기도 한다. 향과 감칠맛이 있어서 밥이나 국에 넣어 먹으면 좋다.

건강을 위한 음식궁합 맞추기!

당질을 에너지로 변화시키는 비타민 B₁과 더위로 인한 스트레스로 소모되는 비타민 C를 함께 섭취하면 여름에 더위 먹는 것을 예방할 수 있다. 갈락탄과 루틴은 고혈압을 예방한다. 또, 칼륨은 혈압을 낮추고, DHA, EPA에는 중성지방과 콜레스테롤을 저하시키는 작용이 있어서 동맥경화 예방에 좋다.

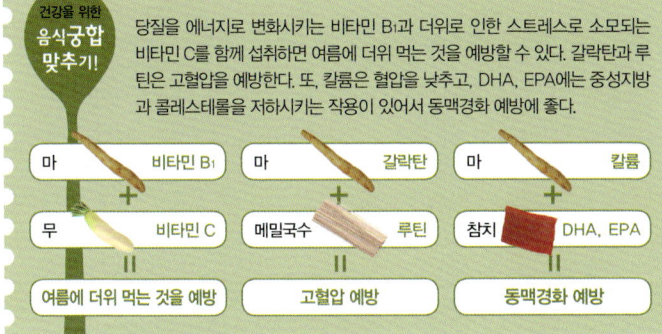

쇼가올 **식욕촉진·냉증해소·감기예방**

뿌리채소

생 강

신진대사가 활발해져
냉증 해소에도 효과 만점

- **주요영양소** : 칼륨 270㎎
  마그네슘 27㎎
- **칼로리** : 30㎉
- **제철** : 6~8월
- **보관** : 병에 생강이 잠길 정도로 소주를 넣고 냉장 보관. 다진 것은 지퍼백에 넣어 얇게 펴서 냉동 보관

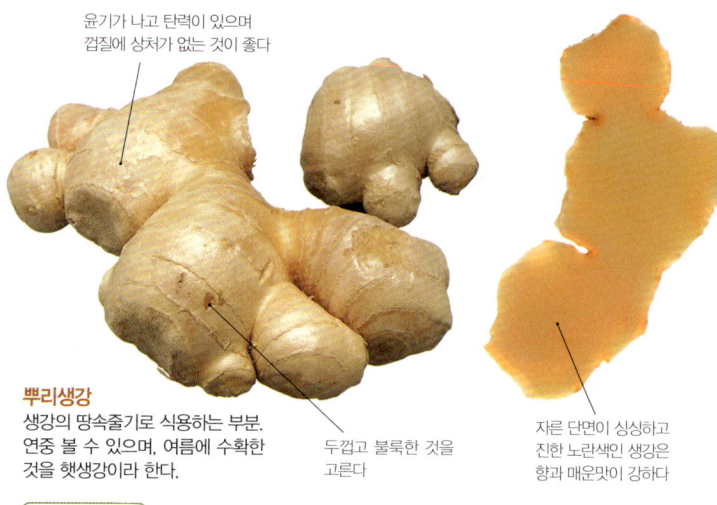

윤기가 나고 탄력이 있으며
껍질에 상처가 없는 것이 좋다

뿌리생강
생강의 땅속줄기로 식용하는 부분.
연중 볼 수 있으며, 여름에 수확한
것을 햇생강이라 한다.

두껍고 볼록한 것을
고른다

자른 단면이 싱싱하고
진한 노란색인 생강은
향과 매운맛이 강하다

영양과 건강

생선이나 육류의 비린내와 누린내를 없애는 데 꼭 필요한 향신료로 예부터 약으로 이용되어 왔다.

매운맛 성분인 진저론과 쇼가올은 발한 작용 외에 위액 분비를 촉진시켜 식욕을 증진시키고, 혈액순환을 원활하게 하여 몸 안에서부터 따뜻하게 해주므로 식욕이 없을 때, 위가 약해졌을 때, 또는 냉증 해소와 감기 예방에 좋다.

또한, 세균 번식을 억제하는 항균 작용과 항산화 작용도 있기 때문에 암 예방 효과를 기대할 수 있는 것도 매력적이다.

그 밖에도 진통, 해열, 식중독 예방 작용이 있기 때문에 영양분은 적지만 여러 가지 증상에 효과를 발휘하는 식재료이다.

요리비법

생강의 풍미는 껍질과 과육 사이의 부분에 많으므로 껍질은 벗기지 않는 것이 좋다. 간이나 생선 등 냄새가 나는 식재료에 생강즙을 뿌리면 냄새가 사라진다. 또, 채썰어서 초무침이나 조림 요리 위에 장식으로 올려놓거나 얇게 썰어서 볶으면 요리의 풍미를 돋울 수 있다. 햇생강과 잎생강은 부드러워서 감식초나 된장에 절여서 먹어도 좋다.

민간요법: 발한·보온 작용이 몸 안팎으로 효과를 발휘한다

뜨거운 물에 생강즙을 넣고 흑설탕 또는 꿀을 타서 마시면 땀이 나고 몸이 따뜻해지는 효과가 있다. 또, 어깨결림이나 허리 통증, 타박상에는 생강을 갈아서 밀가루를 섞은 다음 거즈 등에 고르게 펴서 아픈 부분에 붙이면 통증을 줄일 수 있다.

종류

잎생강
어린 생강을 줄기와 잎이 붙은 채로 수확한 것이다. 줄기 아랫부분이 붉은 색을 띠는 것이 특징이다.

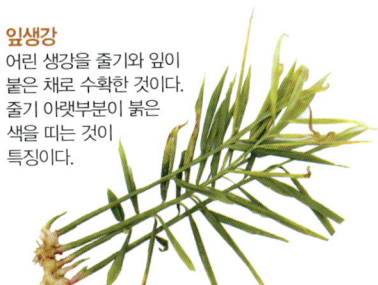

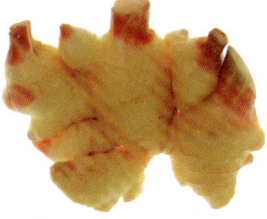

햇생강
초여름에 빨리 캔 것으로 싱싱한 뿌리 생강이다. 육질이 부드럽고 줄기가 붙어 있던 부분은 선명한 붉은색을 띤다.

건강을 위한 음식궁합 맞추기!

항산화 작용이 있는 β-카로틴, 비타민 C와 쇼가올을 함께 섭취하면 감기 예방에 좋다. 칼륨은 혈압을 낮추고 단백질은 혈관을 부드럽게 만들기 때문에 동맥경화 예방에 좋고, 알긴산도 혈압저하 작용이 있어서 고혈압 예방에 좋다.

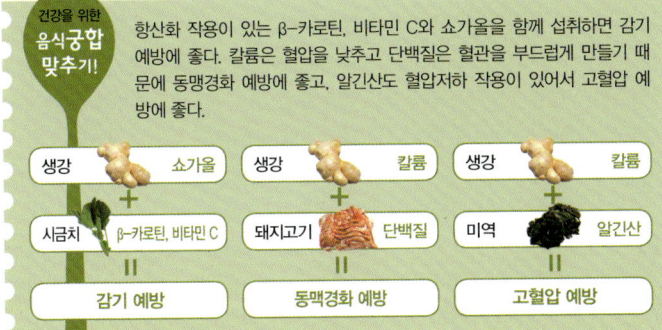

| 생강 + 시금치 = 감기 예방 (쇼가올 + β-카로틴, 비타민 C) | 생강 + 돼지고기 = 동맥경화 예방 (칼륨 + 단백질) | 생강 + 미역 = 고혈압 예방 (칼륨 + 알긴산) |

| 칼륨 고혈압예방 / 아밀라아제 소화촉진 · 변비해소

뿌리채소

무

뿌리의 소화효소가
위장을 건강하게 해준다

- **주요영양소**(몸통 · 잎) :
  칼륨 230mg · 400mg / 칼슘 24mg · 260mg
  식이섬유 1.4g · 4g
  비타민 A(β-카로틴) 0㎍ · 3,900㎍
  비타민 C 12mg · 53mg
- **칼로리** : 18kcal · 25kcal
- **제철** : 11~3월, 7~8월
- **보관** : 뿌리와 잎 각각 신문지와 랩으로 싸서 냉장 보관

머리 부분이 밝은 녹색이고
탄력 있는 것이 좋다

손으로 들었을 때
묵직한 것을 고른다

수염뿌리 구멍이
얕은 것이 좋다

청수궁중무
주로 단무지용으로 재배되는 품종.
일본무 계통의 대표적인 무로 단
맛이 강하고 수분이 많다.

영양과 건강

무는 뿌리와 잎의 영양성분에 큰 차이가 있다. 뿌리에는 소화효소인 아밀라아제가 들어 있어 소화를 돕고 위장 활동을 조절해준다. 기름기가 많은 생선구이와 무즙은 궁합이 좋아 맛도 좋아지고, 위의 부담도 줄여준다. 껍질에는 모세혈관을 튼튼하게 만들어 혈압을 낮춰주는 작용이 탁월한 루틴(비타민 P)도 들어 있다.

잎은 훌륭한 녹황색채소로 β-카로틴과 칼슘, 비타민 C 등이 뿌리의 몇 배나 들어 있어서 피부 미용과 감기 예방에 좋고, 뼈를 튼튼하게 만드는 데에도 도움이 되는 믿음직스러운 식재료이다. 잎이 붙어 있는 무를 구입하게 되면 버리지 말고 모두 먹는 것이 좋다.

요리비법

뿌리에 들어 있는 소화효소 아밀라아제는 열에 약하기 때문에 소화촉진 효과를 얻고 싶을 때는 날것을 그대로 먹는 것이 효과적이다. 무즙은 시간이 지나면 매워지므로 먹기 직전에 간다.

잎에 많이 들어 있는 β-카로틴은 기름으로 조리하면 흡수율이 높아진다. 냉동 보관도 가능하다.

뿌리와 잎은 숙취와 냉증 해소에 효과적이다

무를 갈아서 즙을 내어 마시면 숙취나 과식으로 메스꺼울 때 속을 진정시키는 효과가 있다. 또, 무의 잎과 줄기(무청)를 말려서 욕조에 넣고 목욕을 하면 몸이 따뜻해지기 때문에 신경통이나 냉증 해소에 효과적이다.

가공품

단무지
무를 말려서 소금과 등겨를 혼합한 등겨소금에 절인 일본식 짠지. 노란색은 심황 가루 등으로 색을 낸 것이다.

얼린 무
추운 지방에서 만든 얼린 무. 삶은 무를 얼렸다 녹였다 하는 과정을 반복하여 만든다.

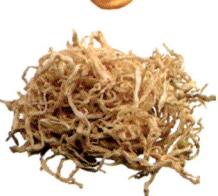

무말랭이
옛날부터 전해내려온 반찬거리로 무를 일정한 크기로 썰어서 말린 것. 영양소가 응축되어 있다. 먹기 전에 물에 알맞게 불려서 다진 마늘, 고춧가루 등의 양념을 넣고 버무려서 먹는다.

건강을 위한 음식궁합 맞추기!

비타민 C와 단백질은 세포를 건강하게 만들어주므로 피부 미용에 좋다. 또, 칼륨은 혈압을 낮추고, 단백질은 혈관을 부드럽게 해주므로 고혈압 예방에 도움이 되고, 비타민 C는 항산화 작용, 비타민 B_1은 피로 회복 작용이 있기 때문에 함께 섭취하면 면역력 향상에 도움이 된다.

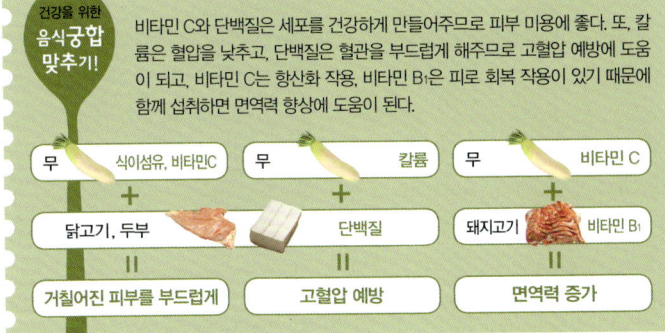

무 (식이섬유, 비타민C)	무 (칼륨)	무 (비타민 C)
+	+	+
닭고기, 두부 (단백질)		돼지고기 (비타민 B_1)
=	=	=
거칠어진 피부를 부드럽게	고혈압 예방	면역력 증가

품종

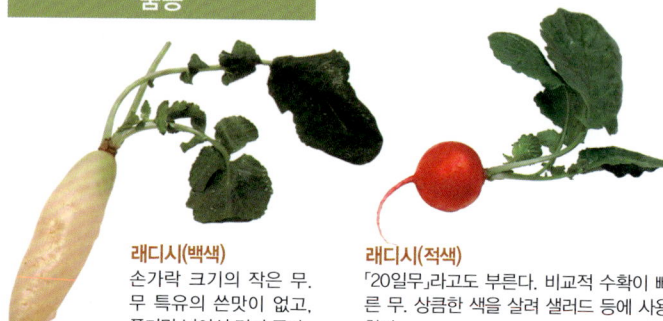

래디시(백색)
손가락 크기의 작은 무. 무 특유의 쓴맛이 없고, 풍미만 남아서 먹기 좋다.

래디시(적색)
「20일무」라고도 부른다. 비교적 수확이 빠른 무. 상큼한 색을 살려 샐러드 등에 사용한다.

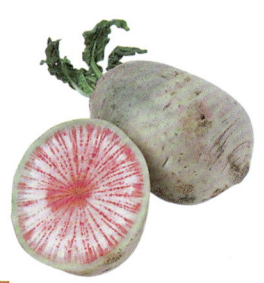

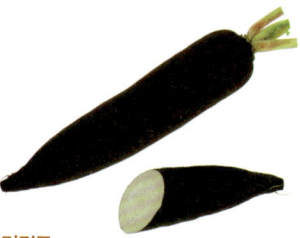

홍심무
순무와 같은 둥근 형태로 붉은색이다. 샐러드, 무즙, 절임에 잘 어울린다.

검정무
겉은 검정색이지만 속은 하얗고, 길이가 약 20cm 정도 되는 작은 무. 유럽에서 흔히 볼 수 있는 품종이다. 날것으로 먹으면 매운맛이 강하지만 가열하면 단맛이 난다.

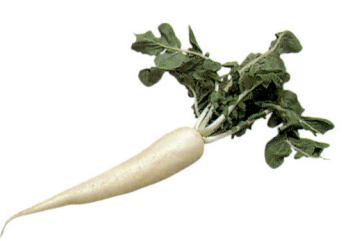

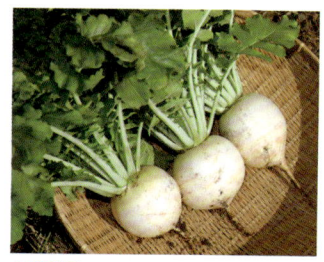

사철무
봄에 심어도 꽃줄기가 서지 않고 더위에도 잘 견디어 언제든지 재배할 수 있는 종류. 뿌리는 길고 뾰족하며 흰색이다.

성호원무
일본 쿄토의 특산품. 잎은 작지만 밑동이 둥글고 크다. 익히면 부드러워지는데, 큰 것은 2kg 전후이다.

보르도무
와인색처럼 보라색을 띤 무. 길이는 약 20㎝ 정도로 작으며, 감식초에 절이면 색이 선명해져서 맛있게 먹을 수 있다.

붉은무
겉은 선명한 붉은색이지만 속은 하얗다. 붉은색은 폴리페놀인 안토시아닌에 의한 것으로 날것으로 먹으면 색감을 즐길 수 있다.

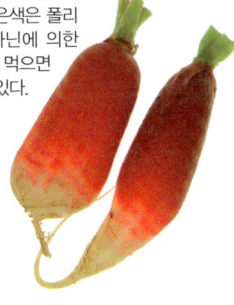

신미무
일본 교토의 특산품으로 매운맛이 강해서 갈아서 양념으로 사용한다. 크기는 작고, 붉은색이나 녹색을 띤 종류도 있다.

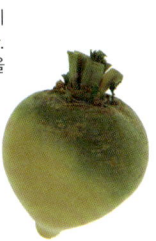
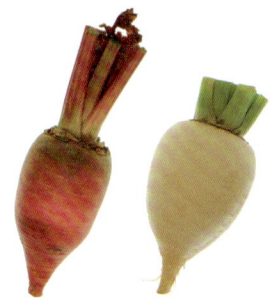

> **상식**
>
> **세계 최대의 크기를 자랑하는 사쿠라무!**
>
> 무게가 무려 10㎏ 이상 나가는 사쿠라무는 세계적으로도 찾아보기 힘든 큰 무이다. 일본 가고시마현 사쿠라섬의 특산품인 이 무는 「세계에서 가장 큰 무」로 기네스북에도 기록되어 있다. 매운맛이 적어서 여러 가지 요리에 무난하게 잘 어울린다.

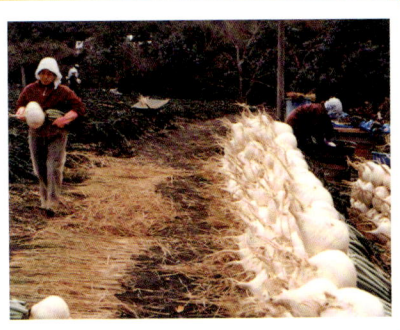

β-카로틴·비타민 C 거칠어진 피부를 부드럽게·암예방 / 아밀라아제 소화촉진

뿌리채소

순무

잎은 영양분이 듬뿍 들어 있고
뿌리는 소화흡수를 돕는다

- **주요영양소**(뿌리·잎):
  칼륨 280mg·330mg / 칼슘 24mg·250mg
  비타민 A(β-카로틴) 0μg·2,800μg
  비타민 C 19mg·82mg
- **칼로리**: 20kcal(뿌리·잎 동일)
- **제철**: 3~5월, 10~12월
- **보관**: 잎과 뿌리를 분리해서 잎은 축축한 신문지에 싸고, 뿌리는 비닐팩에 넣어 냉장 보관

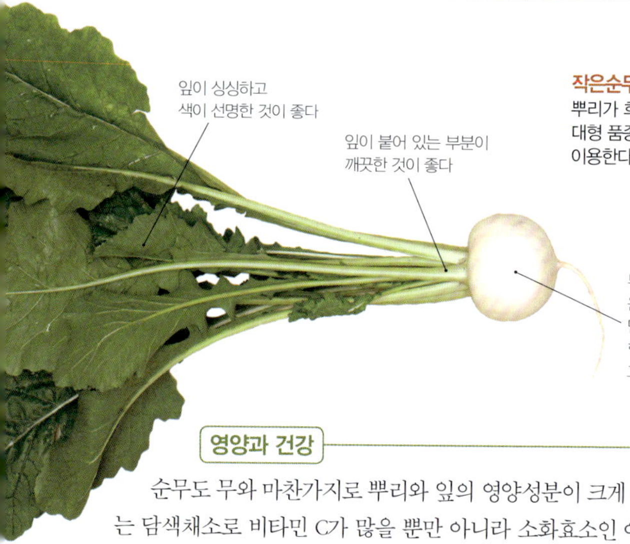

잎이 싱싱하고
색이 선명한 것이 좋다

잎이 붙어 있는 부분이
깨끗한 것이 좋다

작은순무
뿌리가 희고 부드럽다.
대형 품종은 가축사료로
이용한다.

뿌리는 하얗고
윤기가 나며,
단단하고 수염에
힘이 있는 것을
고른다

영양과 건강

순무도 무와 마찬가지로 뿌리와 잎의 영양성분이 크게 다르다. 뿌리는 담색채소로 비타민 C가 많을 뿐만 아니라 소화효소인 아밀라아제도 가지고 있다. 아밀라아제는 소화흡수를 돕고, 가슴이 쓰리고 아프거나 과식했을 때 불쾌감을 없애주며, 정장 작용을 한다.

잎은 녹황색채소로 뿌리에 비해 영양소가 풍부하다. β-카로틴, 비타민 C, 철분, 칼슘, 칼륨, 식이섬유 등이 듬뿍 들어 있다. 또, 항암물질인 글루코시놀레이트가 들어 있어서 암 예방에 효과적이다.

요리비법

뿌리는 빨리 익기 때문에 오래 끓이면 물러지기 쉬우므로 단시간에 가열해야 한다. 영양성분의 효과를 살리기 위해서는 날것으로 먹는 것이 가장 좋다. 샐러드나 나물로 요리하면 순무의 단맛을 살릴 수 있다.

품종

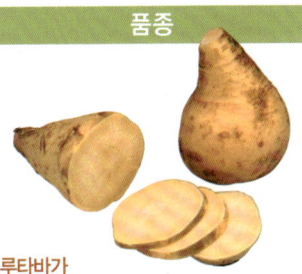

루타바가
서양배추의 변종으로 「스웨덴 순무」라고도 부른다. 호박처럼 단맛이 있어서 스튜나 조림 등에 잘 어울린다.

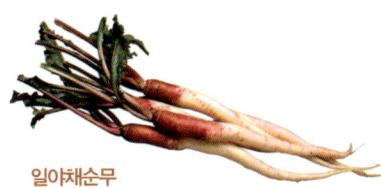

일야채순무
일본 시가현의 특산품으로 뿌리가 약 30㎝ 정도로 길고 가늘며, 잎이 붙어 있는 부분이 자홍색을 띠는 것이 특징이다. 뿌리와 잎을 잘게 썰어서 소금과 식초에 절인 음식이 유명하다.

종류

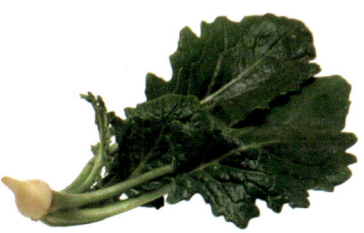

싹 순무
작은순무를 빨리 수확한 것으로 식초에 절이거나 맑은 장국에 넣어 먹으면 좋다.

> **민간요법**
>
> **해독 작용이 피부 트러블에도 효과적이다**
>
> 순무는 위를 따뜻하게 해주고 냉증으로 인한 요통을 완화시킨다. 또, 해독·소염 작용도 있어서 예전에는 벌레 물린 곳에 순무를 갈아서 바르기도 했다. 순무즙을 마시면 뾰루지, 여드름, 종기 등에 효과가 있고 목의 통증도 가라앉는다.

건강을 위한 음식궁합 맞추기!

스트레스로 인해 소모량이 많아지는 비타민 C와 단백질은 평소부터 꾸준히 섭취하는 것이 좋다. 항산화 작용이 뛰어난 비타민 C와 혈관을 부드럽게 해주는 단백질을 함께 섭취하면 동맥경화 예방에 도움이 되고, β-카로틴에도 항산화 작용이 있어서 세포를 튼튼하게 만들어주므로 감기를 예방할 수 있다.

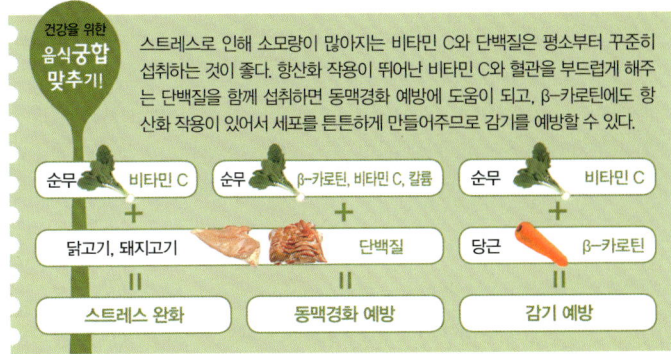

식이섬유 변비해소 · 대장암예방 · 당뇨병예방

뿌리채소

우엉

식이섬유가 풍부한 장 속 청소부

- **주요영양소**: 칼슘 46㎎
  마그네슘 54㎎ / 철분 0.7㎎
  구리 0.21㎎ / 식이섬유 5.7g
- **칼로리**: 65㎉
- **제철**: 11~1월, 4~5월
- **보관**: 흙이 묻은 것은 축축한 신문지에 싸서 서늘한 그늘에 보관. 씻은 것은 비닐팩에 넣어 냉장 보관

우엉은 건조하면 쉽게 상하므로 흙이 묻어 있는 것을 고른다. 흙이 묻어 있어야 신선도와 풍미가 유지된다

터지지 않고 수염뿌리가 적은 것, 굵기가 균일하고 곧은 것이 좋다

씻어서 파는 우엉은 결이 곱고 주름이 없는 것을 고른다

농야천 우엉
뿌리의 길이가 1m 이상 되는 굵고 긴 장근 우엉의 대표 품종이다.

영양과 건강

우엉의 가장 큰 특징은 풍부한 식이섬유이다. 주성분이 탄수화물인데, 탄수화물의 대부분은 장 속을 깨끗하게 해주는 불용성 식이섬유로 이루어져 있다.

특히, 셀룰로스, 리그닌 등의 식이섬유가 많아 장 활동을 촉진시킴으로써 배변을 원활하게 하고, 콜레스테롤과 중성지방을 억제해 동맥경화를 예방한다. 또, 식이섬유는 장 속 발암물질도 흡착하기 때문에 대장암 예방 효과도 기대할 수 있다.

뿐만 아니라 수용성식이섬유인 이눌린이 들어 있어 신장 기능을 높이는 이뇨 효과가 있고, 혈당치를 낮추고 악성 콜레스테롤을 줄여서 당뇨병을 예방하는 등 생활습관병 예방에 유용한 채소이다.

요리비법

우엉은 향과 감칠맛은 껍질 부분에 있기 때문에 흙이 묻어 있는 것을 구입하여 겉을 수세미로 문질러 닦거나 칼등으로 가볍게 긁어내는 정도로만 손질하면 감칠맛과 향을 즐길 수 있다.

떫은맛이 강하므로 자른 즉시 바로 물에 담갔다가 건진다. 물에 오래 담가두면 떫은맛에 들어있는 폴리페놀 성분이 빠져나가므로 주의한다. 폴리페놀에는 항산화 작용이 있다.

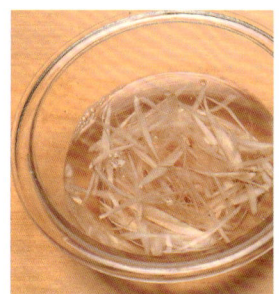

물에 담가두는 것은 잠깐이면 충분하다. 색이 변해도 관계없다면 물에 담가두지 않아도 된다.

종류

햇우엉
봄부터 초여름에 나오므로 여름 우엉이라고도 부른다. 향이 강하고, 육질은 부드럽다. 싱싱하고, 줄기가 붙어 있는 것이 특징이다.

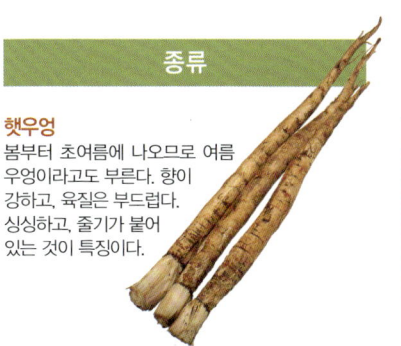

민간요법: 벌레한테 물리면 우엉즙을 바른다

우엉을 갈아서 짠 즙에는 소염, 항균 효과가 있다. 벌레한테 물리거나 땀띠가 났을 때는 우엉즙에 차가운 물을 섞고 거즈 등의 천을 적신 다음 짜서 환부를 살짝 닦아주면 효과적이다.

건강을 위한 음식궁합 맞추기!

식이섬유의 정장 작용과 β-카로틴의 항산화 작용은 대장암 예방에 도움이 된다. 칼슘과 비타민 B₁을 함께 섭취하면 스트레스가 완화되고, 정장 작용이 있는 식이섬유와 혈관을 부드럽게 만들어주는 단백질을 함께 섭취하면 동맥경화 예방에 효과적이다.

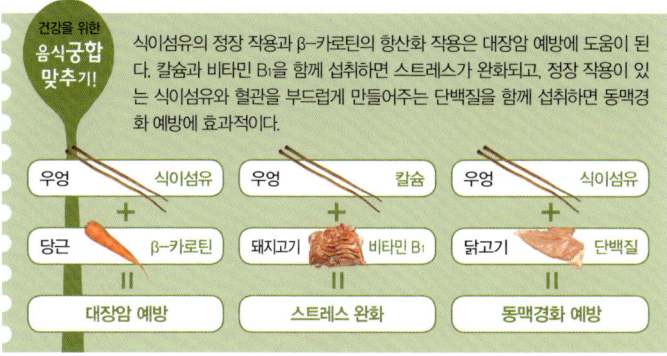

우엉 + 당근 = 대장암 예방	우엉 + 돼지고기 = 스트레스 완화	우엉 + 닭고기 = 동맥경화 예방
식이섬유 + β-카로틴	칼슘 + 비타민 B₁	식이섬유 + 단백질

갈락탄 콜레스테롤저하 · 동맥경화예방 · 고혈압예방

뿌리채소

토란

끈적거리는 점액이
콜레스테롤을 낮춘다

- **주요영양소** : 칼륨 640mg
  비타민 B₁ 0.07mg / 비타민 C 6mg
  식이섬유 2.3g
- **칼로리** : 58kcal
- **제철** : 9~11월
- **보관** : 냉장고에 넣지 말고 흙이 묻은
  채 축축한 신문지에 싸서 서늘한 그늘
  에 보관

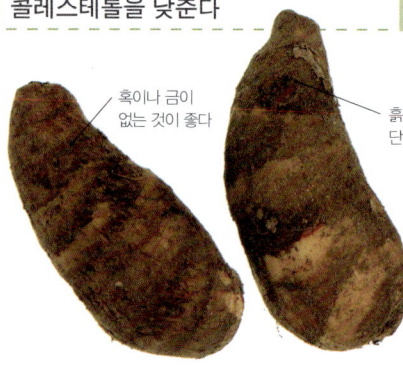

혹이나 금이 없는 것이 좋다

흙이 묻어 있고 단단한 것을 고른다

붉은 반점이나 줄무늬가 없는 것이 좋다

영양과 건강

토란에는 독특한 점액이 있는데, 이 점액 성분 가운데 갈락탄은 당질과 단백질이 결합한 것으로 혈압을 낮추고 동맥경화를 예방하며, 혈중 콜레스테롤을 낮추는 효과가 있다. 또한, 점액 성분에는 갈락탄 외에 무틴도 들어 있어서 위나 장 등 소화기관의 점막을 보호하고 간을 튼튼하게 하는 데 도움이 된다.

영양가가 높고 비타민도 많으며, 식이섬유가 풍부하여 변비에도 좋다.

 민간요법

타박상에는 토란을 갈아서 붙이면 좋다

토란에는 열을 내리고 염증을 진정시키는 작용이 있다. 토란을 갈아서 밀가루와 식초를 섞은 것을 타박상이나 삔 곳에 파스 대신 붙이면 효과적이다.

건강을 위한 **음식궁합 맞추기!**

갈락탄은 식이섬유의 일종으로 콜레스테롤 저하 작용이 있고, 단백질은 혈관을 부드럽게 해주므로 함께 섭취하면 동맥경화 예방에 효과적이다.

토란 갈락탄 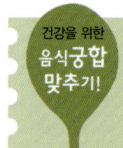 + **돼지고기** 단백질, 비타민 B₁

=

동맥경화 예방

식이섬유 변비해소 · 비만예방 · 당뇨병예방

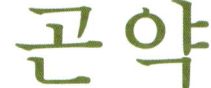
뿌리채소가공품

- **주요영양소***: 칼륨 33㎎
  칼슘 43㎎ / 철분 0.4㎎
  식이섬유 2.2g
- **칼로리***: 5㎉
- **제철**: 연중
- **보관**: 물 또는 포장된 팩에 들어 있는 석회수와 같이 냉장 보관

* 수치는 곤약가루 기준

곤약

풍부한 식이섬유가
장 속을 깨끗하게 해준다

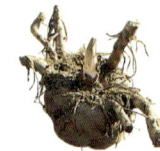

구약나물
3년에 걸쳐 자란다. 구약나물을 잘라서 말린 다음 가루를 내어 물에 넣고 끓인다. 거품을 제거하면서 굳히면 곤약이 된다.

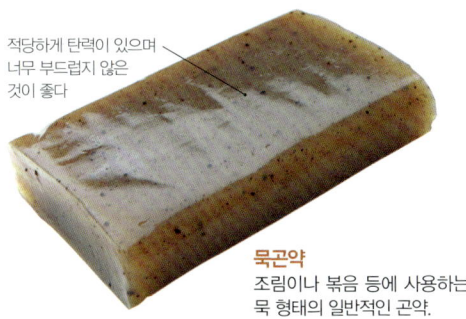

적당하게 탄력이 있으며 너무 부드럽지 않은 것이 좋다

묵곤약
조림이나 볶음 등에 사용하는 묵 형태의 일반적인 곤약.

영양과 건강

곤약은 구약나물의 가루나 알줄기로 만든, 대표적인 저칼로리 식품이다.

97%가 수분으로 이루어져 영양가는 거의 없지만 사람의 소화효소로는 소화되지 않는 글루코만난이라는 식이섬유가 풍부하다. 글루코만난은 장벽을 자극하여 대장 운동을 활발하게 하며, 장 속 노폐물이나 독소를 흡수하여 체외로 배출시킨다. 또, 콜레스테롤 상승을 억제하는 작용도 있으므로 변비나 당뇨병 등의 생활습관병도 예방할 수 있다.

민간요법 | 따뜻한 곤약은 통증을 완화한다

어깨결림이나 요통, 위통, 복통에는 곤약 1~2장을 물에 넣고 끓인 다음, 수건으로 싸서 환부를 따뜻하게 해주면 통증이 가라앉는다. 생리통이나 생리불순에도 같은 방법으로 아랫배나 허리를 따뜻하게 해주면 효과적이다.

건강을 위한 음식궁합 맞추기!

식이섬유를 많이 섭취하면 배변이 원활해진다. 또, 항산화 작용이 있는 β-카로틴과 비타민 C를 함께 섭취하면 동맥경화를 예방할 수 있다.

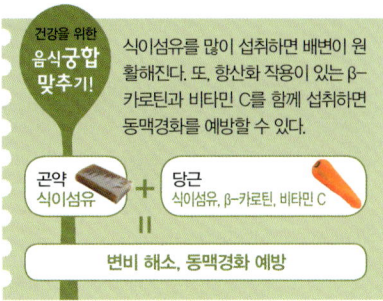

곤약 (식이섬유) + 당근 (식이섬유, β-카로틴, 비타민 C)
= 변비 해소, 동맥경화 예방

식이섬유 변비해소 · 비만예방 / 에리타데닌 동맥경화예방

버섯

만가닥버섯

필수아미노산이 들어 있는
영양 만점의 버섯

- **주요영양소***: 칼륨 380mg
  비타민 D 2.2μg / 비타민 B_1 0.16mg
  비타민 B_2 0.16mg / 식이섬유 3.7g
- **칼로리***: 18kcal
- **제철**: 9~11월
- **보관**: 밑동 부분을 자르지 말고 비닐 팩이나 밀폐용기에 넣어 냉장 보관

* 수치는 땅찌만가닥버섯 기준

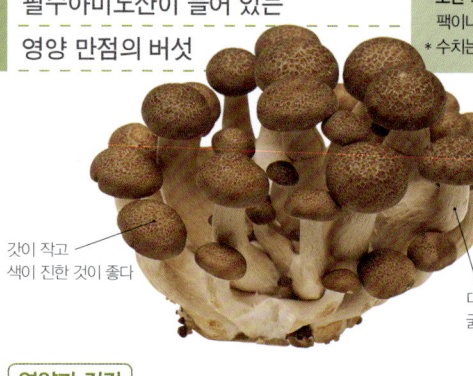

땅찌만가닥버섯
시중에 나와 있는 만가닥버섯의 대부분은 인공재배한 땅찌만가닥버섯이다.

갓이 작고 색이 진한 것이 좋다

대가 촘촘하게 올라오고, 굵고 희며 짧은 것을 고른다

영양과 건강

맛으로 정평이 난 만가닥버섯에는 칼슘의 흡수를 돕는 비타민 D가 들어 있다.

또한, 식이섬유가 많고, 콜레스테롤을 낮춰주는 에리타데닌도 들어 있어서 변비 해소나 비만 예방, 동맥경화에도 효과가 있으며, 저칼로리여서 다이어트 중에도 부담없이 먹을 수 있는 식재료이다.

일반적으로 「만가닥버섯」으로 유통되는 「애느타리버섯」에는 면역계를 활성화하는 단백질 렉틴이 들어 있어 암을 예방하기도 한다.

품종

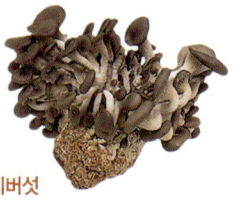

애느타리버섯
인공재배한 애느타리버섯이 만가닥버섯으로 팔리는 경우도 많다. 성숙되기 전 갓이 작은 상태에서 판매된다.

건강을 위한 음식궁합 맞추기!

비타민 B_1은 피로 회복에 좋고, 비타민 B_2와 비타민 C는 항산화 작용이 있으므로 함께 섭취하면 면역력 증가에 효과적이다.

| 만가닥버섯 비타민 B_1 B_2 | + | 레몬 비타민 C |

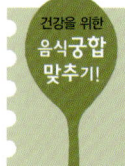

=

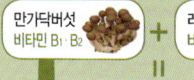

면역력 증가

글루칸 | 변비해소 · 암예방 · 면역력증가

菜 버섯

- **주요영양소**: 비타민 D 3.4㎍
  엽산 60㎍ / 식이섬유 2.7g
- **칼로리**: 16㎉
- **제철**: 10~11월
- **보관**: 비닐팩에 넣은 다음 냉장 또는 냉동 보관

잎새버섯

풍부한 글루칸으로
변비 예방과 면역력 증가에 효과적

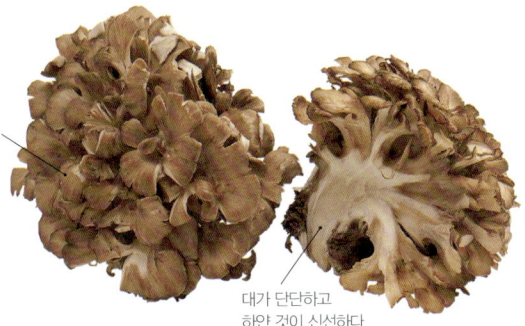

갓이 두껍고 다갈색이며 촘촘하지 않은 것을 선택한다

대가 단단하고 하얀 것이 신선하다

영양과 건강

버섯류는 글루칸이라는 다당류를 함유하는데, 버섯류 중에서도 특히 잎새버섯은 글루칸이 많이 들어 있다. 글루칸은 면역기능을 활성화하여 암세포의 증식을 억제하는 작용으로 주목받고 있으며 식이섬유와 마찬가지로 장 속을 깨끗하게 해주는 작용이 있어서 변비 예방에도 효과적이다.

뿐만 아니라 칼슘의 흡수를 돕는 비타민 D를 함유하여 뼈가 튼튼해진다.

요리비법

기름을 넣고 요리하면 비타민 D의 흡수율이 높아진다.

가열하면 수분이 흘러나오므로 볶음요리 등에 사용할 경우에는 살짝 익혀야 씹을 때 사각거리는 느낌을 즐길 수 있다.

건강을 위한 음식궁합 맞추기!

식이섬유는 장 속을 깨끗하게 해주는 정장 작용이 있고, β-카로틴은 항산화 작용이 있어서 함께 섭취하면 동맥경화 예방을 기대할 수 있다.

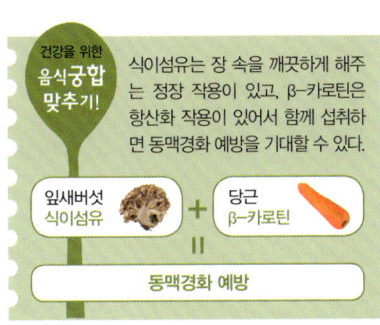

잎새버섯 식이섬유 + 당근 β-카로틴 = 동맥경화 예방

칼륨 고혈압예방 / **렌티난** 암예방 / **에르고스테롤** 골다공증예방

버섯

표고버섯

생활습관병을 예방하고
저칼로리여서 다이어트에도 좋다

- **주요영양소** : 칼륨 280mg
  비타민 D 2.1㎍ / 비타민 B₂ 0.19mg
  식이섬유 3.5g
- **칼로리** : 18㎉
- **제철** : 3~5월, 9~11월
- **보관** : 갓이 위로 오도록 비닐팩에 넣어 냉장 또는 냉동 보관

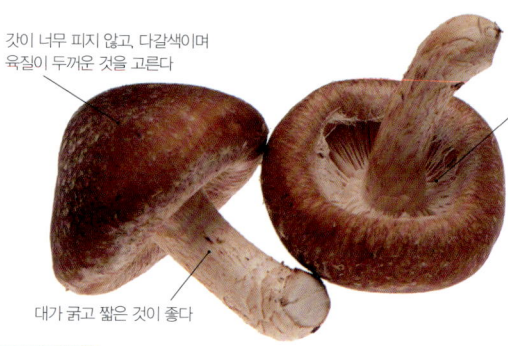

갓이 너무 피지 않고, 다갈색이며 육질이 두꺼운 것을 고른다

갓 안쪽이 하얗고 주름이 선명하며 상처나 검은 얼룩이 없는 것이 신선하다

대가 굵고 짧은 것이 좋다

영양과 건강

식이섬유가 풍부하고 저칼로리로 다이어트에 좋은 식재료이다. 콜레스테롤을 저하시키는 에리타데닌을 비롯하여 암을 억제하는 렌티난, 고혈압을 예방하는 칼륨 등이 들어 있어 생활습관병 예방에 효과적이다.

또한, 풍부하게 들어 있는 에르고스테롤은 자외선을 쐬면 뼈 형성에 필요한 비타민 D로 변하므로 생표고버섯은 반나절 정도 햇빛에 말리는 것이 좋다.

약효가 다양한 말린 표고버섯

말린 표고버섯을 달여서 마시면 감기나 여름에 더위를 먹었을 때 효과적이다. 또한, 고혈압이나 동맥경화 예방에는 아스파라거스와 함께, 당뇨병 예방에는 누에콩과 함께 달여서 마시면 효과를 볼 수 있다.

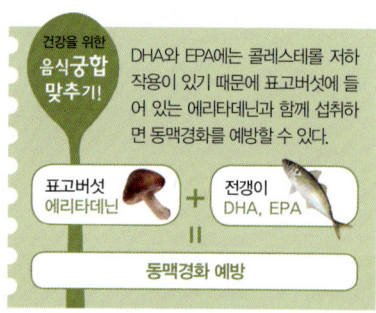

DHA와 EPA에는 콜레스테롤 저하 작용이 있기 때문에 표고버섯에 들어 있는 에리타데닌과 함께 섭취하면 동맥경화를 예방할 수 있다.

표고버섯 에리타데닌 + 전갱이 DHA, EPA = 동맥경화 예방

여러 가지 버섯

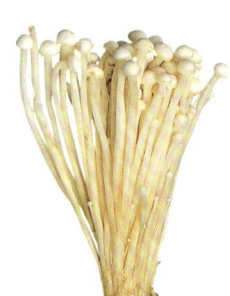

팽이버섯
풍부한 비타민 B_1이 식욕 촉진과 체력 향상에 효과적이다

비타민 B군이 많이 들어 있으며, 특히 비타민 B_1의 함유량이 버섯류 중에서 표고버섯 다음으로 많다. 비타민 B_1은 탄수화물 대사를 촉진시켜 피로 회복과 식욕 촉진에 효과적이다. 또한, 신경과 혈압을 안정시키는 가바도 들어 있다.

피곤해서 식욕이 없을 때 좋은 식재료이다.

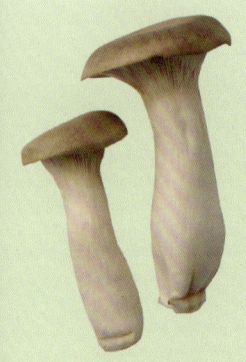

새송이버섯
식이섬유가 듬뿍 들어 있어서 장 속을 깨끗하게 해준다

새송이버섯의 식감이 좋은 이유는 식이섬유 때문이다. 버섯류 중에서도 식이섬유가 월등하게 많이 들어 있는 새송이버섯은 변비 개선이나 다이어트에 효과적인 것은 물론, 콜레스테롤을 낮춰서 고혈압이나 동맥경화 등의 생활습관병을 예방한다.

뿐만 아니라 칼륨도 많이 들어 있어서 과다섭취한 나트륨의 배출을 촉진시켜 고혈압 예방에도 좋다.

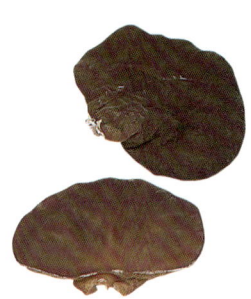

목이
혈액을 맑게 해주는 칼슘이 풍부하다

약 60%가 탄수화물로 이루어져 있으며 비타민과 미네랄도 풍부하다. 특히, 칼슘은 버섯류 중에서 가장 많이 함유하고 있어서 칼슘의 흡수를 돕는 비타민 D와의 상승 효과로 뼈나 치아를 튼튼하게 할 뿐 아니라 빈혈이나 현기증, 고혈압, 동맥경화 예방에도 효과적이다.

식이섬유도 듬뿍 들어 있어 변비가 잦은 여성에게 좋은 식재료이다.

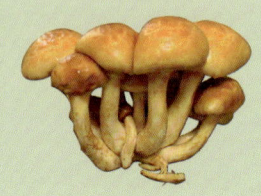

나도팽나무버섯(맛버섯)
점액의 힘으로 동맥경화를 예방한다

나도팽나무버섯 특유의 점액은 무틴이라는 성분이다. 단백질이나 지방의 소화를 돕고, 간을 보호하고 위장 활동을 조절하는 작용이 있어서 숙취로 괴로울 때나 위가 약해졌을 때 좋은 식재료이다.

또한, 식이섬유와 같은 작용을 하기 때문에 정장 작용 외에도 혈당치나 콜레스테롤을 저하시키고, 동맥경화를 예방하는 데 도움이 된다.

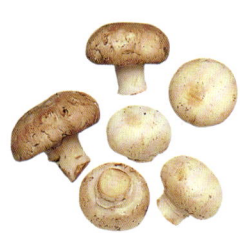

양송이
저칼로리 버섯으로 비만을 예방한다

90% 이상이 수분으로 이루어져 있는 양송이는 버섯류 중에서도 칼로리가 낮은 것이 특징이다. 식이섬유와 비타민 B_2가 풍부하고, 지방대사를 촉진시키는 작용을 하기 때문에 비만 예방에 효과적이다.

또, 나트륨을 배출시키는 칼륨이 많이 들어 있어서 고혈압 예방에 도움이 된다.

감칠맛의 근원인 글루탐산이 많아서 맛도 좋다.

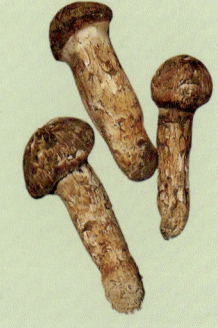

송이
독특한 향 성분이 식욕을 돋우고, 암도 예방한다

가을 미각의 왕자라고 하는 송이버섯의 독특한 향은 마타수타케올이라는 성분 때문이다. 이 성분은 소화효소의 분비를 촉진시켜 식욕을 돋울 뿐 아니라 항암 작용도 있다.

풍부한 식이섬유 외에 구내염이나 피부염 등에 효과적인 비타민 B_2와 나이신, 필요 없는 나트륨을 배출하여 혈압 상승을 막아주는 칼륨도 많이 들어 있다.

2

과일 견과류

과일과 견과류는
채소와 마찬가지로
비타민, 미네랄, 식이섬유 등을
많이 함유한다.
요리하지 않고 그냥 먹을 수 있기 때문에
열에 약한 비타민 C 등을
효율적으로 섭취할 수 있다.

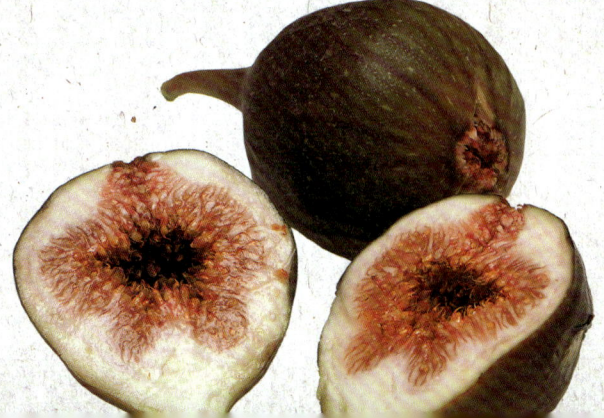

몸에 좋은 과일

주요 영양소

유기산
귤이나 복숭아 등 과일의 산뜻한 신맛은 시트르산이나 사과산 등의 유기산에 의한 것이다. 당류를 에너지로 변화시켜 피로 회복에 도움을 준다.

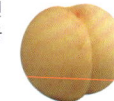
복숭아

비타민 C, 칼륨
비타민 C는 감귤류나 감 등에 많고, 칼륨은 대부분의 과일에 들어 있다. 모두 열에 약한 영양소이므로 날것으로 먹는 과일은 비타민 C와 칼륨의 좋은 공급원이 된다.

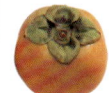
감

안토시아닌
블루베리나 버찌 등에 들어 있는 색소. 시력 회복을 촉진시킨다.

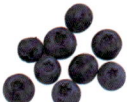
블루베리

올레인산, 리놀산
호두나 땅콩 등의 견과류에 많이 들어 있다. 콜레스테롤과 혈압을 낮추는 작용이 있다.

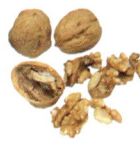
호두

건강을 위해 과일을 먹자!
한국영양학회에서 권장하는 과일의 하루 섭취량은 300g이다. 그런데 조사에 의하면 실제 섭취량은 이에 훨씬 미치지 못한다고 한다. 300g은 사과(중) 1개 반, 귤(중) 3개, 포도(중) 45알에 해당하는 양이므로 건강을 위해 과일을 챙겨 먹자.

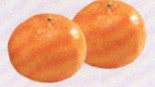

고르는 방법

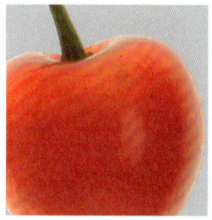

색이 선명하고 깨끗한 것
전체적으로 얼룩이 없고 고르게 색이 들어 있는 것이 좋다.

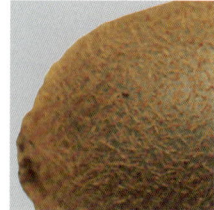

잔털이 고르게 나 있는 것
잔털이 있는 참다래나 복숭아 등은 털이 고르게 난 것을 고른다.

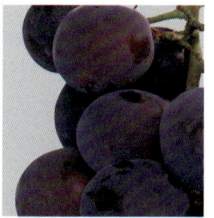

껍질이 팽팽한 것
껍질이 단단하고 팽팽한 것을 고른다. 상처가 있거나 흐물거리는 것은 피한다.

요리 방법

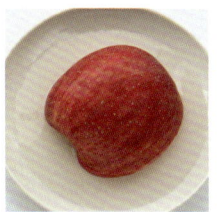

자른 면의 변색을 막는다
사과는 잘라서 소금물에 담그고, 바나나는 레몬즙을 뿌리면 색이 변하는 것을 막을 수 있다.

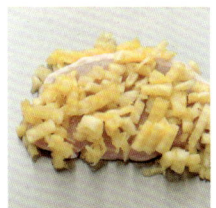

고기를 부드럽게 만든다
파인애플이나 참다래를 얇게 저민 것에 생고기를 재워두면 고기가 부드러워진다.

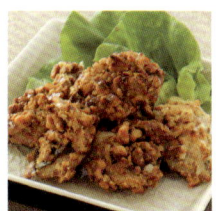

견과류로 고소함을 더한다
다진 견과류를 샐러드, 나물, 튀김옷 등에 섞으면 고소한 맛을 즐길 수 있다.

보관 방법

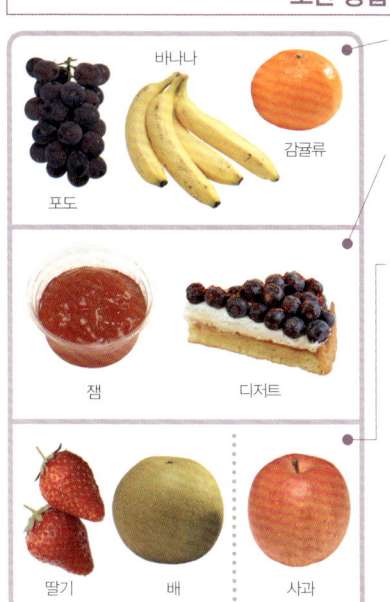

냉동실
감귤류나 바나나 등은 껍질을 벗겨서(포도는 껍질째) 밀폐용기에 넣어 냉동한다. 먹을 때는 반 정도 녹여서 먹는다.

냉장실
과일을 넣은 요리나 디저트는 냉장 보관한다. 채소실보다 온도가 낮아서 생과일을 보관하면 저온장애가 생길 수 있으므로 주의한다.

채소실
완전히 숙성해서 빨리 먹어야 되는 과일은 채소실에 보관한다. 단, 사과나 복숭아는 에틸렌 가스를 발생시켜 다른 과일의 숙성을 촉진시키기 때문에 따로 보관한다. 숙성시켜야 하는 과일과 함께 두면 좋다.

상온
감귤류나 멜론 등은 자르지 않고 통째로 상온에서 숙성시킨다. 차가운 과일을 좋아한다면 먹기 직전에 냉장고에 넣었다가 먹는다.

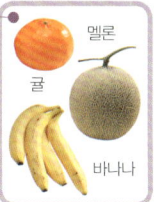

칼륨 숙취해소 / **비타민 C** 거칠어진 피부를 부드럽게 / **시부올** 고혈압예방

과일

감

비타민 C가 많아서
피부 미용에 좋다

- **주요영양소*** : 칼륨 379mg
  비타민 A(β-카로틴) 2,845μg
  비타민 C 13mg
- **칼로리*** : 63kcal
- **제철** : 9~11월
- **보관** : 바로 먹는 것이 좋지만 보관할 경우에는 비닐팩에 넣어 냉장 보관.

* 수치는 단감 기준

꼭지가 싱싱한 것을 고른다

껍질이 매끄럽고 윤이 나며 색이 진하고 고른 것이 좋다

차랑 단감
납작한 모양이 특징.
씨가 거의 없고,
과육은 약간 단단한 편이다.

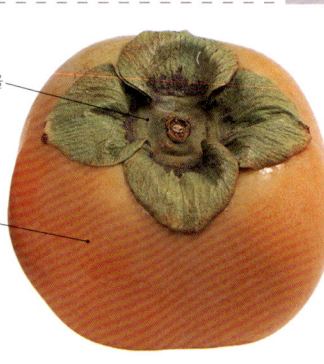

식초나 레몬즙을 뿌려두면 자른 면의 색이 변하지 않는다

영양과 건강

감에 들어 있는 비타민 C의 양은 감귤류의 약 2배이다. 비타민 C는 콜라겐 생성을 촉진시키므로 피부 미용에 좋다.

떫은맛은 타닌의 한 종류인 디오스프린이라는 성분 때문인데, 이것은 혈압을 내리는 작용을 한다. 또, 알코올을 분해하는 알코올탈수소효소가 혈중 알코올 농도의 상승을 억제하기 때문에 칼륨의 이뇨작용과의 상승 효과로 숙취에 특히 효과적이다.

민간요법 | 어린 감잎이 목을 보호한다

어린 감잎에는 비타민 C가 많이 들어 있어서 옛날 사람들은 감잎으로 차를 끓여 마시는 것으로 감기를 예방했다. 또, 감에는 소화기관의 궤양에 의한 내출혈을 억제하는 작용이 있다.

건강을 위한 음식궁합 맞추기!

비타민C는 콜라겐 형성을 촉진시키고, 단백질은 피부를 만들기 때문에 함께 섭취하면 피부 미용에 좋다.

감 비타민 C + **요구르트** 단백질 = 거칠어진 피부를 부드럽게

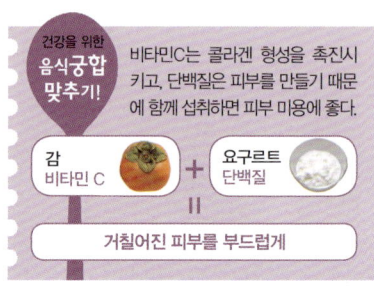

품종

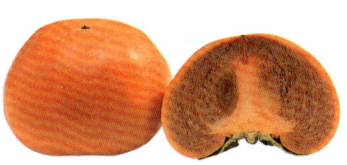
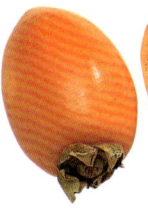
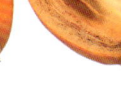

부유 단감
가장 품질이 좋은 품종. 둥근 형태로 수분이 많고, 과육이 부드러우며 달다.

동시
뾰족감이며 곶감 또는 연시로 많이 이용되고 단맛이 강한 편이다.

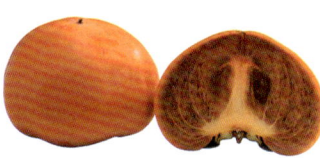
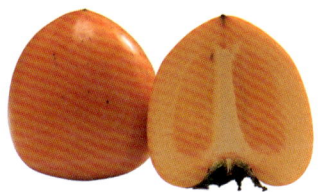

서촌조생
9월 하순이면 수확할 수 있는 극조생 품종으로 추석용으로 이용된다. 경우에 따라서는 완전히 익어도 떫은맛이 남는 불완전단감이며, 자연교배로 탄생한 품종이다.

부사
떫은 감 품종이지만 알코올 등으로 떫은맛을 없앤 것이 주로 유통된다. 지름이 8~9cm 정도로 크기가 큰 것이 특징이다.

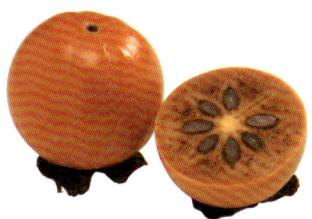
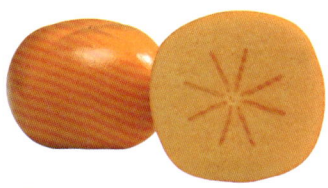

선사환
일본 원산의 감 품종으로 작은 크기의 단감. 껍질은 윤기가 별로 없는 붉은색이며 단맛은 중간 정도이다.

평핵무
일본 원산의 떫은 감 품종. 평평한 모양에 씨가 없으며 과육이 단단하다. 윤기가 있고 싱싱하며 부드러운 단맛이 난다.

크립토잔틴·비타민 C 거칠어진 피부를 부드럽게·감기예방 / **루틴** 동맥경화예방

감귤류

풍부한 비타민 C는 피부를 아름답게 만들어준다

- **주요영양소***: 비타민 C 32mg, 비타민 A(크립토잔틴) 1,700㎍
- **칼로리***: 46㎉
- **제철**: 11~3월
- **보관**: 서늘하고 그늘진 곳에 보관

* 수치는 온주밀감, 속껍질을 포함한 과육, 조생이 아닌 일반 종 기준

껍질이 얇고, 결이 고운 것이 단맛이 강하다.
오렌지색이 선명하고 윤기가 있는 것을 고른다

꼭지는 황녹색으로 작은 것이 좋다

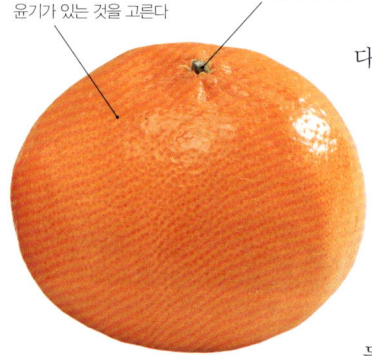

온주밀감
우리나라에서 가장 흔히 재배하는 품종. 원산지는 중국이다.

영양과 건강

여러 가지 다양한 감귤류 중 가장 일반적인 것이 온주밀감이다. 겨울 과일의 대명사라고 할 정도로 대중적인 과일이다.

과육에는 비타민 A인 크립토잔틴과 비타민 C가 풍부하여 겨울철 감기 예방이나 피부 미용에 좋다.

속껍질의 하얀색 부분에는 동맥경화 예방에 효과적인 루틴이 들어 있어서 버리지 않고 다 먹으면 영양분을 남김없이 섭취할 수 있다.

민간요법

한방에서는 귤껍질로 감기를 예방한다

한방에서는 덜 익은 초록색 귤의 껍질을 햇빛에 말린 것을 달여서 약으로 쓰는데 이것을 마시면 위가 튼튼해지고, 진통과 기침이 완화된다. 또, 통째로 약한 불에 구워 뜨거울 때 즙을 짜서 생강즙과 섞어 마시면 감기 예방에 좋다.

건강을 위한 음식궁합 맞추기!

스트레스를 받으면 비타민 C의 소모가 많아지고, 칼슘이 부족하면 스트레스를 느끼기 쉽다. 따라서 비타민 C와 칼슘을 함께 섭취하면 스트레스 완화에 도움이 된다.

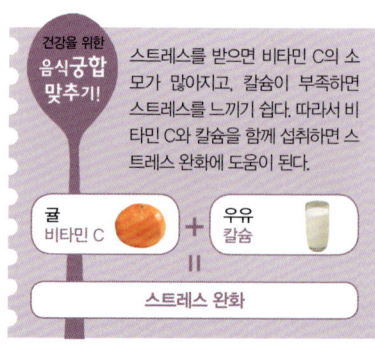

귤 비타민 C + 우유 칼슘 = 스트레스 완화

여러 가지 감귤류

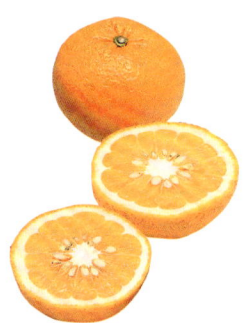

감하
비타민C와 시트르산이 피로 회복에 좋다

여름밀감의 일종으로 여름밀감보다 신맛이 덜한 것이 특징이다. 귤 다음으로 대표적인 감귤류이며, 비타민 C와 시트르산이 풍부해서 피부 미용과 피로 회복에 도움이 된다.

겉에 왁스 코팅을 하지 않은 국산 감하라면 겉껍질도 설탕조림으로 맛있게 먹을 수 있다.

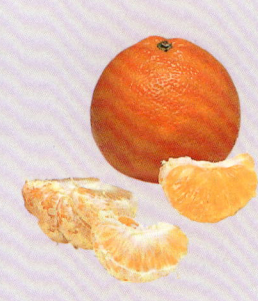

이예감
향이 좋은 껍질까지 먹어서 건강을 챙긴다

진한 오렌지색으로 오렌지처럼 향이 좋고, 귤처럼 껍질을 까기 쉽게 만든 품종이다. 과육은 즙이 많고, 단맛이 강하다.

비타민 C가 풍부해서 감기 예방과 피부 미용에 효과를 기대할 수 있다.

또, 풍부한 칼륨은 고혈압 예방에 도움이 된다.

껍질은 향이 좋으므로 설탕조림이나 마멀레이드로 만들어도 좋다.

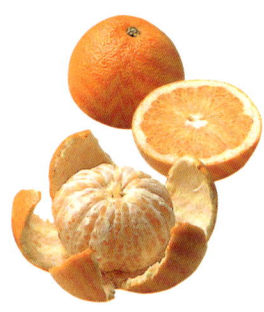

팔삭
1일 1개면 하루에 필요한 비타민 C 섭취 끝!

팔삭은 음력 8월 1일이라는 의미로, 이 시기에 먹을 수 있다는 데서 유래된 이름이다. 그러나 현재는 2~4월이 제철이다.

과육은 한 알 한 알이 탱탱하게 살아 있어서 씹으면 사각사각하는 느낌이 난다.

비타민 C가 많아서 300g짜리 1개면 하루에 필요한 비타민 C를 충분히 섭취할 수 있다.

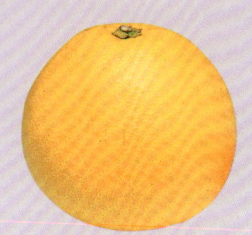

포멜로
큰 열매의 풍부한 비타민 C가 감기를 예방한다

포멜로는 무게가 500g~1kg 정도로 감귤류 중에서도 상당히 크다.

과육은 씹는 맛이 있고, 산뜻한 단맛이 난다.

크기 못지 않게 비타민 C가 풍부하여 피부를 촉촉하게 유지시키며, 감기를 예방하고 스트레스를 완화한다.

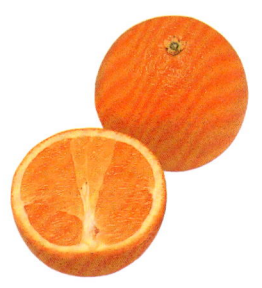

발렌시아오렌지

오렌지
시트르산과 비타민 B_1이 피로를 덜어준다

발렌시아오렌지, 네이블오렌지, 블러드오렌지 등이 있으며, 그 중 향이 좋고, 즙이 많으며, 단맛과 신맛이 균형을 이루는 발렌시아오렌지아가 가장 인기가 많다.

비타민 C가 풍부해서 감기 예방, 피부 미용, 스트레스 해소에 좋고, 비타민 B_1과 시트르산이 들어 있어서 피로 회복에도 도움이 된다.

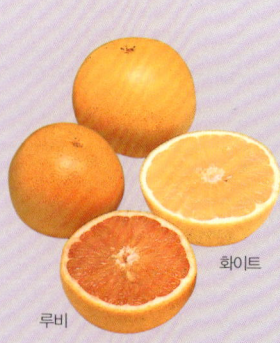

화이트

루비

자몽
1개로 비타민 C 하루 섭취량 충족

여러 개의 열매가 포도송이처럼 열리는 데서 「그레이프푸르트」라고도 부른다.

고혈압을 예방하는 칼륨이 풍부하고, 비타민 C도 듬뿍 들어 있어서 1개를 통째로 먹으면 하루에 필요한 비타민 C를 섭취할 수 있다.

그대로 먹거나 샐러드에 넣어도 좋고, 주스나 마멀레이드로 만들어도 좋다.

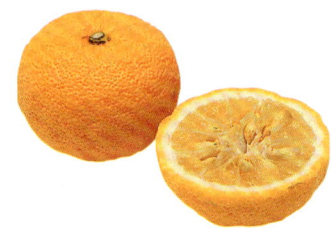

유자
유자차로 마시면 감기 예방에 좋다

향이 강한 껍질은 갈거나 잘게 썰어서 요리의 향을 내는 데 쓴다.

과육은 신맛이 강한 편이지만 설탕이나 꿀에 재웠다가 뜨거운 물에 타서 차로 마시면 좋다.

비타민 A(크립토잔틴)가 풍부해서 목의 점막을 지켜주기 때문에 감기 예방에 효과적이다.

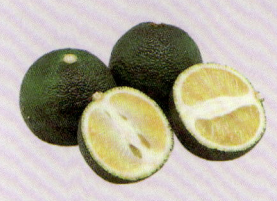

영귤(스다치)
신맛과 향을 즐길 수 있고, 비타민 C도 풍부하다

신맛이 강하고 알갱이가 작은 열매. 생선구이에 즙을 뿌리면 향을 즐길 수 있다.

비타민 C가 풍부해서 감기 예방과 피부 미용에 좋다. 지나치게 익으면 향이 줄어들고 신맛이 강해지므로 주의한다.

가을이 제철이므로 송이버섯이나 데친 두부에 곁들이면 맛있다.

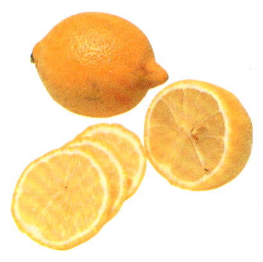

레몬
최고의 비타민 C 함유량을 자랑한다

비타민 C의 대명사라고 할 수 있는 레몬은 과육 100g에 약 100mg의 비타민 C가 들어 있다. 즉 과육의 0.1%가 비타민 C인 셈이다. 향과 신맛을 살려 요리나 음료의 향을 내거나 장식할 때 사용하기 때문에 한 번에 많은 양을 먹을 수는 없지만 비타민 C가 갖고 있는 피부 미용, 감기 예방, 스트레스 예방 효과를 기대할 수 있다.

과일

비타민 C 거칠어진 피부를 부드럽게 · 감기예방 · 치주염예방

딸기

일상생활에서 손쉽게
비타민 C를 보충한다

- **주요영양소** : 칼륨 170㎎
  엽산 90㎍ / 비타민 C 62㎎
- **칼로리** : 34㎉
- **제철** : 12~6월
- **보관** : 씻지 않은 상태로 랩으로 싸서 냉장 보관

꼭지가 싱싱하고 진한 녹색을 띠며 꼭지 주변의 과육까지 붉은 것이 잘 익은 것이다

영양과 건강

신진대사를 높여주는 비타민 C가 풍부하여 하루에 5~6개 정도 섭취하면 1일 섭취량을 충족시킨다. 비타민 C는 감기 예방은 물론, 기미나 주근깨, 꽃가루로 인한 피부 트러블에도 효과적이어서 여성에게 좋다. 또, 비타민 C는 치근 등의 점막을 튼튼하게 해주기 때문에 치주염을 예방한다.

그 밖에 혈압을 정상적으로 유지시키는 칼륨과 적혈구를 만들어 빈혈을 예방하는 엽산도 많이 들어 있다.

색이 선명하고 표면에 윤기가 나는 것이 좋다

민간요법 — 딸기즙 팩으로 아름다운 피부를 가꾸자!

꽃이 피는 시기에 잎을 따서 말린 다음 달여 마시면 부인병에 효과가 있다. 또, 딸기즙과 우유를 섞어서 피부에 바르면 피부의 노폐물과 각질을 제거하기 때문에 깨끗하고 아름다운 피부를 만드는 데 효과적이다.

건강을 위한 음식궁합 맞추기!

비타민 C는 콜라겐 형성에 도움이 되고 면역력을 높여준다. 또, 단백질은 피부를 건강하게 만들기 때문에 함께 섭취하면 거칠어진 피부가 부드럽게 회복된다.

딸기 비타민 C + **치즈** 단백질
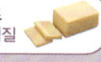
=
거칠어진 피부를 부드럽게

β-카로틴·비타민 C 거칠어진 피부를 부드럽게·감기예방 / 식이섬유 변비해소

과일

망고

피부 미용에 도움이 되는 열대과일

- **주요영양소** : 칼륨 170mg
  비타민 A(β-카로틴) 610μg
  비타민 C 20mg / 엽산 84μg
  식이섬유 1.3g
- **칼로리** : 64㎉
- **제철** : 6～8월
- **보관** : 랩으로 싸서 2～3일 정도 냉장 보관 가능

영양과 건강

붉은색 멕시칸망고와 노란색 필리핀망고의 2종류가 일반적이며, 한국의 경우 대표적인 멕시칸망고인 애플망고가 제주도에서 생산된다.

망고에는 β-카로틴이 풍부해서 거칠어진 피부를 부드럽게 만들고, 면역력을 높여 질병으로부터 몸을 지켜준다.

그 밖에도 비타민 C, 엽산, 식이섬유 등이 많아서 감기 예방, 변비 해소 등에 효과적이다.

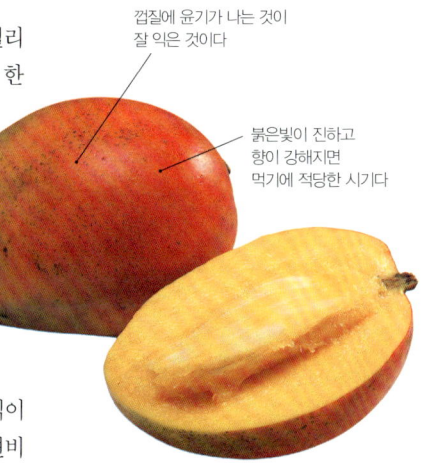

껍질에 윤기가 나는 것이 잘 익은 것이다

붉은빛이 진하고 향이 강해지면 먹기에 적당한 시기다

요리비법

씨를 남기고 세로로 양옆을 잘라낸 다음 껍질까지 자르지 않도록 주의해서 과육에 격자모양의 칼집을 넣는다. 그리고 껍질 부분을 밑으로 놓고 과육을 밀어올리면 손쉽게 망고를 먹을 수 있다. 단, 망고는 옻나무와 같은 종류로 사람에 따라 옻이 오를 수 있으므로 주의해야 한다.

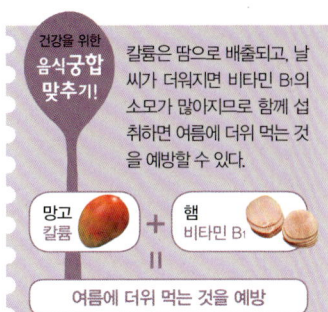

건강을 위한 음식궁합 맞추기!

칼륨은 땀으로 배출되고, 날씨가 더워지면 비타민 B_1의 소모가 많아지므로 함께 섭취하면 여름에 더위 먹는 것을 예방할 수 있다.

망고 칼륨 + 햄 비타민 B_1 = 여름에 더위 먹는 것을 예방

과일

시트르산 피로회복 · 식욕촉진 · 숙취해소

매실

신맛을 내는 시트르산이
피로 회복을 돕는다

- **주요영양소**: 칼륨 240mg
  철분 0.6mg / 비타민 E 3.3mg
  식이섬유 2.5g
- **칼로리**: 28kcal
- **제철**: 6월
- **보관**: 구입 후 바로 사용하는 것이 좋지만, 그렇지 못할 경우에는 깨끗이 씻어서 냉장 보관

청매실은 알이 고르고
색이 선명한 것이 좋다

벌레 먹은 자국이나
상처가 없는 것을 고른다

청매실
매화나무의 어린 열매.
씨와 과육에 청산이 들어 있으므로
익기 전에는 먹지 않도록 주의한다.

영양과 건강

매실즙, 매실주 등으로 많이 이용하는 매실의 가장 큰 매력은 신맛이다. 매실의 신맛은 시트르산 등의 유기산에 의한 것으로 위장 활동을 촉진시켜 식욕을 돋우며, 피로물질을 분해하여 피로를 풀어준다. 그래서 체했을 때나 숙취로 속이 안 좋을 때 매실을 먹으면 효과가 있다.

또한, 풍부한 식이섬유가 장의 연동운동을 촉진시켜 배변을 원활하게 해준다.

요리비법

매실장아찌의 신맛에는 여러 가지 몸에 좋은 작용이 있지만 신맛을 싫어하는 사람도 있다. 그럴 때는 맛술을 약간 넣어 희석시키면 신맛이 약해진다. 매실장아찌를 다지거나 매실즙으로 드레싱을 만들면 매실의 독특한 향과 맛이 요리의 풍미를 살린다.

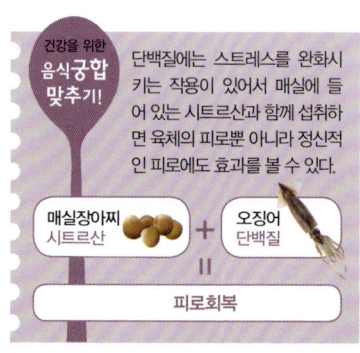

건강을 위한 음식궁합 맞추기!

단백질에는 스트레스를 완화시키는 작용이 있어서 매실에 들어 있는 시트르산과 함께 섭취하면 육체의 피로뿐 아니라 정신적인 피로에도 효과를 볼 수 있다.

매실장아찌 시트르산 + 오징어 단백질 = 피로회복

가공품

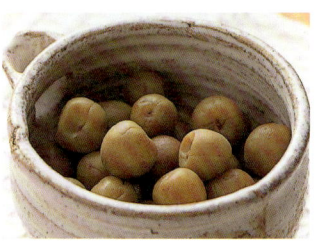

매실장아찌
매실에 설탕을 넣어서 절인 것. 재운 후 2주 정도 지나면 먹는다.

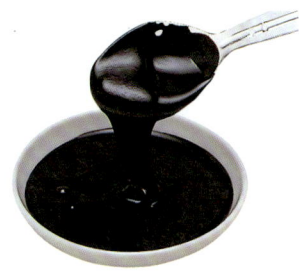

매실 엑기스
어린 청매실을 갈아서 즙을 끓여 농축시킨 것. 매실의 영양분이 완벽하게 들어 있다. 요구르트 등과 함께 먹으면 좋다.

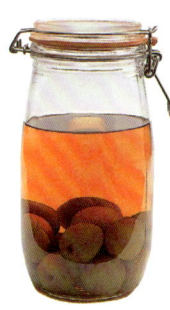

매실주
청매실에 설탕과 담금소주를 넣고 만든다. 매실의 신맛과 단맛이 산뜻해서 여성들에게도 인기가 높다.

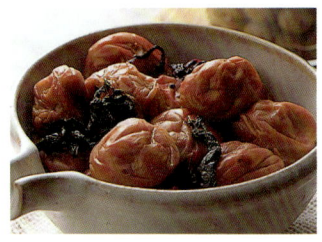

우메보시
일본식 매실절임. 소금과 붉은 차즈기잎으로 절인 것. 새콤한 것, 달콤한 것 등 종류가 다양하다.

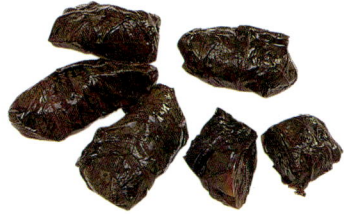

매실차즈기말이 절임
매실을 차즈기잎으로 싸서 설탕에 절인 것. 밥 반찬으로 좋다.

민간요법 — 매실 엑기스는 숙취를 풀어준다

매실에는 간의 기능을 상승시키는 성분이 있기 때문에 술을 마신 다음날 매실 엑기스를 물에 타서 마시면 좋다. 또, 차멀미가 날 때 매실장아찌를 입에 물고 있으면 기분이 나아지고, 잘게 다진 매실장아찌를 뜨거운 녹차에 넣어 마시면 감기 예방에 좋다.

칼륨 고혈압예방 / **식이섬유** 변비해소 / **과당** 피로회복

멜론

진한 단맛으로 피로를 이겨낸다

- **주요영양소***: 칼륨 340mg
  비타민 B₆ 0.1mg / 식이섬유 0.5g
- **칼로리***: 42kcal
- **제철**: 7~10월
- **보관**: 숙성되기 전에는 상온 보관. 자른 것은 랩에 싸서 냉장 보관

* 수치는 온실멜론 기준

껍질에 그물무늬가 있는 것이 「네트멜론」, 없는 것이 「무네트멜론」이다

머스크 멜론
사향(musk)과 같은 강한 향을 가진 멜론의 총칭. 과즙이 많으며 단맛이 강하다.

아랫부분이 부드럽고 단 향이 나는 것이 먹기에 적당한 시기

영양과 건강

멜론은 풍부한 향과 강한 단맛으로 「과일의 제왕」이라고 불린다. 이 단맛의 주성분은 과당, 포도당, 자당 등으로 흡수가 빨라서 몸속에서 즉시 효과를 발휘하는 에너지로 바뀌기 때문에 피로 회복에 효과적이다.

또한, 풍부하게 들어 있는 칼륨은 염분을 배출하고 체내 수분 밸런스를 조정하여 이뇨를 촉진시키기 때문에 고혈압 예방에 효과적이다.

과육에 들어 있는 식이섬유인 펙틴은 장 활동을 활발하게 하여 변비를 해소하고 피부를 건강하게 만든다.

자연치유력을 높이는 멜론

멜론은 부종과 노화방지에 좋다. 또, 멜론, 키위와 두유를 넣고 갈아서 만든 주스는 자연치유력을 높여주고, 장의 활동을 조절하며, 고혈압을 예방하는 효과가 있다.

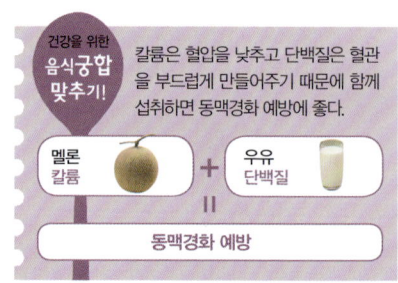

품종

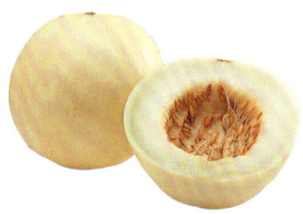

허니듀멜론
그물무늬가 없는 무네트멜론의 일종으로 연녹색 과육이 특징이다. 「꿀의 눈물(Honey Dew)」이라는 이름처럼 단맛이 강하다.

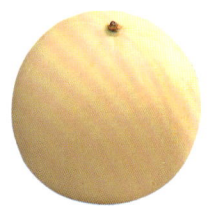

백설멜론
껍질도 과육도 눈처럼 유백색이다. 씹는 느낌이 좋고 과즙이 많다.

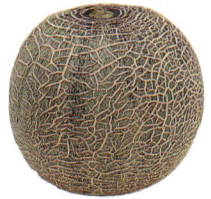

안데스멜론
일본에서 개량된 하우스멜론. 해충이 잘 생기지 않고 재배하기 쉽다.

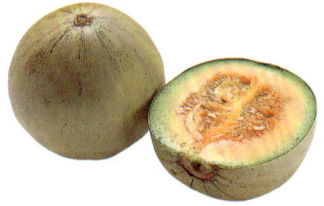

프린스멜론
뉴멜론과 참외를 교배한 품종. 작고 둥글며 겉은 회색빛이 도는 녹색을 띠고, 과육의 중심은 등적색, 주변은 녹색으로 품질이 좋다.

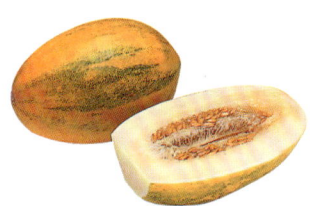

파파야멜론
표면에 황색과 녹색의 줄이 있어 파파야와 비슷해 보여서 이름이 붙여졌다. 과육이 희고 향과 단맛이 강하다.

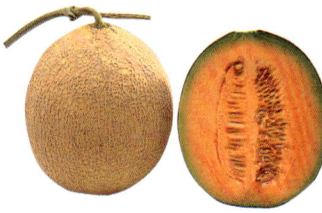

유우바리멜론
일본 홋카이도 유우바리시 특산품. 과육이 선명한 오렌지색이다. 유우바리는 검사에 합격한 멜론에만 붙여지는 브랜드 이름이다.

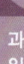

칼륨 고혈압예방 / **식이섬유** 변비해소 / **녹말** 피로회복

과일

바나나

영양가가 높아서
에너지 보충에 안성마춤

- **주요영양소** : 탄수화물 22.5g
  칼륨 360㎎ / 비타민 C 16㎎
  비타민 A(β-카로틴) 42㎍
  식이섬유 1.1g
- **칼로리** : 86㎉
- **제철** : 연중
- **보관** : 1개씩 비닐팩에 넣어 냉장 보관.
  숙성시킬 것은 상온에서 매달아 보관

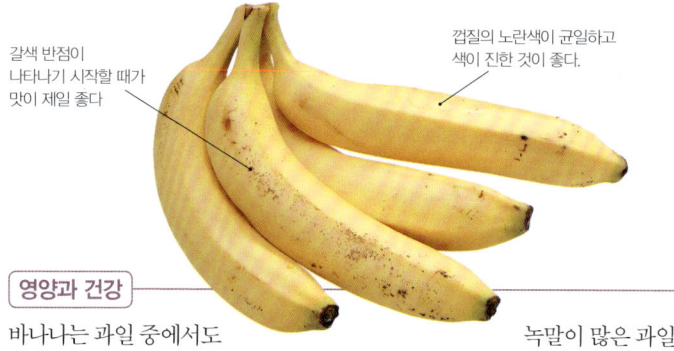

갈색 반점이 나타나기 시작할 때가 맛이 제일 좋다

껍질의 노란색이 균일하고 색이 진한 것이 좋다.

영양과 건강

바나나는 과일 중에서도 녹말이 많은 과일이다. 그 중에서도 완숙 과일의 녹말은 포도당으로 변하기 때문에 어린이나 운동을 하는 사람들에게 좋은 에너지원이 된다.

또한, 장 속 비피더스균을 늘리는 올리고당과 정장 효과가 있는 펙틴이 있어 장 환경을 개선하는 데 효과적이고 변비에도 좋다.

칼륨도 들어 있어서 고혈압 예방 효과도 기대할 수 있다.

요리비법

껍질 표면에 갈색 반점이 나타나기 시작한 것이 먹기에 좋으며, 덜 익은 바나나는 상온에서 숙성시킨다. 오래 가열하면 너무 부드러워지므로 단시간에 끝낸다. 얇게 썬 고기로 바나나를 말아서 튀기면 어린아이들이 좋아하는 간식이 된다.

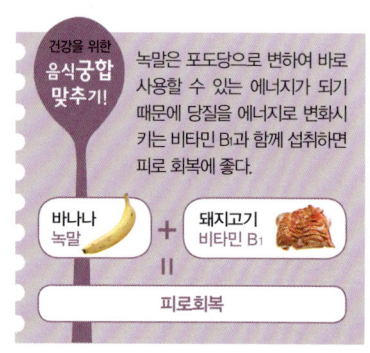

건강을 위한 **음식궁합 맞추기!**

녹말은 포도당으로 변하여 바로 사용할 수 있는 에너지가 되기 때문에 당질을 에너지로 변화시키는 비타민 B_1과 함께 섭취하면 피로 회복에 좋다.

바나나 녹말 + **돼지고기** 비타민 B_1 = 피로회복

식이섬유 변비해소 / 안토시아닌 암예방·동맥경화예방

무화과

- **주요영양소** : 칼륨 170mg
  칼슘 26mg / 식이섬유 1.9g
- **칼로리** : 54kcal
- **제철** : 8~11월
- **보관** : 오래 보관하는 것은 불가능하지만 필요할 경우 비닐팩에 넣어 냉장 보관 가능

장을 편안하게 해주어
미용과 건강에 좋은 과일

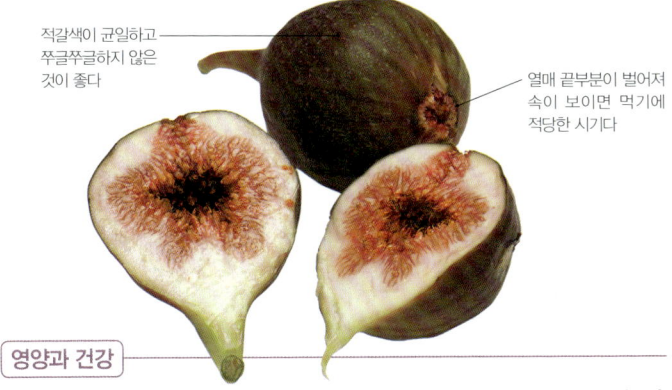

적갈색이 균일하고 쭈글쭈글하지 않은 것이 좋다

열매 끝부분이 벌어져 속이 보이면 먹기에 적당한 시기다

영양과 건강

펙틴 등 식이섬유가 풍부한 무화과는 자연이 준 변비약이라고 할 수 있다. 잘 익은 열매를 하루에 2~3개 먹으면 장의 움직임이 활발해진다.

또한, 과일의 붉은색은 폴리페놀의 일종인 안토시아닌에 의한 것으로, 강한 항산화 작용이 있어 암이나 동맥경화 예방에 효과적이다. 단백질을 분해하는 피신이라는 효소도 들어 있어 식후에 먹으면 소화에 도움이 된다.

잎과 줄기에서 나오는 액체로 사마귀를 없앤다

무화과 잎과 줄기의 자른 면에서 나오는 하얀 액체에는 단백질 분해효소인 피신이 들어 있다. 피신은 단백질을 분해하기 때문에 예전에는 이 액체를 사마귀를 없애는 데 사용하기도 했다.

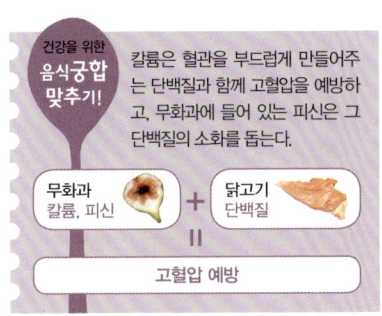

건강을 위한 **음식궁합 맞추기!**

칼륨은 혈관을 부드럽게 만들어주는 단백질과 함께 고혈압을 예방하고, 무화과에 들어 있는 피신은 그 단백질의 소화를 돕는다.

무화과 칼륨, 피신 + **닭고기** 단백질 = **고혈압 예방**

과일

칼륨 고혈압예방 / 사과산 피로회복 / 솔비톨 변비해소

배

산뜻한 단맛이
변비와 목의 염증에 효과적이다

- **주요영양소*** : 칼륨 140㎎
  식이섬유 0.9g
- **칼로리*** : 43㎉
- **제철** : 9~10월
- **보관** : 비닐팩에 넣어 1주일 정도 냉장 보관 가능
- * 수치는 동양배 기준

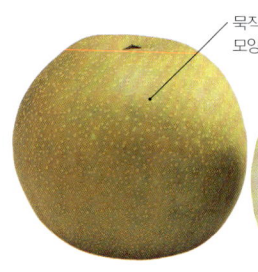

묵직하게 무게감이 있는 것이 좋다.
모양은 옆으로 볼록한 것이 달다

행수배
한국에 들어온
일본배의 대표적인 품종.
과육은 부드럽고
즙이 많다. 신맛은
적고 단맛이 강해서
인기 있는 품종이다.

영양과 건강

과즙이 많고 산뜻한 단맛이 특징인 배는 약 90%가 수분으로 이루어져 있다. 단맛을 내는 솔비톨은 당알코올의 일종으로, 배변을 원활하게 하고, 목의 염증을 가라앉힌다. 또, 과당이나 사과산, 시트르산이 많아 피로 회복에 좋다.

사각사각한 독특한 식감의 과육은 리그닌과 펜토잔이라는 성분에서 생긴 석세포에 의한 것으로 배변 활동을 촉진시키는 작용을 한다.

품종

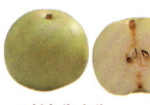

이십세기배
일본 돗토리현의 특산품. 껍질이 녹색 또는 녹황색으로 청리(靑梨)의 대표 품종이다. 산뜻한 단맛과 아삭거리는 느낌이 특징이다.

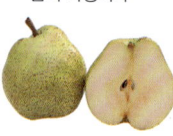

프랑스배
서양배의 대표적인 품종. 긴 표주박모양으로 향과 맛이 좋고 부드러운 식감이 특징이다

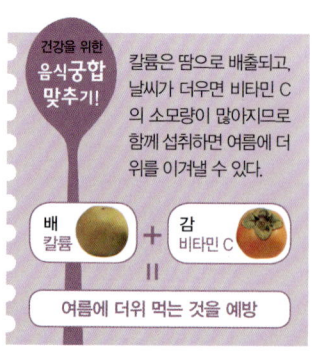

건강을 위한 음식궁합 맞추기!

칼륨은 땀으로 배출되고, 날씨가 더우면 비타민 C의 소모량이 많아지므로 함께 섭취하면 여름에 더위를 이겨낼 수 있다.

배 칼륨 + 감 비타민 C
=
여름에 더위 먹는 것을 예방

칼륨 고혈압예방 / **비타민 C** 거칠어진 피부를 부드럽게 / **사과산** 피로회복

- 주요영양소 : 칼륨 210㎎
  엽산 38㎍ / 비타민 C 10㎎
- 칼로리 : 60㎉
- 제철 : 5~7월
- 보관 : 비닐팩에 넣어 냉장 보관하면
  1일 정도 보관 가능

버찌

알맞은 신맛과 단맛이
피로 회복에 효과적이다

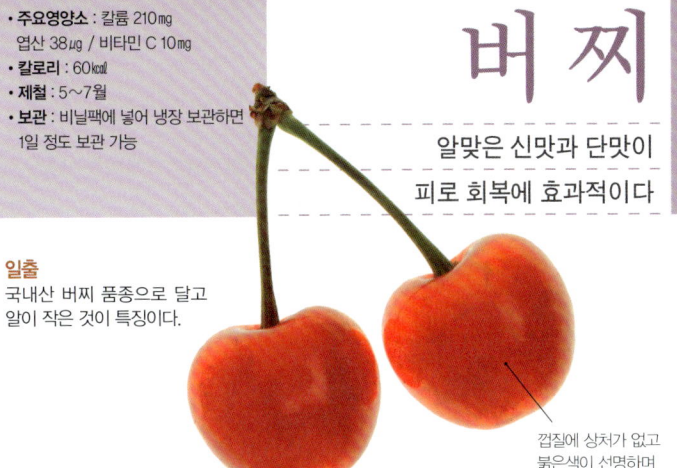

일출
국내산 버찌 품종으로 달고
알이 작은 것이 특징이다.

껍질에 상처가 없고
붉은색이 선명하며
단단한 것이 신선하다

영양과 건강

단맛과 신맛이 알맞게 조화를 이루는 버찌에는 사과산, 시트르산, 포도당, 과당이 균형 있게 들어 있어서 피로 회복에 효과적이다.

또한, 버찌에는 피부 미용에 좋은 비타민 C, 빈혈을 예방하는 엽산, 혈압을 떨어뜨리는 칼륨 등이 들어 있다.

열매의 색은 안토시아닌에 의한 것으로 시력 회복에 효과적일 뿐만 아니라 생활습관병의 원인이 되는 활성 산소의 생성도 억제한다.

품종

서양 체리
알이 크고 과육이
단단하며 단맛이
강하다.

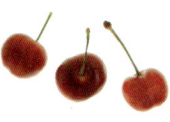

홍수봉
7월 하순에 제철
을 맞는 버찌 품
종. 과육이 단단하
고 단맛이 강하다.

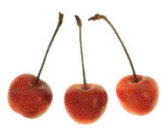

건강을 위한 음식궁합 맞추기!
칼륨은 혈압을 낮추고, 단백질은 혈관을 부드럽게 만드는 효과가 있기 때문에 함께 섭취하면 동맥경화를 예방할 수 있다.

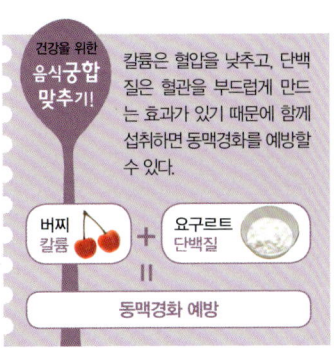

버찌 칼륨 + 요구르트 단백질 = 동맥경화 예방

식이섬유 변비해소 / 사과산·시트르산 피로회복·여름에 더위 먹는 것을 예방

과일

복숭아

부드러운 단맛으로
여름철 더위를 물리친다

- **주요영양소** : 칼륨 180mg
  철분 0.1mg / 비타민 C 8mg
  식이섬유 1.3g
- **칼로리** : 40㎉
- **제철** : 7~9월
- **보관** : 덜 익은 것은 상온에서 익히고
  익으면 냉장 보관하고 빨리 먹는다

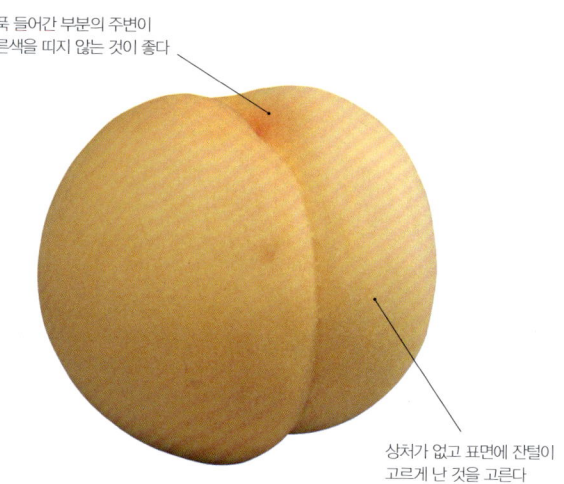

움푹 들어간 부분의 주변이
푸른색을 띠지 않는 것이 좋다

상처가 없고 표면에 잔털이
고르게 난 것을 고른다

백도
우리나라에서 가장 많이 재배하는 품종.
알이 크고 과즙이 많으며 단맛이 강하다.

영양과 건강

부드러운 향, 풍부한 과즙, 살살 녹는 듯한 과육이 매력인 복숭아는 과육이 하얀 백도와 노란 황도로 나뉜다. 과육이 단단한 황도는 통조림 등 가공용으로 많이 쓰인다. 시트르산과 사과산이 많기 때문에 피로 회복에 좋아서 제철인 여름에 복숭아를 먹으면 식욕이 살아나고 체력이 회복된다.

식이섬유인 펙틴이 풍부하여 정장 작용을 하기 때문에 변비와 거친 피부가 좋아지고, 칼륨이 들어 있어 고혈압 예방에도 효과적이다.

품종

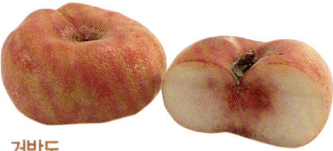

거반도
중국 원산으로 납작한 모양이 특징. 진한 복숭아 색으로 단맛이 강하다.

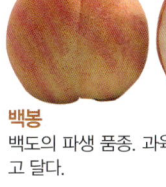

백봉
백도의 파생 품종. 과육은 백색으로 부드럽고 달다.

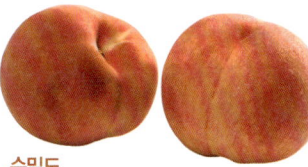

수밀도
중국 원산의 재배종으로 껍질이 얇고, 과육은 백색이며, 수분이 많고, 맛이 달다.

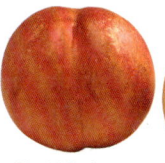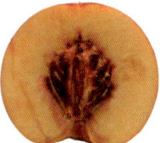

천도복숭아
복숭아의 일종이지만 껍질이 매끄럽고 잔털이 없어서 껍질째 먹을 수 있다. 복숭아보다 당도가 낮고 신맛이 강하다.

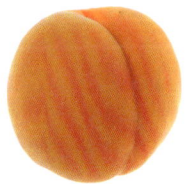

황도
생으로 먹기도 하지만 통조림이나 잼 등으로 가공하기도 한다. 과육이 단단해서 가열해도 잘 무르지 않는다.

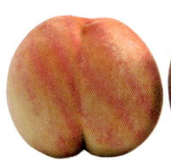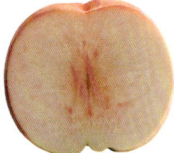

천간백도
일본 야마나시현 원산의 복숭아로 알이 크다. 완전히 익어도 과육이 단단하고, 단맛도 강하다.

민간요법: 씨앗 속의 핵은 생리통, 어깨결림에 효과적이다

복숭아 씨앗 속에 있는 핵을 「도인」이라고 하며, 한방에서 혈액의 흐름을 원활하게하는 약의 원료로 사용한다. 어깨결림이나 생리통, 두통 개선에 효과적이다. 땀띠나 습진은 생잎을 넣은 물로 목욕하면 좋다.

건강을 위한 음식궁합 맞추기!

칼륨은 혈압저하 작용이 있고, 칼슘이 부족하면 동맥경화의 원인이 되므로 2가지를 함께 섭취하면 동맥경화를 예방할 수 있다.

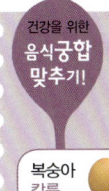

복숭아 칼륨 + **요구르트** 칼슘

= 동맥경화 예방

과일

안토시아닌 눈의 피로완화 · 시력저하억제 · 생활습관병예방

블루베리

안토시아닌이 시력저하를 억제한다

- **주요영양소**: 칼륨 70㎎
  비타민 A(β-카로틴) 55㎍
  비타민 E 1.7㎎ / 식이섬유 3.3g
- **칼로리**: 49㎉
- **제철**: 6~8월
- **보관**: 밀폐용기에 넣어 냉장 보관

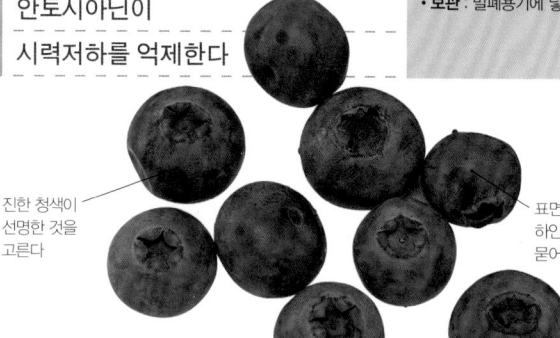

진한 청색이 선명한 것을 고른다

표면이 매끈하며 하얀 과분이 균일하게 묻어 있는 것이 좋다

영양과 건강

블루베리의 진한 청자색은 안토시아닌 색소에 의한 것으로 안토시아닌 색소에는 시각에 영향을 끼치는 로돕신이라는 물질의 재합성을 돕는 작용이 있기 때문에 시력 저하를 막고, 눈의 기능을 좋게 한다. 하루에 20~30알(약 40g) 정도를 꾸준히 먹으면 좋다.

또한, 안토시아닌은 활성 산소를 제거하는 항산화 작용이 강하기 때문에 비타민 E와 함께 생활습관병을 예방하는 데 효과적이다.

요리비법

블루베리는 상처를 입기 쉬워서 빨리 먹거나 잼, 주스, 시럽절임, 과실주 등으로 가공해야 오래 보관할 수 있다. 생열매는 요구르트 등의 유제품과 함께 섭취하면 비타민 E 등의 흡수율이 높아진다.

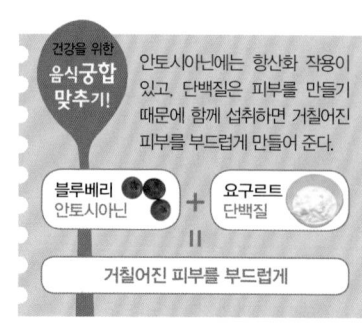

건강을 위한 음식궁합 맞추기!

안토시아닌에는 항산화 작용이 있고, 단백질은 피부를 만들기 때문에 함께 섭취하면 거칠어진 피부를 부드럽게 만들어 준다.

블루베리 안토시아닌 + **요구르트** 단백질 = 거칠어진 피부를 부드럽게

사과산 피로회복 / 비타민 A·비타민 C 생활습관병예방·거칠어진 피부를 부드럽게

비파

- **주요영양소**: 칼륨 160mg
  비타민 A(β-카로틴) 510μg
  비타민 A(크립토잔틴) 600μg
  비타민 C 5mg
- **칼로리**: 40kcal
- **제철**: 5~7월
- **보관**: 상온 보관. 차갑게 먹으려면 먹기 직전에 냉장 보관

사과산, 비타민 C가
피로 회복과 피부 미용에 효과적이다

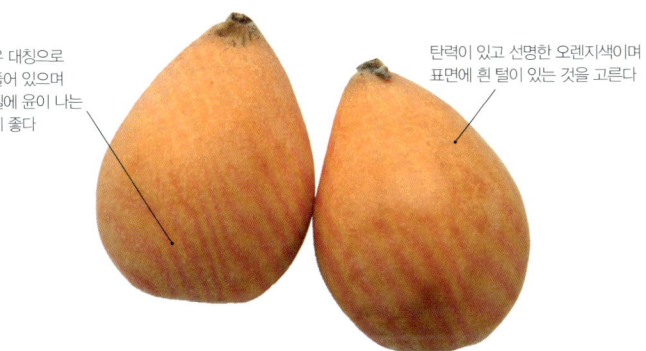

좌우 대칭으로 부풀어 있으며 껍질에 윤이 나는 것이 좋다

탄력이 있고 선명한 오렌지색이며 표면에 흰 털이 있는 것을 고른다

영양과 건강

비파에는 β-카로틴과 크립토잔틴이 풍부하여 함유량이 과일 중에서 최고다. 이것은 체내에서 비타민 A로 변하여 생활습관병을 예방하고, 피부와 점막을 튼튼하게 만든다.

그 밖에 사과산, 시트르산, 비타민 C 등이 들어 있어 피로를 풀어주고, 감기를 예방하며, β-카로틴과의 상승 효과로 피부를 건강하게 만든다.

 열매와 잎을 약으로 이용한다

기침이 날 때는 비파와 설탕을 넣고 조린 것을 먹으면 기침이 가라앉는다. 예전에는 피로 회복과 식욕 촉진을 위해 비파 잎을 그늘에 말려 잘게 썬 후에 달여서 마시기도 했다.

건강을 위한 **음식궁합 맞추기!**

β-카로틴과 비타민 C에는 모두 항산화 작용이 있어서 세포를 건강하게 만들고 감기를 예방하는 데 도움이 된다.

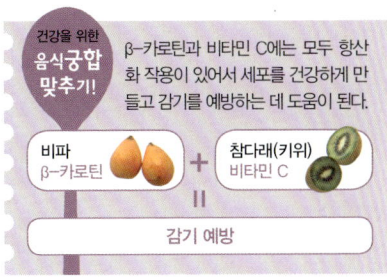

비파 β-카로틴 + 참다래(키위) 비타민 C = 감기 예방

식이섬유 변비해소 / 사과산 피로회복 / 안토시아닌 동맥경화예방

과일

사과

산뜻한 신맛이 피로를 풀어주고
식이섬유가 장 활동을 조절한다

- **주요영양소** : 칼륨 110mg
  칼슘 3mg / 비타민 C 4mg
  식이섬유 1.5g
- **칼로리** : 54㎉
- **제철** : 9~11월
- **보관** : 비닐팩에 넣어 냉장 보관, 덜 익은 것은 상온에서 익힌다

껍질에 상처가 없고 매끈하며 윤기가 나는 것, 전체적으로 색이 잘 들어 있는 것을 고른다

꼭지를 자른 단면이 오래되지 않은 것이 신선하다

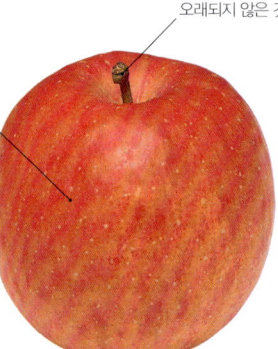

부사
국내에서 가장 많이 생산되는 품종. 당도가 강한 것은 꿀이 들어 있고 과즙도 많다.

잘랐을 때 심 주변에 노란색으로 투명한 부분이 있는데 이렇게 꿀이 든 사과는 당분이 많다. 「부사」 등의 품종에서 볼 수 있다

영양과 건강

「하루 1개의 사과를 먹으면 의사를 멀리한다」는 말처럼 영양가가 높고 다양한 효능이 있다. 산뜻한 신맛의 근원인 사과산과 시트르산은 몸에 쌓인 피로를 풀어주고, 식이섬유인 펙틴도 풍부하여 장 속 세균의 일종인 유산균을 증가시켜 배변을 촉진한다.

항산화 작용이 있는 폴리페놀인 안토시아닌도 들어 있어 동맥경화와 생활습관병 예방에도 도움이 된다.

요리비법

식이섬유인 펙틴은 껍질이나 껍질에 가까운 부분에 많고, 붉은색 색소인 안토시아닌은 껍질에 들어 있기 때문에 영양분을 효율적으로 섭취하기 위해서는 깨끗이 씻어서 껍질째 먹는 것이 좋다.

품종

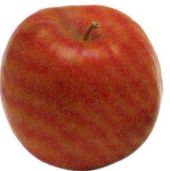

홍옥
미국 원산. 특유의 신맛이 있는 개성적인 품종. 가열조리에 좋아 인기가 높다.

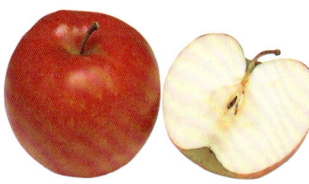

조나골드
골든데리셔스와 홍옥의 교배종.
신맛과 단맛의 밸런스가 뛰어나다.

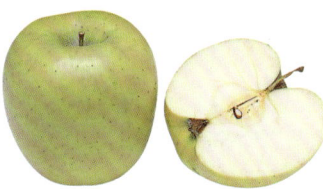

육오
골든데리셔스와 인도의 교배종. 껍질은 녹황색, 과육은 황백색이다. 연하고 즙이 많으며 향이 좋다.

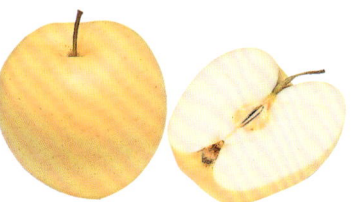

골든데리셔스
미국 원산인 황금색 사과. 단맛이 강하고 품종 개량을 위한 교배에 사용되어 다양한 자식 품종이 있다.

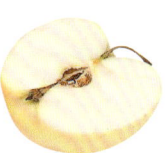

금성
골든데리셔스와 국광의 교배종. 껍질이 노랗고 얇으며, 과육은 신맛이 적고 독특한 단맛이 있다.

건강을 위한 음식궁합 맞추기!
혈압을 낮추는 칼륨과 혈관을 부드럽게 만드는 단백질을 함께 섭취하면 고혈압을 예방할 수 있다.

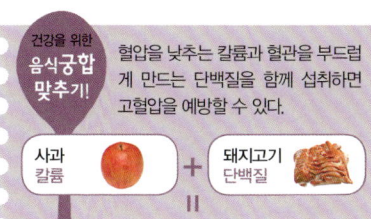

사과 칼륨 + 돼지고기 단백질 = 고혈압 예방

민간요법 | 설사나 변비에는 사과를 갈아서 먹으면 좋다

변비나 설사 등으로 속이 불편할 때는 사과를 껍질째 갈아서 먹으면 좋다. 껍질까지 먹음으로써 사과의 영양소를 남김없이 섭취할 수 있다.

果 과일

β-카로틴 거칠어진 피부를 부드럽게 / 사과산 식욕촉진·피로회복

살구

β-카로틴과 유기산이 동맥경화 예방과 피로 회복에 좋다

- **주요영양소** : 칼륨 200mg
  비타민A(β-카로틴) 1,400㎍
  비타민 E 1.7mg
- **칼로리** : 36㎉
- **제철** : 6~7월
- **보관** : 건조와 저온에 약하다. 비닐팩에 넣어 2~3일 정도 냉장 보관 가능

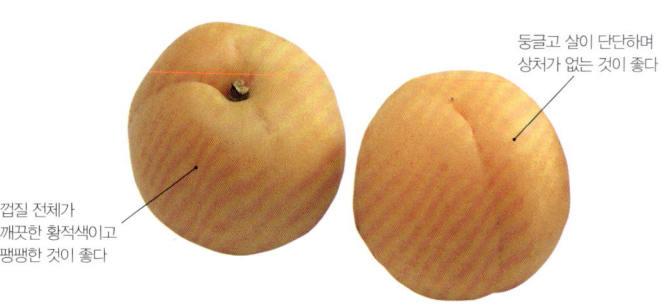

둥글고 살이 단단하며 상처가 없는 것이 좋다

껍질 전체가 깨끗한 황적색이고 팽팽한 것이 좋다

영양과 건강

살구는 피부 미용에 좋은 β-카로틴의 함유량이 매우 높은 것이 특징이다. 특히, 말린 살구는 과일 중에서 β-카로틴의 함유량이 최고다.

특유의 새콤달콤한 맛은 사과산이나 시트르산 등의 유기산에 의한 것으로 피로 회복, 식욕 촉진, 변비 해소 등에 효과적이다.

그 밖에 아미노산의 한 종류인 가바가 들어 있어 뇌에 혈액을 원활하게 공급하고, 스트레스 해소에도 도움이 된다.

 민간요법

살구술로 냉증을 해소한다

살구가 나오는 시기에 담금소주와 설탕을 넣고 살구술을 만들어두면, 자양강장과 냉증 해소에 좋은 살구술을 오랫동안 즐길 수 있다. 너무 많이 마시면 좋지 않으므로 잠자리에 들기 전에 1잔 정도 마시면 적당하다.

건강을 위한 음식궁합 맞추기!

β-카로틴에는 항산화 작용이 있고, 리놀산과 α-리놀렌산에는 콜레스테롤 저하 작용이 있기 때문에 함께 섭취하면 동맥경화를 예방할 수 있다.

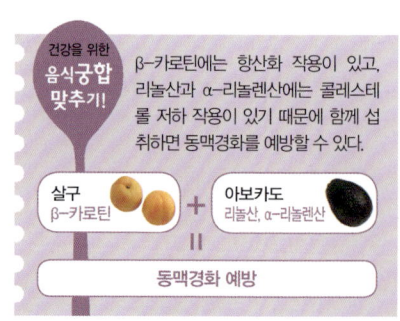

살구 β-카로틴 + 아보카도 리놀산, α-리놀렌산 = 동맥경화 예방

칼륨 · 시트룰린 **고혈압예방 · 동맥경화예방 · 신장활동강화**

수박

과일

- **주요영양소** : 칼륨 120mg
  비타민 A(β-카로틴) 830㎍
  비타민 C 10mg
- **칼로리** : 37㎉
- **제철** : 7~8월
- **보관** : 통째로 보관할 때는 시원한 장소에 보관. 자른 것은 랩을 씌워 냉장 보관

수분이 많아 갈증을 해소하고
여름 더위를 물리친다

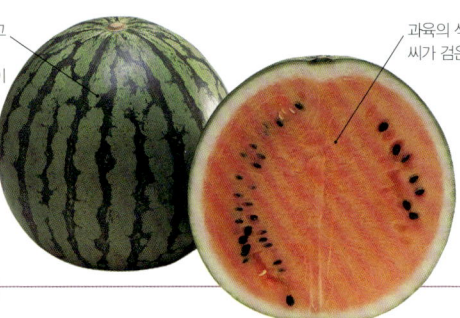

껍질의 색이 선명하고
윤기가 나며
줄무늬가 확실한 것이
신선하다

과육의 색이 곱고
씨가 검은 것이 좋다

영양과 건강

과육의 90%가 수분으로 이루어진 수박은 갈증을 해소해주는, 무더운 여름철에 없어서는 안 될 과일이다. 붉은 과육에는 리코펜이 들어 있어 기미와 주근깨의 원인인 멜라닌 생성을 억제시킨다.

또한, 아미노산의 일종인 시트룰린과 칼륨의 강한 이뇨 작용으로 신장병이나 심장병, 고혈압, 동맥경화 예방에도 효과적이다. 최근에는 시트룰린이 혈관을 젊게 하여 혈액의 흐름을 촉진시킨다는 보고도 있다.

요리비법

과육에 많이 들어 있는 시트룰린은 껍질에도 들어 있으므로 껍질도 버리지 말고 절임이나 나물 등의 요리에 활용해 보자.

또, 씨에는 생활습관병을 예방하는 리놀산이 풍부하기 때문에 볶아서 씨 안쪽의 하얀색 속살을 먹으면 좋다.

건강을 위한 음식궁합 맞추기!

칼륨은 땀으로 배출되기 쉽고, 비타민 C는 더위로 인해 스트레스를 받으면 소모량이 많아지므로 함께 섭취하면 여름에 더위 먹는 것을 예방할 수 있다.

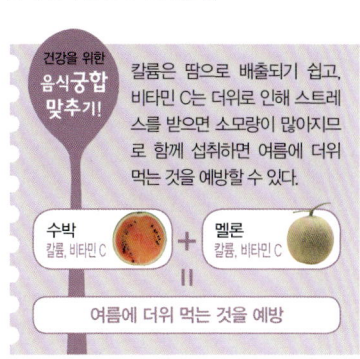

수박 칼륨, 비타민 C + **멜론** 칼륨, 비타민 C =

여름에 더위 먹는 것을 예방

果

과일 | 칼륨 고혈압예방 / 식이섬유 변비해소 / 리놀산 동맥경화예방

아보카도

양질의 지방이 들어 있고
영양 밸런스가 맞는 건강식

- **주요영양소** : 지방 18.7g
  칼륨 720mg / 비타민 B_2 0.21mg
  비타민 C 15mg / 비타민 E 3.3mg
  식이섬유 5.3g
- **칼로리** : 187㎉
- **제철** : 연중
- **보관** : 익으면 비닐팩에 넣은 다음 냉장 보관

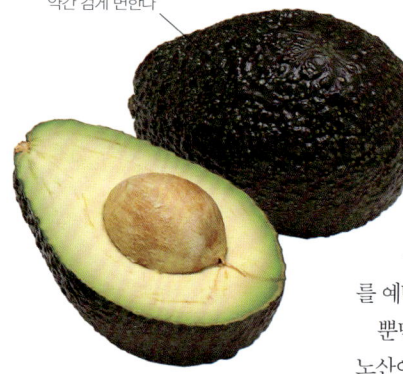

거무스름한 것이 먹기에 알맞다. 익어가면서 껍질이 녹색에서 약간 검게 변한다

가볍게 눌러 보았을 때 탄력 있는 것이 좋다. 단, 너무 부드러운 것은 상했을 수도 있으므로 주의한다

영양과 건강

별명이 「숲속의 버터」일 정도로 지방이 많아서 과육의 약 20%가 지방이다. 그러나 지방의 대부분이 리놀산이나 α-리놀렌산 등의 불포화 지방산이기 때문에 콜레스테롤을 저하시켜 혈액의 흐름을 원활하게 하고, 동맥경화를 예방한다.

뿐만 아니라 비타민, 미네랄, 아미노산이 균형 있게 들어 있어서 과일 중에서도 영양가가 높고, 변비에 좋은 식이섬유도 풍부하다.

요리비법

아보카도는 색깔이 빨리 변하기 때문에 요리하기 직전에 써는 것이 좋다. 비타민 C가 풍부한 레몬즙을 뿌려두면 동맥경화 예방에 좋고, 색깔이 변하는 것도 막을 수 있다. 열매가 단단하면 껍질이 검정색으로 변할 때까지 상온에서 익히면 알맞게 숙성되어 맛있게 먹을 수 있다.

건강을 위한 음식궁합 맞추기! 아보카도에 들어 있는 비타민 E·C와 비타민 C가 풍부한 레몬을 함께 먹으면 항산화 작용으로 동맥경화를 예방할 수 있다.

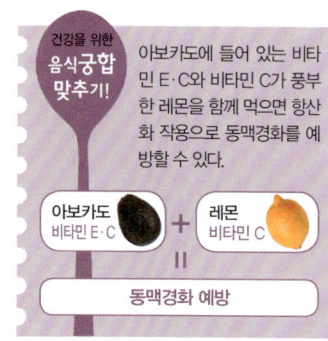

아보카도 비타민 E·C + 레몬 비타민 C = 동맥경화 예방

칼륨 고혈압예방 / 철분 빈혈예방 / 식이섬유 변비해소

- **주요영양소***: 칼륨 150mg
  철분 0.2mg / 비타민 C 4mg
  비타민 A(β-카로틴) 76μg
  식이섬유 1.6g
- **칼로리***: 44㎉ • **제철**: 6~8월
- **보관**: 덜 익은 것은 상온 보관. 익은 것은 종이봉투에 넣어 냉장 보관
* 수치는 동양자두 기준

자두

새콤달콤한 자두가 빈혈을 예방하고 변비를 해소한다

영양과 건강

자두는 동양자두와 서양자두로 구분한다. 서양자두는 말린 자두로 만들기에 적합하다. 새콤달콤하고 즙이 많은 동양자두에는 칼륨이 많기 때문에 혈압을 낮추는 효과가 있다.

서양자두는 동양자두보다 영양가가 높고, 비타민과 미네랄이 균형 있게 들어 있으며, 특히, 말린 자두에는 β-카로틴과 철분이 많아서 빈혈 예방과 피부 미용에 효과적이다.

껍질에 얼룩이나 상처가 없는 것. 단단하고 탄력이 있으며 무거운 것이 좋다

솔담
저장성이 좋고, 과피와 과육이 진한 붉은색이다. 속살은 선홍색으로 부드럽고 즙이 많다. 단맛과 신맛의 어울림이 뛰어나다.

품종

화이트플럼
껍질과 과육이 모두 담황색. 적당한 단맛과 신맛이 조화를 이룬 상큼한 맛이다.

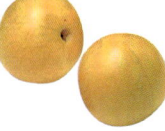

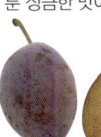

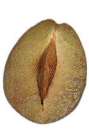

프룬
자두의 서양종. 말린 자두로 알려져 있으며 비타민, 미네랄, 식이섬유 등이 풍부하다.

건강을 위한 음식궁합 맞추기!

철분은 혈액을 만들고, 비타민 C는 철분의 흡수를 촉진시키기 때문에 함께 섭취하면 빈혈을 예방할 수 있다.

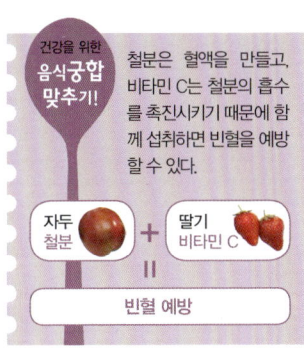

자두 철분 + 딸기 비타민 C = 빈혈 예방

비타민 C 거칠어진 피부를 부드럽게 · 감기예방 / **식이섬유** 변비해소

과일

참다래(키위)

비타민 C가 풍부해서 피부 미용에 좋다

- **주요영양소** : 칼륨 290mg / 칼슘 33mg
  비타민 E 1.3mg / 비타민 C 69mg
  식이섬유 2.5g
- **칼로리** : 53kcal
- **제철** : 11월
- **보관** : 저장성이 높아서 냉장고에
  3~4개월 정도 보관 가능

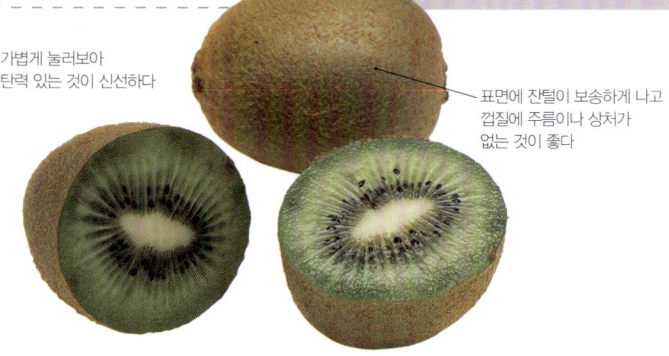

가볍게 눌러보아 탄력 있는 것이 신선하다

표면에 잔털이 보송하게 나고 껍질에 주름이나 상처가 없는 것이 좋다

영양과 건강

뉴질랜드의 국조인 키위새와 닮았다고 해서 이름이 붙여졌다. 참다래에는 피부 미용, 피로 회복, 감기 예방에 좋은 비타민 C가 풍부하다. 또한, 식이섬유인 펙틴도 풍부하여 변비 해소에도 효과적이다.

단백질 분해효소인 액티니딘이 들어 있어 식후에 디저트로 먹으면 소화에 도움이 된다.

요리비법

단단한 것을 구입했을 경우에는 상온에서 익혀서 부드러워지면 먹는다. 이 때 사과와 함께 비닐팩에 넣어두면 빨리 익는다. 껍질을 벗길 때는 꼭지부터 세로로 결을 따라 벗기고, 심이 딱딱하면 빼낸다.

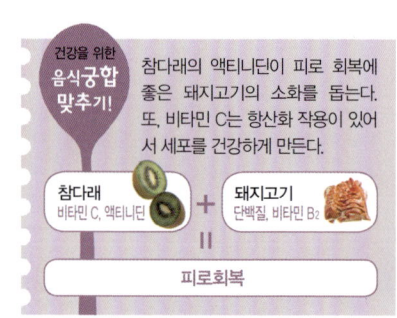

건강을 위한 **음식궁합 맞추기!**

참다래의 액티니딘이 피로 회복에 좋은 돼지고기의 소화를 돕는다. 또, 비타민 C는 항산화 작용이 있어서 세포를 건강하게 만든다.

참다래
비타민 C, 액티니딘

+

돼지고기
단백질, 비타민 B2

=

피로회복

비타민 B₁ 피로회복 / 비타민 C 거칠어진 피부를 부드럽게 / 브로멜린 소화촉진

果
과일

- **주요영양소** : 비타민 B₁ 0.08㎎
  비타민 C 27㎎
- **칼로리** : 51㎉
- **제철** : 7~9월
- **보관** : 자른 것은 랩을 씌우고 비닐팩에 넣어 냉장 보관. 통째로 보관할 때는 냉장고에서 2~3일 정도 보관

파인애플

상큼한 신맛과 효소가
위장 건강을 지킨다

영양과 건강

독특한 향과 단맛, 신맛을 가진 과일이다. 신맛을 내는 시트르산은 식욕을 돋울 뿐 아니라 위액 분비를 촉진시켜 소화를 돕는다. 또, 파인애플에 들어 있는 단백질 분해효소인 브로멜린은 장 속 부패물을 분해하는 작용이 있어서 시트르산과 함께 위장 건강을 지켜준다.

게다가 피로를 풀어주고 여름에 더위 먹는 것을 예방 하는 비타민 B₁도 들어 있다.

자른 것은 과즙이 배어나오지 않은 것을 고른다

윗부분의 껍질이 진한 녹색이고, 과실이 단단한 것이 좋다

아랫부분의 껍질이 노란색이고 불룩한 것을 고른다

요리비법

단백질 분해효소인 브로멜린은 열에 약해서 60℃ 이상으로 가열하면 효과가 사라지므로 효율적으로 섭취하려면 생식하는 것이 좋다. 또, 브로멜린에는 고기를 부드럽게 만들어주는 연육작용이 있으므로 육류요리의 밑손질에 파인애플을 사용하면 효과적이다.

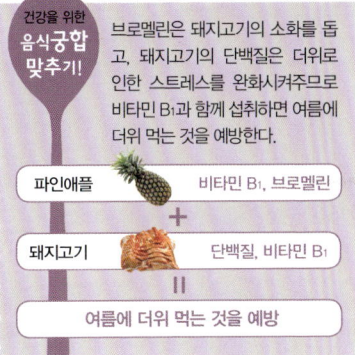

건강을 위한 음식궁합 맞추기!

브로멜린은 돼지고기의 소화를 돕고, 돼지고기의 단백질은 더위로 인한 스트레스를 완화시켜주므로 비타민 B₁과 함께 섭취하면 여름에 더위 먹는 것을 예방한다.

파인애플	비타민 B₁, 브로멜린
+	
돼지고기	단백질, 비타민 B₁
=	
여름에 더위 먹는 것을 예방	

과일

과당 피로회복 / 안토시아닌 간기능강화·시력저하억제

포도

피로가 사라지는
촉촉한 단맛

- 주요영양소 : 칼륨 130㎎
- 칼로리 : 59㎉
- 제철 : 8~10월
- 보관 : 2~3일 정도 냉장 보관 가능. 껍질째 밀봉하면 냉동 보관도 가능

거봉
과육이 연하고 과즙이 많으며 단맛도 강하다. 껍질은 자흑색이다.

과분이 균일하게 묻어 있는 것이 좋다. 위쪽이 달고 아래로 갈수록 신맛이 강해지므로 아래쪽을 먹어보고 고른다

포도알이 빈틈 없이 빽빽하게 달려 있는 것이 좋다

영양과 건강

풍부하게 들어 있는 과당과 포도당이 몸 안에서 빠르게 에너지로 변하기 때문에 피로 회복에 더할 나위 없이 좋은 과일이다.

껍질에는 폴리페놀의 일종인 안토시아닌과 레스베라트롤이 풍부하다. 이것은 유해한 활성 산소를 제거하기 때문에 시력 저하 억제, 간 기능 조정, 고혈압 예방에 도움이 된다. 또, 식이섬유도 들어 있어서 잘 씻어서 껍질째 생식하면 건강에 좋다.

건포도는 빈혈 예방에 효과적이다

포도, 당근, 레몬을 섞어서 만든 주스는 피로 회복에 효과적이다. 또, 건포도에는 생과육 이상으로 철분 등의 미네랄이 많이 들어 있어서 매일 조금씩 먹으면 빈혈을 예방할 수 있다.

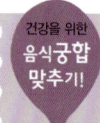

건강을 위한 **음식궁합 맞추기!**

안토시아닌에는 항산화 작용이 있기 때문에 비타민 C와 함께 섭취하면 항산화 작용의 상승 효과로 거칠어진 피부를 부드럽게 만들 수 있다.

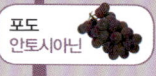

포도
안토시아닌

+

참다래
비타민 C

=

거칠어진 피부를 부드럽게

품종

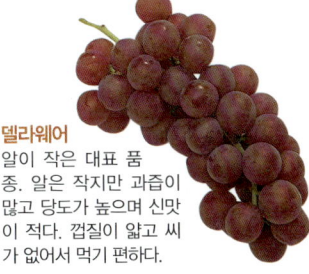

델라웨어
알이 작은 대표 품종. 알은 작지만 과즙이 많고 당도가 높으며 신맛이 적다. 껍질이 얇고 씨가 없어서 먹기 편하다.

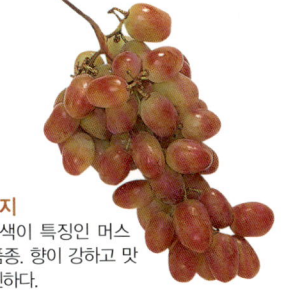

가이지
선홍색이 특징인 머스캣 품종. 향이 강하고 맛이 진하다.

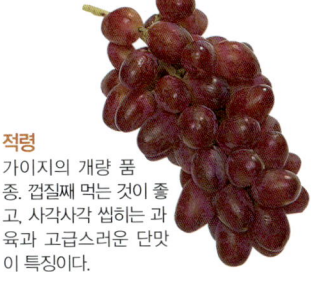

적령
가이지의 개량 품종. 껍질째 먹는 것이 좋고, 사각사각 씹히는 과육과 고급스러운 단맛이 특징이다.

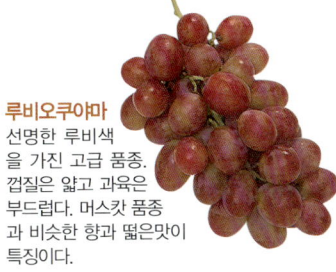

루비오쿠야마
선명한 루비색을 가진 고급 품종. 껍질은 얇고 과육은 부드럽다. 머스캣 품종과 비슷한 향과 떫은맛이 특징이다.

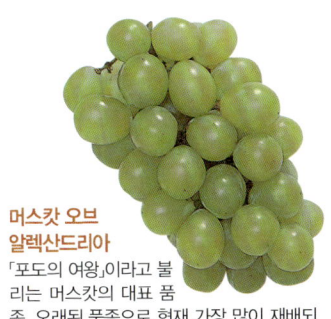

머스캣 오브 알렉산드리아
「포도의 여왕」이라고 불리는 머스캣의 대표 품종. 오래된 품종으로 현재 가장 많이 재배되고 있다. 알이 크고 씹는 맛이 있으며, 향이 강하고 맛이 진해서 인기 있는 품종이다.

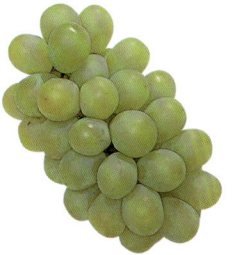

네오머스캣
머스캣 오브 알렉산드리아와 갑주삼척을 교배한 품종. 머스캣 오브 알렉산드리아보다 조금 작다. 살이 부드럽고 과즙이 적다.

견과류

비타민 E 혈액순환촉진 / 비타민 B₁ 피로회복 / 리놀산 동맥경화예방

땅콩

비타민 E가 몸의 저항력을 높여준다

- **주요영양소** : 지방 47.5g
  비타민 E 10.1mg / 비타민 B₁ 0.85mg
- **칼로리** : 562㎉
- **제철** : 8~9월
- **보관** : 생땅콩은 데쳐서 냉동 보관. 말린 땅콩은 습기 없고 공기가 잘 통하는 장소에 보관

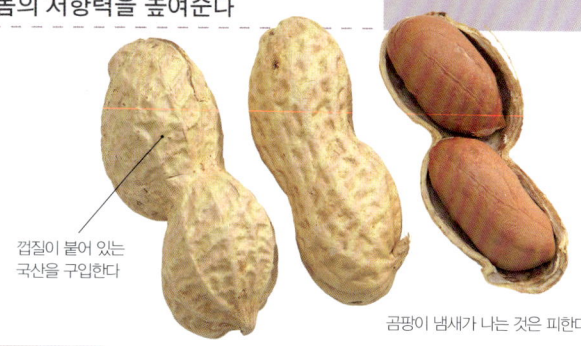

껍질이 붙어 있는 국산을 구입한다

곰팡이 냄새가 나는 것은 피한다

영양과 건강

콩과에 속하는 땅콩은 약 50%가 지방으로 이루어져 있는데, 주로 불포화지방산인 올레인산과 리놀산으로 모두 콜레스테롤을 감소시키기 때문에 혈압을 떨어뜨리고 동맥경화를 예방한다.

풍부한 비타민 E는 항산화 작용으로 동맥경화를 예방하고 혈액의 흐름을 원활하게 하며, 비타민 B₁도 많아서 피로를 풀어준다. 그 밖에 장 속의 유익한 균인 선옥균을 늘리는 올리고당과 정장 작용을 하는 식이섬유도 들어 있다.

민간요법

땅콩밥으로 치매를 예방한다

땅콩에 들어 있는 레시틴, 비타민 B군, 미네랄은 뇌를 활성화시키는 작용을 하기 때문에 볶은 땅콩을 넣고 밥을 지어 먹으면 기억력 감퇴를 막고 치매를 예방하는 데 효과적이다.

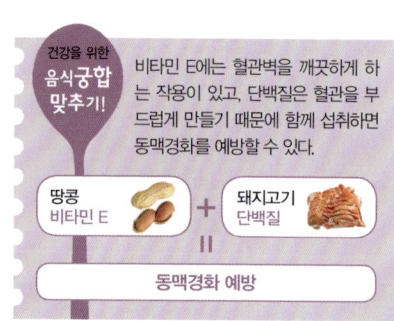

건강을 위한 음식궁합 맞추기!

비타민 E에는 혈관벽을 깨끗하게 하는 작용이 있고, 단백질은 혈관을 부드럽게 만들기 때문에 함께 섭취하면 동맥경화를 예방할 수 있다.

땅콩 비타민 E + **돼지고기** 단백질 = **동맥경화 예방**

비타민 B₁ 피로회복 / 비타민 C 감기예방·거칠어진 피부를 부드럽게

- **주요영양소***: 탄수화물 36.9g
  비타민 B₁ 0.21mg / 비타민 C 33mg
- **칼로리***: 164kcal · **제철**: 9~10월
- **보관**: 1~2%의 소금물에 껍질째 10시간 정도 담가둔 후, 물기를 잘 닦고 말려서 구멍을 여러 개 뚫어 놓은 비닐팩에 넣어 냉장 보관

* 수치는 일본밤 기준

밤

비타민 B₁이 피로를 풀어주고
비타민 C가 감기를 예방한다

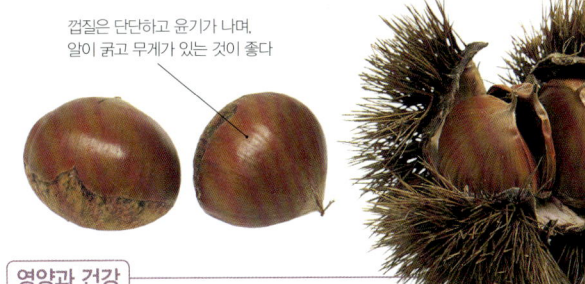

껍질은 단단하고 윤기가 나며, 알이 굵고 무게가 있는 것이 좋다

영양과 건강

한국에서 재배하는 품종은 재래종 중 우량종과 일본밤을 개량한 것이다. 한국밤은 서양밤보다 육질이 좋고 단맛이 강하다.

에너지원이 되는 탄수화물, 피로 회복에 좋은 비타민 B₁, 거칠어진 피부를 부드럽게 만들고, 면역력을 높이는 비타민 C가 풍부해서 체력 회복과 감기 예방에 효과적이다. 속껍질에도 항산화 작용으로 암을 예방하는 타닌과 식이섬유가 들어 있기 때문에 속껍질이 붙어 있는 상태로 요리하는 것도 좋다.

요리비법

동서양을 막론하고 요리나 과자류 등에 널리 사용한다. 껍질을 벗길 때에는 하루 정도 물에 담가두어서 겉껍질이 부드러워지면 칼로 벗긴다. 속껍질을 벗기지 않고 요리하려면 겉껍질을 벗길 때 속껍질이 상하지 않도록 주의해야 한다.

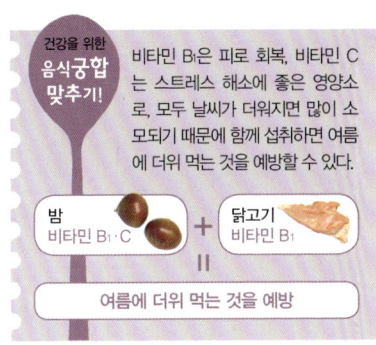

건강을 위한 음식궁합 맞추기!

비타민 B₁은 피로 회복, 비타민 C는 스트레스 해소에 좋은 영양소로, 모두 날씨가 더워지면 많이 소모되기 때문에 함께 섭취하면 여름에 더위 먹는 것을 예방할 수 있다.

밤
비타민 B₁·C

+

닭고기
비타민 B₁

=

여름에 더위 먹는 것을 예방

비타민 B₁ 피로회복 / 식이섬유 변비해소 / 올레인산 생활습관병예방

견과류

아몬드

양질의 지방이
악성 콜레스테롤을 억제한다

- **주요영양소** : 칼륨 770mg / 칼슘 230mg
  비타민 E 31mg / 비타민 B₁ 0.24mg
  비타민 B₂ 0.92mg / 식이섬유 10.4g
- **칼로리** : 598kcal
- **제철** : 연중
- **보관** : 다른 음식의 냄새를 잘 흡수하기 때문에 반드시 밀봉하여 냉장 또는 냉동 보관

산화하면 맛이 떨어지므로 햇것을 구입한다. 껍질이 있는 것이 좋은데, 너무 마르지 않고 붉은 갈색을 띠는 것을 고른다

영양과 건강

항산화 작용을 하는 비타민 E가 풍부하기 때문에 세포막 지방의 산화를 방지하여 세포를 튼튼하게 한다. 당질을 효율적으로 에너지로 바꾸는 비타민 B₁도 많아서 피로 회복에 좋고, 불용성 식이섬유가 풍부하여 정장 효과도 있다.

또한, 지방의 대부분이 올레인산이어서 악성 콜레스테롤을 억제하고 생활습관병을 예방하지만 칼로리가 높기 때문에 많이 먹지 않도록 주의한다.

요리비법

볶아서 그대로 먹기도 하지만 초콜릿이나 쿠키 등의 재료로 쓰거나 잘게 다져서 샐러드에 섞어 먹는 방법도 있다. 얇게 슬라이스하거나 잘게 썰어서 요리의 풍미를 위해 곁들이면 칼로리 걱정 없이 영양소를 섭취할 수 있다.

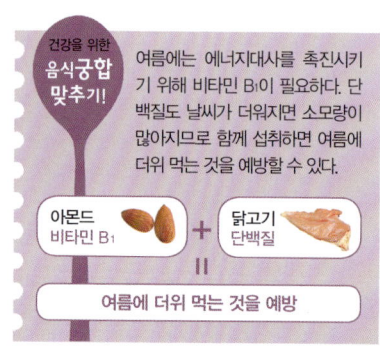

건강을 위한 **음식궁합 맞추기!**

여름에는 에너지대사를 촉진시키기 위해 비타민 B₁이 필요하다. 단백질도 날씨가 더워지면 소모량이 많아지므로 함께 섭취하면 여름에 더위 먹는 것을 예방할 수 있다.

아몬드 비타민 B₁ + 닭고기 단백질 =
여름에 더위 먹는 것을 예방

칼륨 고혈압예방 / 비타민 B₁ 피로회복 / 비타민 C 감기예방

- **주요영양소** : 탄수화물 38.5g
  칼륨 700㎎ / 비타민 B₁ 0.28㎎
  비타민 C 23㎎ / 비타민 E 8.5㎎
- **칼로리** : 187㎉
- **제철** : 9~11월
- **보관** : 껍질 있는 것은 그대로 종이봉투에 넣어 냉장 보관

은행

비타민 B₁이 풍부하여 피로 회복에 좋다

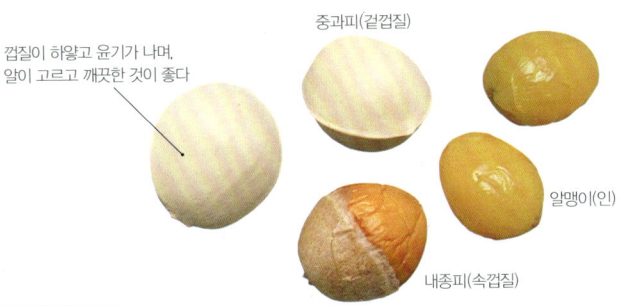

껍질이 하얗고 윤기가 나며, 알이 고르고 깨끗한 것이 좋다

중과피(겉껍질)

알맹이(인)

내종피(속껍질)

영양과 건강

가로수로 흔히 볼 수 있는 은행나무의 열매가 은행이다. 에너지원인 탄수화물이 많고, 비타민 C와 비타민 E, 칼륨도 풍부해서 감기 예방, 체력 향상, 고혈압 예방에 효과적이다.

또, 비타민 B₁이 많이 들어 있어서 대사 촉진과 면역력 향상에도 도움이 되지만 많이 먹으면 소화불량을 일으키고, 코피가 날 수 있으므로 성인은 1일 10개 정도가 적당하고, 5세 미만의 어린이에게는 주지 않는 것이 좋다.

볶은 은행은 기침, 기관지염에 효과적이다

은행을 익혀서 먹으면 폐를 따뜻하게 해주기 때문에 결핵을 앓는 사람이 많았던 시절에는 기침과 가래를 가라앉히는 데 사용하였다. 볶은 은행을 하루에 5~8알 정도 먹으면 효과적이다.

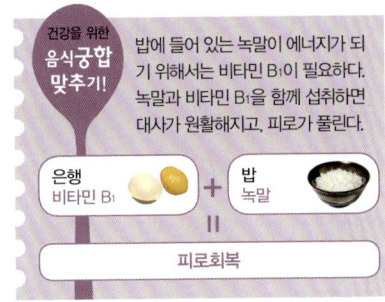

건강을 위한 **음식궁합 맞추기!**

밥에 들어 있는 녹말이 에너지가 되기 위해서는 비타민 B₁이 필요하다. 녹말과 비타민 B₁을 함께 섭취하면 대사가 원활해지고, 피로가 풀린다.

은행 비타민 B₁ + **밥** 녹말 = 피로회복

칼륨 **고혈압예방** / 비타민 B₁ **피로회복** / 리놀산 **동맥경화예방**

견과류

호두

양질의 지방이
혈관을 튼튼하게 한다

- **주요영양소** : 지방 68.8g
  칼륨 540mg / 비타민 E 1.2mg
  비타민 B₁ 0.26mg
- **칼로리** : 674㎉
- **제철** : 10~12월
- **보관** : 산화 방지를 위해서 껍질은 벗기지 않고 보관. 껍질을 벗긴 알맹이는 밀봉해서 냉장 또는 냉동 보관

들었을 때 무게가 느껴지고
껍질을 까지 않은 것이 좋다

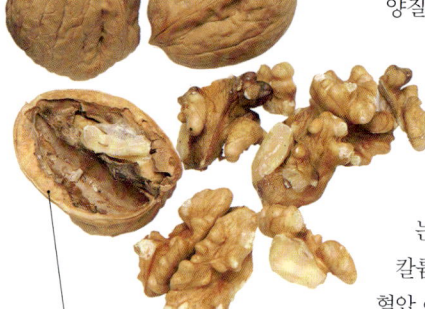

껍질에 구멍이 있는 것은
벌레 먹은 것이므로 주의한다

영양과 건강

진하고 풍부한 맛이 특징인 호두는 너트류 중에서도 특히 영양가가 높다.

양질의 지방이 풍부하여 전체의 68% 이상을 차지하며, 그 중에서 다가불포화지방산인 리놀산과 α-리놀렌산은 악성 콜레스테롤을 억제하여 동맥경화를 예방하는 작용이 있다.

칼륨과 비타민 B₁도 풍부해서 고혈압 예방과 피로 회복에 좋다. 단, 지방이 많은 만큼 칼로리도 높기 때문에 너무 많이 먹지 않도록 주의한다.

민간요법 | **매일 먹으면 몸이 따뜻해진다**

중국에서는 호두를 뇌의 노화 방지에 이용하여 건망증이나 불면증의 치료약으로 사용한다고 한다. 또, 몸을 따뜻하게 하고 배변을 원활하게 해주기 때문에 하루에 2~3개씩 먹으면 냉증과 변비에 좋다.

건강을 위한 **음식궁합 맞추기!**

비타민 E에는 항산화 작용이 있고, 리놀산과 단백질에는 콜레스테롤 저하 작용이 있기 때문에 함께 섭취하면 동맥경화 예방에 좋다.

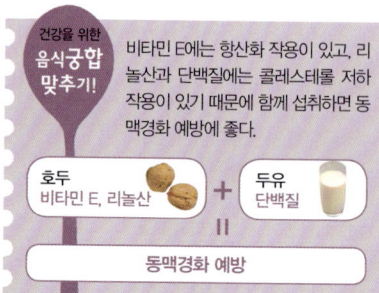

호두
비타민 E, 리놀산
+
두유
단백질
=
동맥경화 예방

3 어패류

생선은 필수아미노산을
함유하고 있으며
양질의 단백질이 풍부하다.
신선도가 생명이므로
랩으로 싸서 냉장 보관하여
빠른 시간 안에 먹거나
냉동 보관한다.

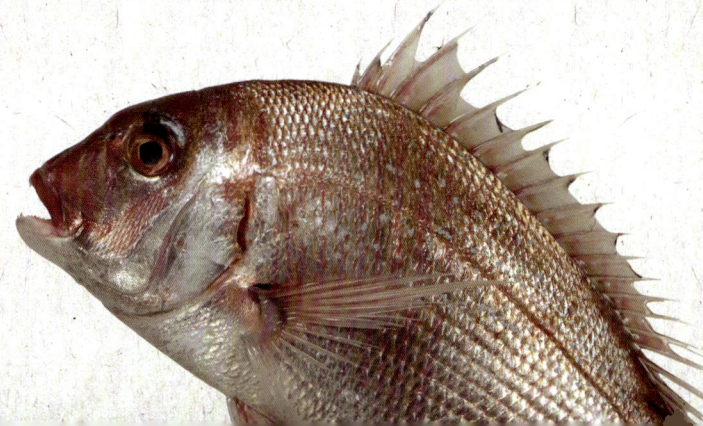

몸에 좋은 어패류

주요 영양소

생선

붉은살생선
DHA, EPA가 풍부해서 뇌를 활성화시키고 동맥경화를 예방하는 데 도움이 된다. 검붉은 살 부분에는 빈혈을 예방하는 철분이 듬뿍 들어 있다.

전갱이　고등어　정어리

흰살생선
저지방으로 양질의 단백질이 들어 있고, 피부 미용에 좋은 콜라겐도 풍부하다.

넙치　도미　대구

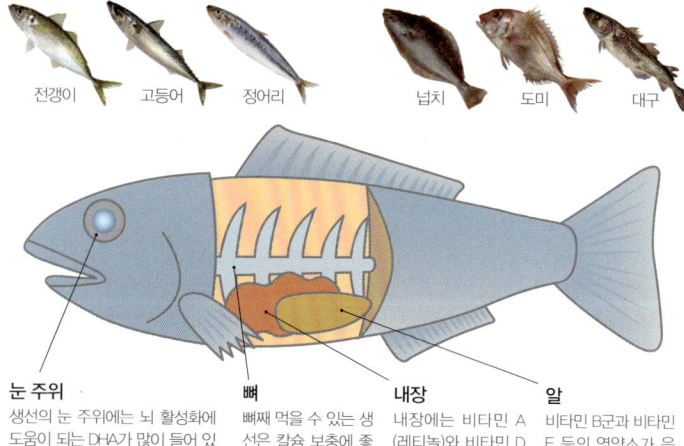

눈 주위
생선의 눈 주위에는 뇌 활성화에 도움이 되는 DHA가 많이 들어 있다. 도미, 농어, 방어 등의 머리를 조림으로 먹으면 맛이 좋다.

뼈
뼈째 먹을 수 있는 생선은 칼슘 보충에 좋다. 치아와 뼈를 튼튼하게 만들어준다.

내장
내장에는 비타민 A (레티놀)와 비타민 D가 풍부하다.

알
비타민 B군과 비타민 E 등의 영양소가 응축되어 있다.

조개

철분과 비타민 B_1·B_{12}가 풍부하다. 빈혈과 감기 예방에 효과적이다.

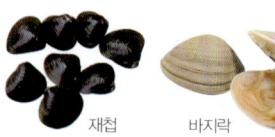

재첩　바지락

기타

오징어나 게에는 감칠맛 성분인 타우린이 많아서 콜레스테롤 저하나 간 기능 강화에 효과적이다.

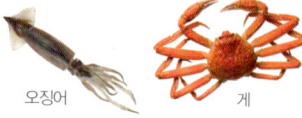

오징어　게

고르는 방법

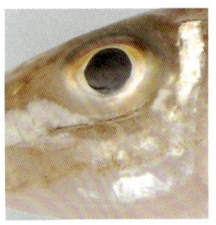

눈이 맑은 것
일반적으로 눈이 맑은 것이 신선하다(벤자리는 예외).

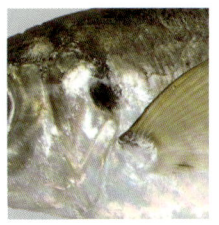

살에 탄력이 있는 것
살에 탄력이 있고 아가미 색이 선명한 것이 신선하다.

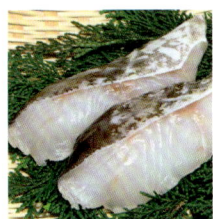

토막 생선은 윤기가 있는 것
토막내어 파는 것은 윤기가 있고, 살이 단단한 것을 고른다.

보관 방법

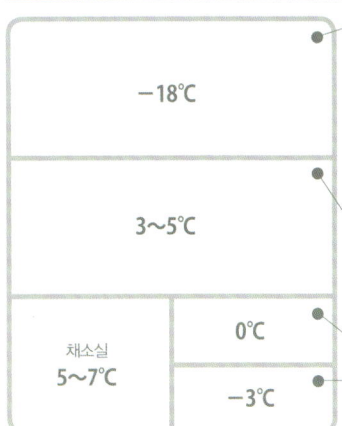

냉동실
생선이나 오징어, 새우는 머리와 내장을 제거하고 물로 씻은 다음 물기를 빼고 1회 분량씩 랩으로 싼다. 껍질을 까지 않은 조개는 해감한 뒤 키친타월과 랩으로 싼다. 이렇게 손질한 재료를 냉동실에 넣고 급속 냉동시키는데 금속제 접시를 사용하면 빨리 얼릴 수 있다. 냉동 후 지퍼백 등에 넣어서 2~3주 정도 보관할 수 있다.

냉장실
조리를 마친 어패류요리는 2~3일 정도 보관할 수 있다. 날것은 신선실에 보관한다.

신선실
바로 먹을 어패류를 보관한다. 자르지 않은 생선이나 오징어, 새우는 머리와 내장을 제거하고 물로 씻은 다음, 키친타월로 물기를 제거하여 지퍼백 등에 넣어 보관한다. 조개류는 해감을 한다. 1~2일 정도 보관할 수 있다.

해동방법
냉장실 또는 신선실에서 반나절~하루 정도에 걸쳐 반쯤 해동한다. 시간이 없을 때는 비닐째 흐르는 물로 해동한다. 전자레인지나 상온에서 해동하는 것은 피한다.

-3℃ 정도로 온도를 맞춰서 얼기 직전의 상태로 보관하면 익히지 않은 생선이나 오징어, 새우도 2~5일 정도 보관할 수 있다. 키친타월로 싸서 지퍼백 등에 넣어 보관한다.

생선 손질하기

2장 뜨기 · 3장 뜨기

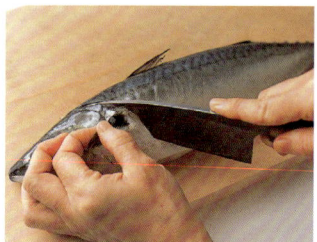

❶ 가슴지느러미 바로 밑에 칼을 대고 등뼈까지 칼집을 넣는다.

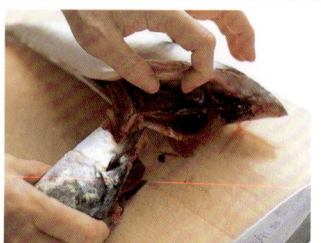

❹ 머리를 당겨서 내장을 함께 빼낸 후, 배 안과 바깥쪽을 물로 씻는다.

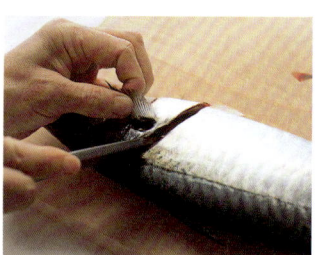

❷ 뒤집어서 반대쪽도 같은 방법으로 칼집을 넣고 등뼈를 눌러서 자른다.

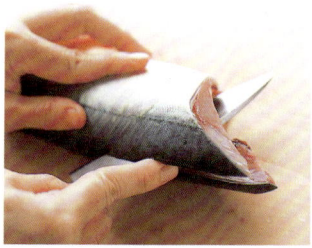

❺ 등쪽 껍질부분에 칼을 눕혀서 대고 등뼈를 따라 칼을 넣어 자른 다음, 등뼈를 따라 벌린다.

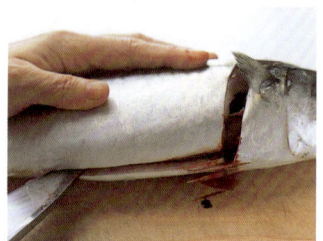

❸ 배 밑에 칼을 대고 내장을 터뜨리지 않도록 주의해서 항문까지 잘라서 벌린다.

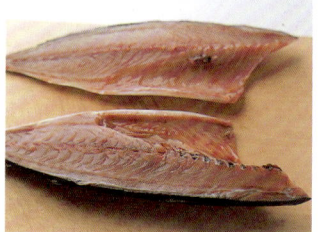

❻ 여기까지가 2장 뜨기.

비늘 제거하기 · 머리 가르기

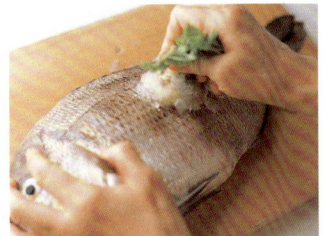

❶ 시중에서 판매하는 비늘 벗기는 도구나 자른 무의 끝부분, 또는 칼등을 이용하여 꼬리에서 머리 방향으로 문지르면 비늘이 제거된다.

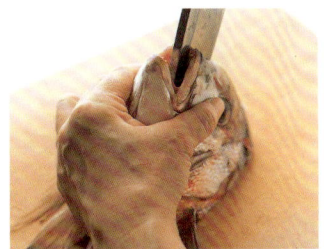

❷ 생선을 손질한 다음 머리를 자른다. 입에 수직으로 칼을 넣어 세로로 2등분한다.

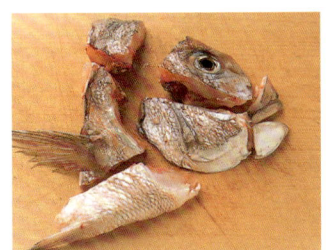

❸ 머리조림이나 구이처럼 머리를 통째로 요리에 사용하는 경우가 아니라면 눈이 터지지 않도록 주의하여 사진과 같이 잘라서 요리한다.

❼ 등뼈가 붙은 면을 밑으로 두고 머리부분의 등뼈 위쪽에 칼을 넣고 등뼈를 따라서 꼬리까지 한 번에 자른다.

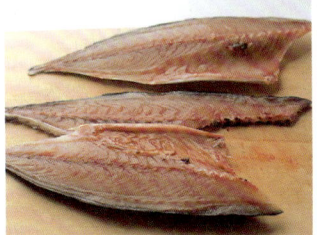

❽ 여기까지가 3장 뜨기.

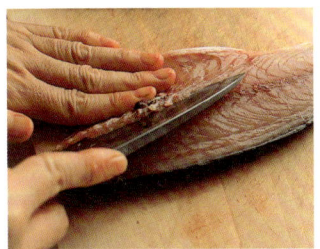

❾ 칼을 배뼈와 살 사이에 넣어서 배뼈를 제거한다.

철분·비타민 B₁₂ 빈혈예방 / DHA 뇌활성화 / DHA·EPA 동맥경화예방

생선

가다랑어

붉은 살에 풍부한 철분이
빈혈을 예방한다

- **주요영양소***: 단백질 25.8g
  지방 0.5g / 철분 1.9mg
  비타민 B₁ 0.13mg / 비타민 B₁₂ 8.4㎍
- **칼로리***: 114kcal
- **크기**: 50〜60cm
- **제철**: 여름〜가을

* 수치는 봄에 수확한 가다랑어 기준

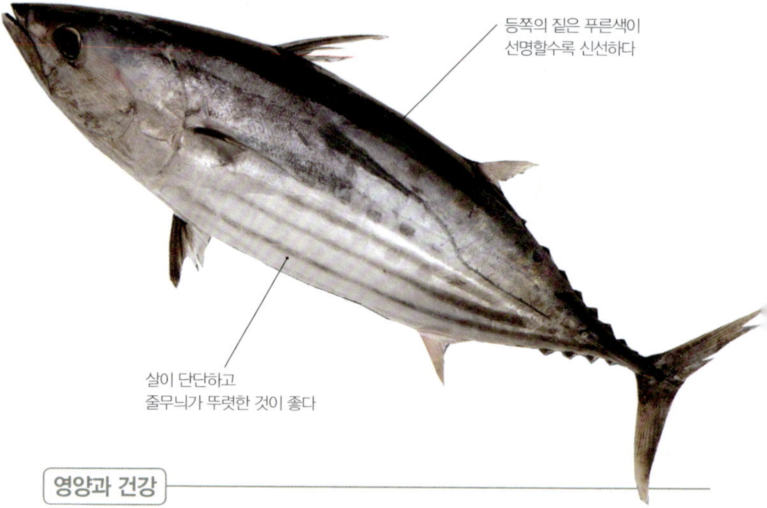

등쪽의 짙은 푸른색이
선명할수록 신선하다

살이 단단하고
줄무늬가 뚜렷한 것이 좋다

영양과 건강

맛이 가장 좋은 것은 초여름 맏물 가다랑어이고, 영양면에서는 가을에 회귀하는 가다랑어가 가장 뛰어나기 때문에 연 2회 제철을 맞이한다. 가을 가다랑어에는 지방이 많고(100g 중 6.2g), DHA와 EPA도 풍부해서 뇌를 활성화하고 동맥경화를 예방하는 데 효과적이다.

또한, 가다랑어의 검붉은 살에는 철분이 많고, 적혈구를 생성하는 비타민 B₁₂가 있어서 빈혈 예방에 좋다.

가다랑어를 가공해서 만든 가다랑어포(가쓰오부시)에는 가다랑어의 영양소에 더하여 감칠맛 성분인 이노신산, 글루탐산 등의 아미노산이 풍부해서 뇌를 활성화시키는 효과가 뛰어나다. 연두부와 가다랑어포로 샐러드를 만들거나 우동에 가다랑어포를 뿌려 먹으면 간편하게 영양소를 섭취할 수 있다.

가공품

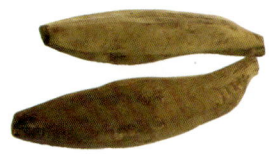

가다랑어에는 자양강장 효과가 있다

가다랑어는 자양강장과 노화방지에 효과적인 식재료이다. 가다랑어의 검붉은 살을 한입 크기로 잘라서 생강과 간장을 넣고 조리면 강장 효과가 커진다. 가다랑어를 말려서 가공한 가다랑어포도 자양강장에 효과적이다. 또, 가다랑어는 거칠어진 피부를 부드럽게 해주므로 피부 상태가 좋지 않을 때 가다랑어 요리를 먹으면 효과를 볼 수 있다.

가다랑어포
가다랑어 살을 삶아서 훈연, 가열, 건조시킨 것. 2개의 가다랑어포를 부딪쳐서 맑은 소리가 나는 것이 좋은 상품이다.

이토케즈리
장식용으로 검붉은 살 부분을 빼고 얇게 깎은 가다랑어포. 보기에도 좋고 식감도 부드럽다.

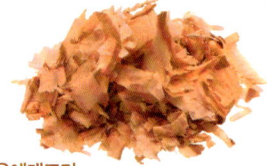

우에케즈리
가다랑어포의 표면을 깎은 것. 독특한 향이 있고, 진한 육수를 우려낼 수 있다. 우동이나 국수 국물을 낼 때 좋다.

몽치다래포
일반 가다랑어보다 약간 작은 크기의 몽치다래를 가공하여 만든 것. 진한 육수를 우려낼 수 있다.

건강을 위한 음식궁합 맞추기!

철분은 헤모글로빈의 구성성분이고, 비타민 B_{12}는 헤모글로빈의 합성을 촉진시키기 때문에 빈혈을 예방한다. 또, 단백질은 혈관을 부드럽게 만들고, β-카로틴은 항산화 작용이 있기 때문에 함께 섭취하면 동맥경화 예방에 좋으며, 유화아릴은 비타민 B_1의 흡수를 촉진시켜 피로 회복에 효과적이다.

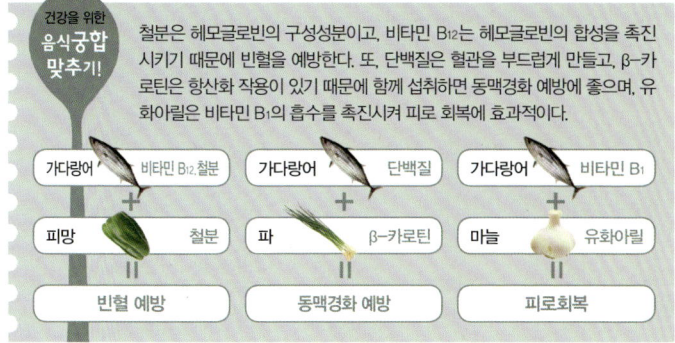

가다랑어 + 피망 = 빈혈 예방	가다랑어 + 파 = 동맥경화 예방	가다랑어 + 마늘 = 피로회복
비타민 B_{12}, 철분 / 철분	단백질 / β-카로틴	비타민 B_1 / 유화아릴

DHA 뇌활성화 / DHA·EPA 동맥경화예방 / 콜라겐 거칠어진 피부를 부드럽게

생선

가자미

저지방 고단백으로
콜라겐이 풍부한 미용식

- **주요영양소***: 단백질 19.5g
  지방 1.8g / 비타민 D 5㎍
  비타민 E 1.3㎎
- **칼로리***: 99㎉
- **크기**: 약 30cm
- **제철**: 여름

*수치는 문치가자미 기준

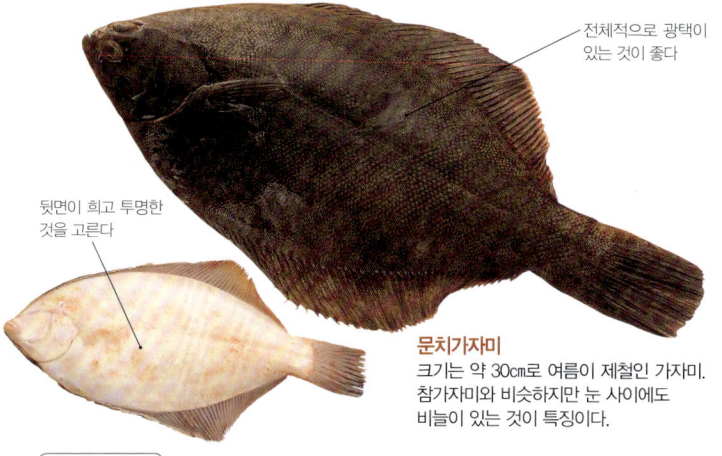

전체적으로 광택이
있는 것이 좋다

뒷면이 희고 투명한
것을 고른다

문치가자미
크기는 약 30cm로 여름이 제철인 가자미.
참가자미와 비슷하지만 눈 사이에도
비늘이 있는 것이 특징이다.

영양과 건강

가자미는 종류가 많아서 문치가자미, 참가자미, 돌가자미, 홍가자미 등 수십 종의 가자미가 있다.

가자미 살에는 단백질과 비타민이 풍부하기 때문에 건강을 유지하고 체력을 향상시키는 데 효과적이다. 지방에는 뇌를 활성화시키는 DHA와 동맥경화를 예방하는 EPA가 풍부하다.

또, 지느러미가 붙어 있는 부분과 껍질에 콜라겐이 많아서 피부에도 좋다.

요리비법

가자미를 조리면 콜라겐이 녹아 젤라틴 상태가 되므로 국물을 통해 콜라겐을 효율적으로 섭취할 수 있다. 남은 조림국물은 냉장고에 넣어두었다가 뜨거운 밥에 비벼 먹어도 맛있게 먹을 수 있다.

품종

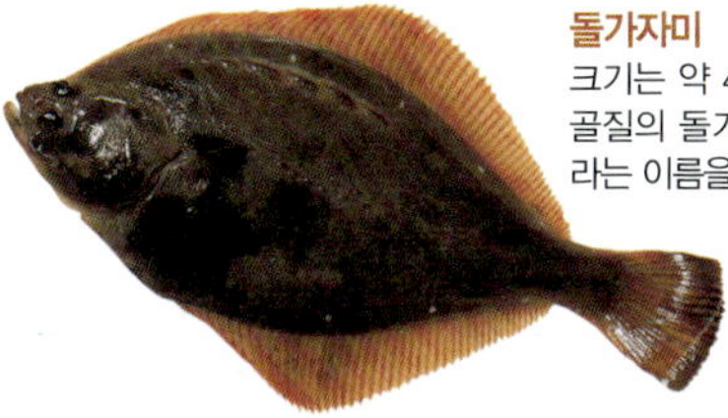

돌가자미
크기는 약 40cm. 매끄러운 피부에 골질의 돌기가 있어서 「돌가자미」라는 이름을 갖게 되었다.

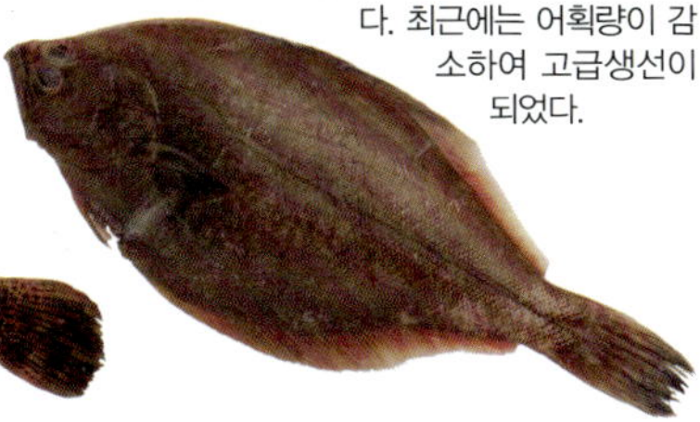

홍가자미
송곳니 같은 이빨이 있는 것이 특징. 조림으로 먹으면 맛이 좋다. 최근에는 어획량이 감소하여 고급생선이 되었다.

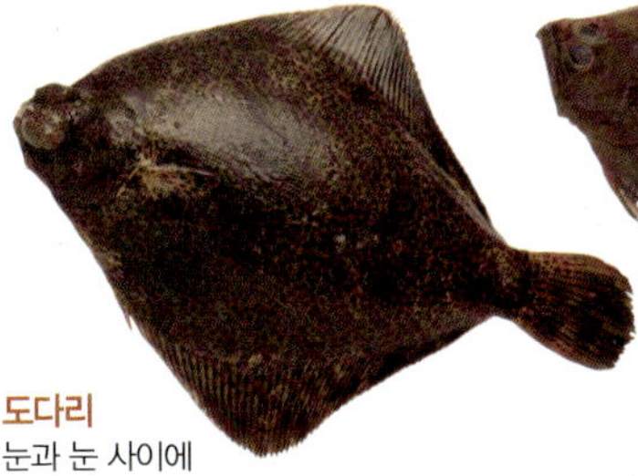

도다리
눈과 눈 사이에 돌기가 있다. 마름모꼴 체형이 특징이며, 가을이 제철이다.

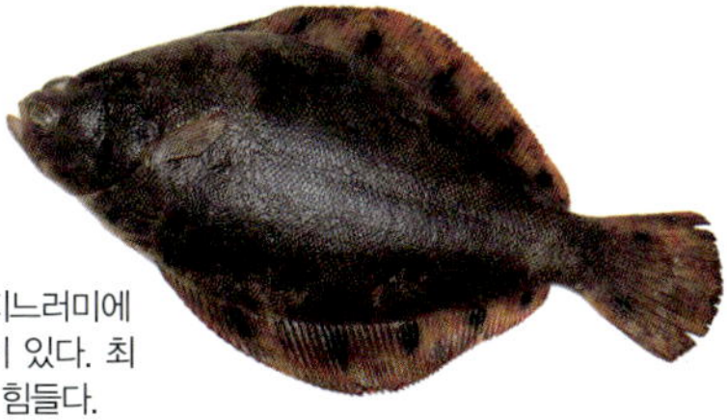

범가자미
등지느러미와 꼬리지느러미에 별 모양의 검은 점이 있다. 최근에는 좀처럼 보기 힘들다.

건강을 위한 음식궁합 맞추기!

DHA, EPA와 에리타데닌을 함께 섭취하면 콜레스테롤을 저하시키고 동맥경화를 예방할 수 있다. 또, 단백질과 비타민 C는 스트레스를 받으면 소모량이 많아지므로 평소에 꾸준히 섭취하면 스트레스 완화에 도움이 된다. 비타민 E와 β-카로틴은 지용성 항산화 물질로 세포를 건강하게 만들어준다.

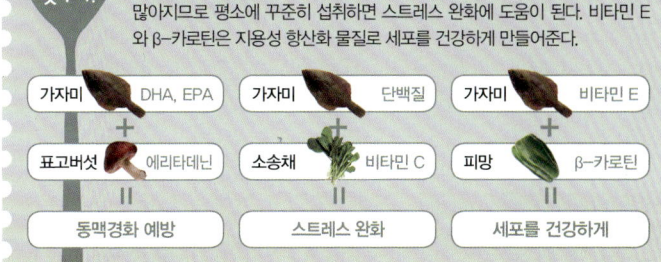

가자미 + 표고버섯 = 동맥경화 예방	가자미 + 소송채 = 스트레스 완화	가자미 + 피망 = 세포를 건강하게
DHA, EPA / 에리타데닌	단백질 / 비타민 C	비타민 E / β-카로틴

레티놀 여름에 더위 먹는 것을 예방 / DHA·EPA 동맥경화예방 / 올레인산 콜레스테롤저하

생선

갈치

올레인산이 콜레스테롤을
떨어뜨린다

- **주요영양소**: 단백질 16.5g
  지방 20.9g / 칼륨 290㎎
  비타민 A(레티놀) 52㎍
  비타민 D 14㎍
- **칼로리**: 266㎉
- **크기**: 100~150㎝
- **제철**: 여름~가을

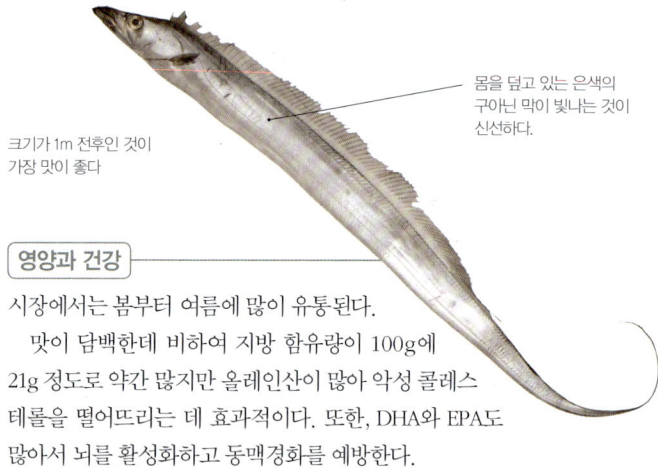

크기가 1m 전후인 것이
가장 맛이 좋다

몸을 덮고 있는 은색의
구아닌 막이 빛나는 것이
신선하다.

영양과 건강

시장에서는 봄부터 여름에 많이 유통된다.

맛이 담백한데 비하여 지방 함유량이 100g에 21g 정도로 약간 많지만 올레인산이 많아 악성 콜레스테롤을 떨어뜨리는 데 효과적이다. 또한, DHA와 EPA도 많아서 뇌를 활성화하고 동맥경화를 예방한다.

비타민과 미네랄도 비교적 많이 들어 있는데 특히, 비타민 A인 레티놀이 많아서 여름철에 먹으면 더위도 잘 이겨낼 수 있다.

요리비법

회로 먹어도 좋고, 익혀서 먹을 경우에는 갈치와 궁합이 맞는 올리브유를 사용하면 올리브유에도 올레인산이 많이 들어 있기 때문에 악성 콜레스테롤을 저하시키는 효과가 커진다.

밑손질은 껍질을 벗기지 말고 머리와 내장을 제거하고, 등지느러미를 잘라낸다.

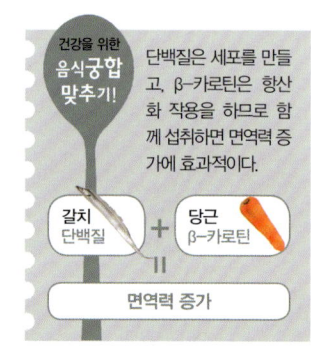

건강을 위한 **음식궁합 맞추기!**

단백질은 세포를 만들고, β-카로틴은 항산화 작용을 하므로 함께 섭취하면 면역력 증가에 효과적이다.

갈치
단백질
+
당근
β-카로틴
=
면역력 증가

칼륨 **고혈압예방** / 비타민 D **골다공증예방**

- **주요영양소** : 단백질 18.9g
  칼륨 320mg / 비타민 A(레티놀) 12㎍
  비타민 D 11㎍
- **칼로리** : 148㎉
- **크기** : 30∼50㎝
- **제철** : 여름∼가을

꼬치고기

풍부한 비타민 D가 뼈와 치아를 튼튼하게 해준다

크고 굵은 것이 더 맛있다

배가 하얀 것을 고른다

비늘모양이 가지런한 것이 신선하다

영양과 건강

꼬치고기에는 꼬치고기와 애꼬치가 있으며 주로 유통되는 종류는 꼬치고기이다.

단백질이 풍부하고 지방은 적은 흰살생선으로 각종 비타민과 미네랄을 함유한다. 특히, 칼슘의 흡수를 돕는 비타민 D가 풍부하여 뼈와 치아를 튼튼하게 하고 불안함도 해소한다. 수분이 많아서 회나 조림에는 어울리지 않는다. 말리면 맛이 더 좋아지기 때문에 소금구이를 할 경우에는 살짝 말려서 굽는 것이 좋다.

요리비법

꼬치고기는 소금구이로 먹는 것이 가장 맛이 좋다. 머리와 내장을 제거하고 소금을 뿌려서 냉장고에 잠시 넣어두었다가 굽는다. 말리면 맛도 좋아지고 수분이 줄어들어 영양분이 응축된다.

또, 밀가루를 묻혀서 버터에 굽는 뫼니에르로 만들어도 맛있다.

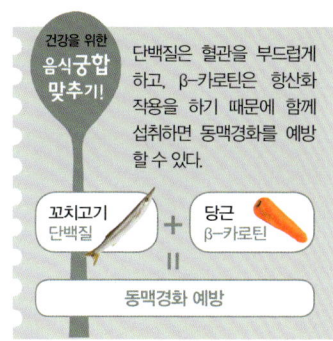

건강을 위한 음식궁합 맞추기!

단백질은 혈관을 부드럽게 하고, β-카로틴은 항산화 작용을 하기 때문에 함께 섭취하면 동맥경화를 예방할 수 있다.

꼬치고기 **단백질** + 당근 **β-카로틴** = 동맥경화 예방

고등어

DHA 뇌활성화 / DHA·EPA 동맥경화예방·뇌졸중예방

생선

DHA와 EPA가 풍부해서
생활습관병 예방에 좋다

- **주요영양소**: 단백질 20.7g
  비타민 D 11μg / 비타민 E 0.9mg
  비타민 B_2 0.28mg
  비타민 B_{12} 10.6μg
- **칼로리**: 202㎉
- **크기**: 약 45㎝
- **제철**: 가을~겨울

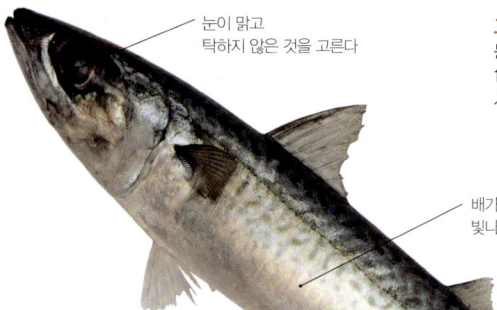

눈이 맑고 탁하지 않은 것을 고른다

고등어
등쪽에 검은 물결무늬가 있다. 10~12월 초에 맛이 가장 좋아서 「가을 고등어」라고도 한다.

배가 무지개빛으로 빛나는 것이 좋다.

영양과 건강

고등어는 가을부터 겨울에 걸쳐 지방이 올라 감칠맛이 증가한다. 고등어의 지방에는 동맥경화와 뇌졸중을 예방하는 데 효과적인 EPA, 뇌를 활성화시키는 불포화지방산인 DHA가 풍부하게 들어 있어서 맛이 좋을 뿐 아니라 건강에도 좋다. 게다가 DHA와 EPA는 산화하기 쉽다는 것이 문제인데 고등어에는 이러한 불포화지방산의 산화를 방지하는 비타민 E도 들어 있어 안심하고 먹을 수 있다.

검붉은 살 부분은 철분과 타우린이 풍부해서 빈혈을 예방하고 간 기능을 강화하는 데 효과적이다.

단, 고등어는 부패하는 속도가 빠른데, 신선도가 떨어지면 검붉은 살에서 감칠맛을 내는 히스티딘이 알레르기를 일으키는 히스타민으로 변화하여 중독을 일으키기 때문에 날것으로 먹을 때는 주의해야 한다.

> 요리비법

고등어는 빨리 부패하는 생선이다. 회로 먹고 남은 것은 상하지 않도록 요리를 해서 보관하는 것이 좋다.

식초에 절여두면 잠시 동안 냉장 보관할 수 있고, 된장을 넣고 조려서 냉동 보관하면 조림 국물에 감칠맛이 응축되어 시간이 지나도 맛있게 먹을 수 있다.

날것을 그대로 냉동하면 해동할 때 감칠맛이 수분과 함께 빠져나와서 맛이 떨어진다.

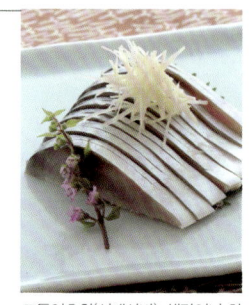

고등어초회(시메사바). 생강이나 차즈기 꽃이삭 등 향이 있는 것을 곁들이면 특유의 냄새가 약해진다.

품종

가공품

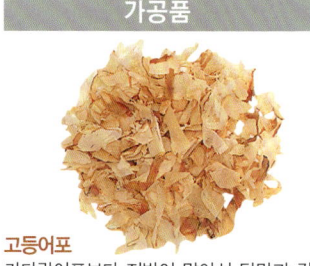

망치고등어
고등어와 비슷하지만 측면과 배쪽에 검은색 반점들이 퍼져 있는 것이 다르다. 고등어보다 작아서 크기 25~30cm 정도.

고등어포
가다랑어포보다 지방이 많아서 단맛과 감칠맛이 진하다. 조림이나 면류의 국물을 낼 때 적합하다.

건강을 위한 음식궁합 맞추기!

DHA와 EPA는 중성지방이나 콜레스테롤을 저하시키기 때문에 항산화 작용이 있는 비타민 C와 함께 섭취하면 동맥경화 예방에 도움이 된다. 또, 비타민 E와 β-카로틴은 항산화 작용을 하기 때문에 활성 산소가 세포를 상하게 하는 것을 막아주고, 비타민 D는 칼슘의 흡수를 돕는다.

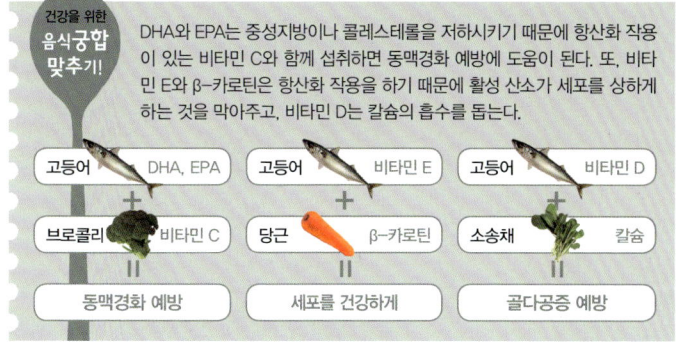

고등어 + 브로콜리 = 동맥경화 예방	고등어 + 당근 = 세포를 건강하게	고등어 + 소송채 = 골다공증 예방
DHA, EPA + 비타민 C	비타민 E + β-카로틴	비타민 D + 칼슘

철분·비타민 B12 빈혈예방 / DHA 뇌활성화 / DHA·EPA 동맥경화예방

꽁치

- **주요영양소** : 단백질 18.5g
  지방 24.6g / 철분 1.4mg
  비타민 A(레티놀) 13μg
  비타민 D 19μg / 비타민 B12 17.7μg
- **칼로리** : 310kcal
- **크기** : 30~40cm
- **제철** : 가을

양질의 지방으로 영양을 공급하고 동맥경화도 예방한다

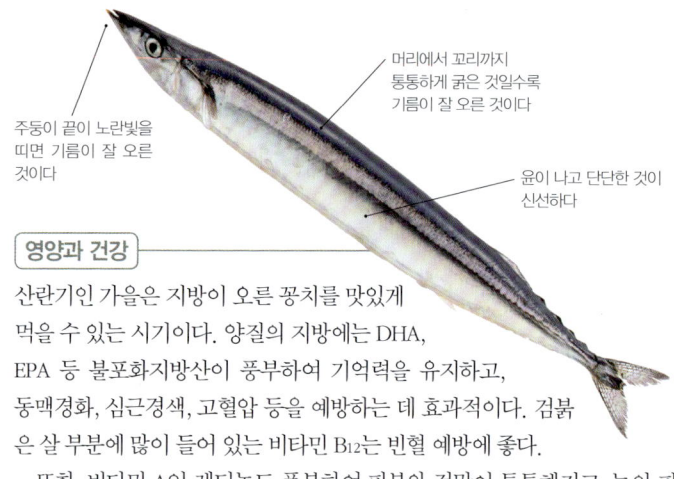

주둥이 끝이 노란빛을 띠면 기름이 잘 오른 것이다

머리에서 꼬리까지 통통하게 굵은 것일수록 기름이 잘 오른 것이다

윤이 나고 단단한 것이 신선하다

영양과 건강

산란기인 가을은 지방이 오른 꽁치를 맛있게 먹을 수 있는 시기이다. 양질의 지방에는 DHA, EPA 등 불포화지방산이 풍부하여 기억력을 유지하고, 동맥경화, 심근경색, 고혈압 등을 예방하는 데 효과적이다. 검붉은 살 부분에 많이 들어 있는 비타민 B12는 빈혈 예방에 좋다.

또한, 비타민 A인 레티놀도 풍부하여 피부와 점막이 튼튼해지고, 눈의 피로를 회복시켜 주는 효과가 있으며, 암도 예방한다.

요리비법

지방이 많은 생선은 지방이 위의 점막을 덮어서 소화불량을 일으킬 수 있다. 이런 경우에는 무를 갈아서 곁들여 먹으면 무에 들어 있는 전분 소화효소가 작용하여 소화를 촉진시키고 거북한 느낌을 줄여준다.

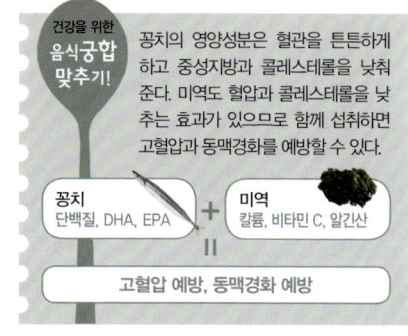

건강을 위한 음식궁합 맞추기!

꽁치의 영양성분은 혈관을 튼튼하게 하고 중성지방과 콜레스테롤을 낮춰준다. 미역도 혈압과 콜레스테롤을 낮추는 효과가 있으므로 함께 섭취하면 고혈압과 동맥경화를 예방할 수 있다.

꽁치
단백질, DHA, EPA

+

미역
칼륨, 비타민 C, 알긴산

=

고혈압 예방, 동맥경화 예방

단백질 **스트레스완화·컨디션회복** / 철분 **빈혈예방**

- **주요영양소** : 단백질 21g
  칼륨 320mg / 철분 0.5mg
  비타민 E 2.3mg
- **칼로리** : 96kcal
- **크기** : 약 35cm
- **제철** : 봄~여름

날치

칼로리가 낮아 다이어트에 좋고 철분과 단백질도 풍부하다

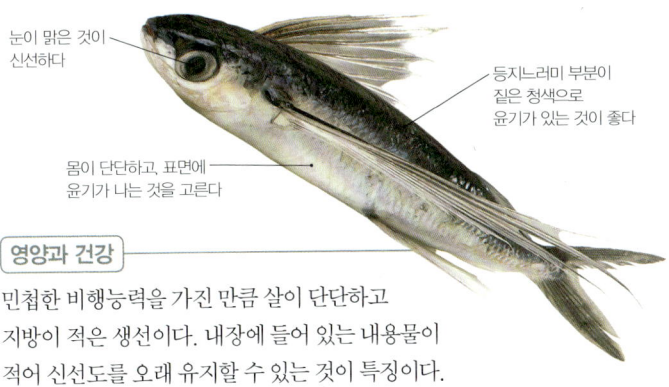

눈이 맑은 것이 신선하다

등지느러미 부분이 짙은 청색으로 윤기가 있는 것이 좋다

몸이 단단하고, 표면에 윤기가 나는 것을 고른다

영양과 건강

민첩한 비행능력을 가진 만큼 살이 단단하고 지방이 적은 생선이다. 내장에 들어 있는 내용물이 적어 신선도를 오래 유지할 수 있는 것이 특징이다.

단백질과 철분이 풍부해서 컨디션 회복과 스트레스 완화, 빈혈 예방에 효과적이다. 칼로리가 낮기 때문에 다이어트할 때 영양보충식으로 적합하다.

말리거나 생선묵 재료로도 많이 이용한다. 신선한 것은 회로 먹거나 소금구이, 튀김 등으로 먹는다.

요리비법

날치는 맛이 담백해서 다양한 식재료와 어울린다. 토마토 등의 채소를 같이 먹으면 영양의 균형도 맞출 수 있다.

저지방이므로 올레인산이 풍부한 올리브유를 넣고 요리하면 좋고, 날치알은 초밥이나 비빔밥 등에 다양하게 사용한다.

건강을 위한 음식궁합 맞추기!

날치에 들어 있는 양질의 단백질은 스트레스를 완화하고 면역력을 높이는 작용이 있기 때문에 토마토에 들어 있는 리코펜과 함께 섭취하면 보다 효과적이다.

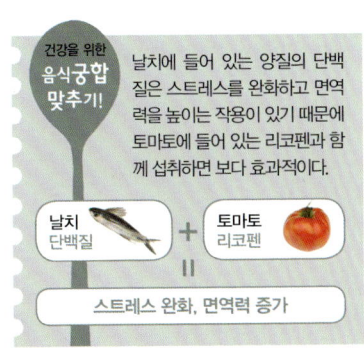

날치 단백질 + **토마토** 리코펜 = 스트레스 완화, 면역력 증가

콜라겐 거칠어진 피부를 부드럽게 / 칼륨 고혈압예방 / 타우린 동맥경화예방

생선

넙치

- **주요영양소** : 단백질 20g
  칼륨 440㎎ / 비타민 C 3㎎
- **칼로리** : 103㎉
- **크기** : 70~80㎝
- **제철** : 가을~겨울

콜라겐과 아미노산이 피부를 건강하게 만든다

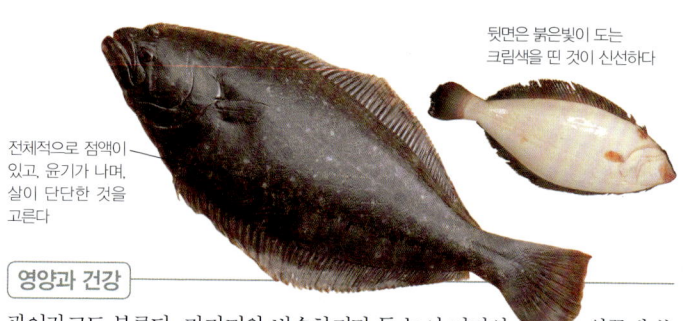

전체적으로 점액이 있고, 윤기가 나며, 살이 단단한 것을 고른다

뒷면은 붉은빛이 도는 크림색을 띤 것이 신선하다

영양과 건강

광어라고도 부른다. 가자미와 비슷하지만 두 눈이 머리의 왼쪽에 쏠려 있는 것이 특징이다. 자연산은 어획량이 적어 구하기 힘든 고급 식재료이지만 성장이 빨라서 양식이 발달하였다. 고단백 저지방으로 아미노산이 풍부하며, 타우린은 동맥경화 예방에 효과적이고, 글루탐산은 감칠맛을 낸다.

지느러미 밑에 붙어 있는 살은 씹는 느낌이 좋고, 콜라겐이 풍부하여 피부 미용에 좋다. 또, 지느러미 살에는 콘드로이틴이 많이 들어 있어서 세포의 수분을 유지시키고 탄력을 준다.

요리비법

저지방으로 맛이 담백하기 때문에 회는 물론 조림이나 구이 등 여러 가지 요리에 잘 어울린다. 피부가 거칠어졌을 때는 콜라겐이 녹아 있는 국물까지 전부 먹을 수 있는 방법으로 요리하는 것이 좋다.

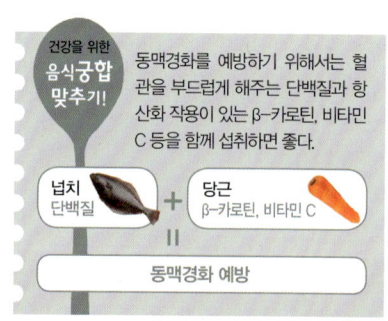

건강을 위한 **음식궁합 맞추기!**

동맥경화를 예방하기 위해서는 혈관을 부드럽게 해주는 단백질과 항산화 작용이 있는 β-카로틴, 비타민 C 등을 함께 섭취하면 좋다.

넙치 단백질 + **당근** β-카로틴, 비타민 C = 동맥경화 예방

단백질 피로회복 / **레티놀** 감기예방·면역력증가

농어

풍부한 비타민군이
면역력을 향상시킨다

- **주요영양소** : 단백질 19.8g
  칼륨 370mg
  비타민 A(레티놀) 180㎍
  비타민 D 10㎍
- **칼로리** : 123㎉
- **크기** : 약 90cm
- **제철** : 여름

눈이 탁하지 않고
눈 가장자리가 선명한
검은 색을 띠는 것이 신선하다

아가미가 깨끗하고,
비늘에 점액이 있으며,
금색으로 윤기가 나는
것을 고른다

영양과 건강

어릴 때에는 담수를 좋아하여 연안이나 강 하구까지 거슬러 올라왔다가 깊은 바다로 이동한다. 큰 것은 크기가 100cm 이상 되는 것도 있다.

단백질이 다른 생선보다 풍부하고, 특히 「7월 농어는 바라보기만 해도 약이 된다」는 옛말이 있듯이 지방이 오르기 시작하는 여름에 잡은 농어는 보양식으로도 좋다.

또한, 비타민 A인 레티놀과 비타민 D 등이 풍부하여 면역력 증가, 감기 예방, 칼슘 흡수에 좋고, 여름에 더위 먹는 것을 예방하는 데도 효과적이다.

품종

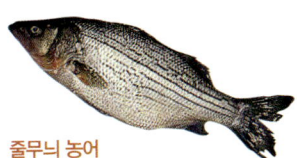

줄무늬 농어
등쪽은 색이 어둡고, 배 부위는 은백색을 띤다. 줄무늬가 여러 개 있는 것이 특징이다.

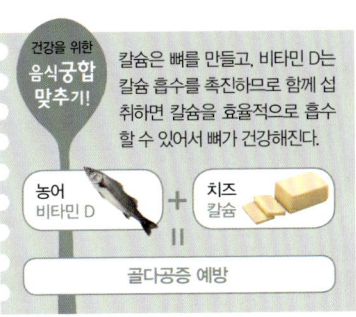

건강을 위한 **음식궁합 맞추기!**
칼슘은 뼈를 만들고, 비타민 D는 칼슘 흡수를 촉진하므로 함께 섭취하면 칼슘을 효율적으로 흡수할 수 있어서 뼈가 건강해진다.

농어 비타민 D + 치즈 칼슘 = 골다공증 예방

칼륨 **고혈압예방** / 비타민 B₂ **구내염예방 · 감기예방**

생선

대구

단백질과 비타민이
감기를 예방한다

- **주요영양소** : 단백질 17.6g
  칼륨 350mg / 칼슘 32mg
  비타민 D 1㎍ / 비타민 B₂ 0.1mg
- **칼로리** : 77㎉
- **크기** : 약 100㎝
- **제철** : 겨울

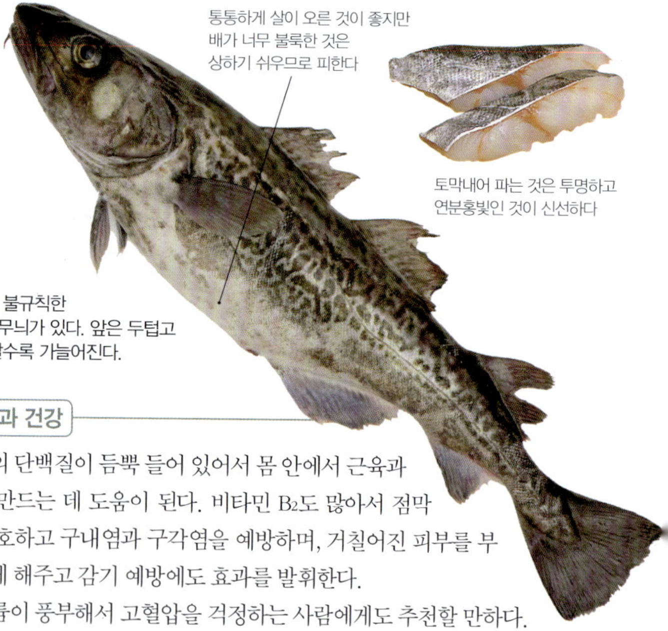

통통하게 살이 오른 것이 좋지만
배가 너무 불룩한 것은
상하기 쉬우므로 피한다

토막내어 파는 것은 투명하고
연분홍빛인 것이 신선하다

대구
등쪽에 불규칙한
흙갈색무늬가 있다. 앞은 두텁고
뒤로 갈수록 가늘어진다.

영양과 건강

양질의 단백질이 듬뿍 들어 있어서 몸 안에서 근육과 피를 만드는 데 도움이 된다. 비타민 B₂도 많아서 점막을 보호하고 구내염과 구각염을 예방하며, 거칠어진 피부를 부드럽게 해주고 감기 예방에도 효과를 발휘한다.

칼륨이 풍부해서 고혈압을 걱정하는 사람에게도 추천할 만하다.

요리비법

대구를 이용한 요리로는 「대구탕」이 대표적이다. 제철인 겨울에는 감칠맛과 영양분이 더 풍부해지기 때문에 다른 재료를 첨가하여 먹으면 영양분을 균형 있게 섭취할 수 있다.

맛이 담백하고, 감칠맛이 있는 생선이기 때문에 탕, 조림, 찜, 구이, 튀김 등 여러 가지 요리에 이용할 수 있다.

가공품

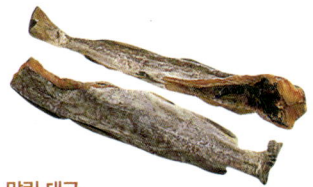

말린 대구
표면에 살짝 가루가 앉은 것처럼 보이는 것이 좋다. 살이 두터워 잘 상하기 때문에 머리를 제거하고 통째로 말리면 오래 보관할 수 있다.

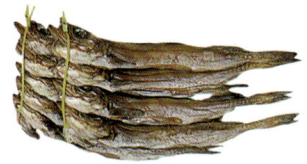

말린 빨간대구
대구과의 생선으로 대구보다 작은 빨간대구를 말린 것. 살짝 구워 마요네즈나 고추장에 찍어 먹으면 훌륭한 안주가 된다.

부위

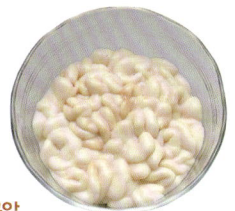

대구알
대구의 정소, 대구알젓, 어란 등이 대표적이다. 비타민 D, B_1, B_2가 풍부하게 들어 있어 피로 회복, 피부 미용, 감기 예방, 빈혈 예방 등에 효과적이다.

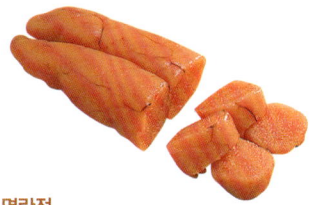

명란젓
명태의 난소를 염장한 것. 대구알에 들어 있는 영양소에 더하여 빈혈을 예방하는 비타민 B_{12}도 풍부하게 들어 있다.

건강을 위한 음식궁합 맞추기!

비타민 C와 리코펜은 항산화 작용이 있어서 세포를 튼튼하게 해주므로 세포를 만드는 단백질과 함께 섭취하면 거칠어진 피부를 부드럽게 하고 면역력을 높일 수 있다. 또, 칼륨은 혈압저하 작용이 있고, 에리타데닌은 콜레스테롤을 떨어뜨리므로 함께 섭취하면 동맥경화를 예방한다.

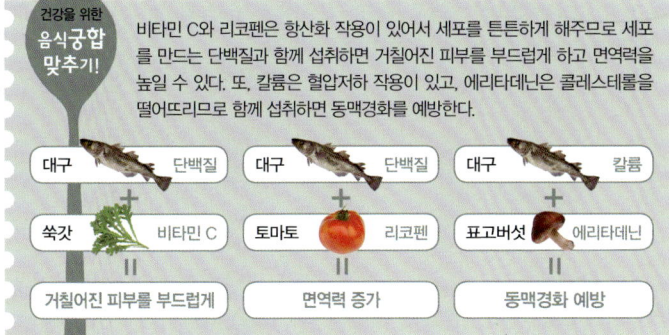

단백질 스트레스완화 / 칼슘 골다공증예방 / DHA·EPA 동맥경화예방

생선 도루묵

**뼈까지 통째로 먹으면
맛있게 칼슘을 보충할 수 있다**

- **주요영양소** : 단백질 14.1g
  칼륨 250mg / 칼슘 60mg
  비타민 A(레티놀) 20㎍
  비타민 E 2.2mg
- **칼로리** : 113㎉
- **크기** : 약 20㎝
- **제철** : 겨울

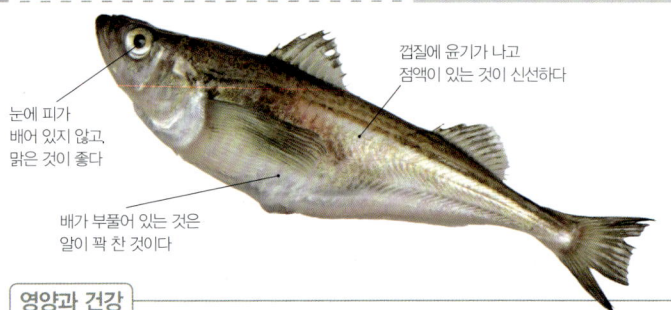

껍질에 윤기가 나고
점액이 있는 것이 신선하다

눈에 피가
배어 있지 않고,
맑은 것이 좋다

배가 부풀어 있는 것은
알이 꽉 찬 것이다

영양과 건강

「말짱 도루묵」이라는 표현으로 유명한 도루묵은 차가운 바닷물의 뻘 바닥에 살며, 산란기를 맞이하는 겨울이 제철이다.

통째로 말려서 부드러워진 뼈까지 먹으면 칼슘을 듬뿍 섭취할 수 있어서 골다공증 예방에 도움이 된다.

또한, 단백질도 풍부하여 체력 향상과 스트레스 완화에 좋고, DHA와 EPA도 많이 들어 있어서 동맥경화 예방에 효과적이다.

알에도 영양소가 많고 씹을 때 독특한 식감을 즐길 수 있다.

요리비법

뼈까지 통째로 먹어서 칼슘을 섭취하려면 머리까지 불에 잘 익혀서 먹는 소금구이가 적합하다.

여러 가지 식재료를 함께 즐기고 싶을 때는 전골로 만들면 영양분도 골고루 섭취하고, 도루묵에서 우러난 맛있는 국물도 맛볼 수 있다.

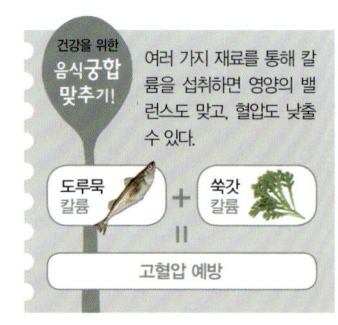

건강을 위한 음식궁합 맞추기!

여러 가지 재료를 통해 칼륨을 섭취하면 영양의 밸런스도 맞고, 혈압도 낮출 수 있다.

도루묵 칼륨 + 쑥갓 칼륨 = 고혈압 예방

철분 빈혈예방 / DHA 뇌활성화 / DHA·EPA 동맥경화예방

- **주요영양소*** : 단백질 21.4g
  지방 17.6g / 칼륨 380mg
  비타민 A(레티놀) 50μg / 비타민 D 8μg
  비타민 E 2mg / 비타민 B₁ 0.23mg
- **칼로리*** : 257kcal
- 크기 : 약 100cm
- 제철 : 겨울
- *수치는 성어 기준

방어

생선

DHA와 EPA가 풍부하여
동맥경화를 예방한다

몸이 단단하고, 노란색 세로띠가
잘 보이는 것이 좋다

토막내어 파는 것은
검붉은 살이 선명하고 깨끗하며,
단단한 것을 고른다

꼬리지느러미가 크고
힘이 있는 것이 좋다

영양과 건강

단백질과 지방뿐 아니라 비타민과 미네랄도 풍부하여 맛이 뛰어나다. 그 중에서도 방어의 지방에 들어 있는 불포화지방산인 DHA와 EPA는 동맥경화를 예방하고, 뇌 기능을 활성화시키는 효과가 있다. 특히, 불포화지방산은 산화하기 쉬운데 방어에는 산화를 방지하는 비타민 E가 풍부하여 효율적으로 영양소를 섭취할 수 있다.

또한, 비타민 D가 많아서 칼슘의 흡수를 촉진시키기 때문에 골다공증 예방에 좋고, 풍부한 철분은 빈혈을 예방한다.

민간요법 — 조림 국물에는 자양강장 성분이 녹아 있다

방어로 조림을 만들어서 영양분이 녹아 있는 국물까지 먹으면 자양강장에 효과적이다. 또, 조림에 생강을 넣으면 맛이 좋아질 뿐 아니라 감기를 예방하고 신진대사를 활성화시키는 데에도 도움이 된다.

건강을 위한 음식궁합 맞추기!

파의 유화아릴과 비타민 C의 항산화 작용은 세포를 튼튼하게 하므로 방어의 단백질, DHA, EPA와 함께 동맥경화를 예방한다.

방어
단백질, DHA, EPA

+

파
비타민 C, 유화아릴

=

동맥경화 예방

타우린 동맥경화예방 · 고혈압예방 / 콜라겐 거칠어진 피부를 부드럽게

생선

도미

수술 후 회복식으로도 좋은
영양 만점의 고급 생선

- **주요영양소*** : 단백질 20.6g
  칼륨 440㎎ / 비타민 D 5㎍
- **칼로리*** : 142㎉
- **크기** : 약 100㎝
- **제철** : 겨울~봄
- *수치는 참돔, 자연산 기준

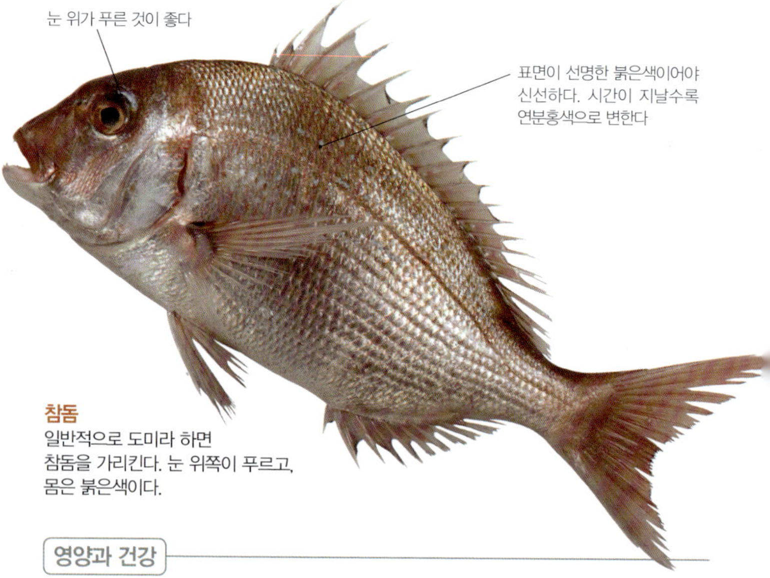

눈 위가 푸른 것이 좋다

표면이 선명한 붉은색이어야 신선하다. 시간이 지날수록 연분홍색으로 변한다

참돔
일반적으로 도미라 하면
참돔을 가리킨다. 눈 위쪽이 푸르고,
몸은 붉은색이다.

영양과 건강

도미의 종류는 다양하지만 일반적으로 도미라고 하면 참돔을 가리킨다.

지방이 적고 깊은 맛이 있으며 영양가도 높아서 다이어트 중이거나 위에 부담을 주지 않고 영양을 보충하고 싶을 때 적합한 식재료이다.

양질의 단백질과 미네랄, 비타민이 풍부하고 특히, 칼슘의 흡수를 돕는 비타민 D가 많다. 또한, 아미노산의 일종인 타우린이 듬뿍 들어 있어서 동맥경화와 고혈압을 예방하고, 병에 대한 저항력을 높여주는 다른 아미노산과 함께 감칠맛과 단맛을 낸다.

눈 주변의 젤라틴 질은 콜라겐이 듬뿍 들어 있어서 피부 미용에 효과적이다.

품종

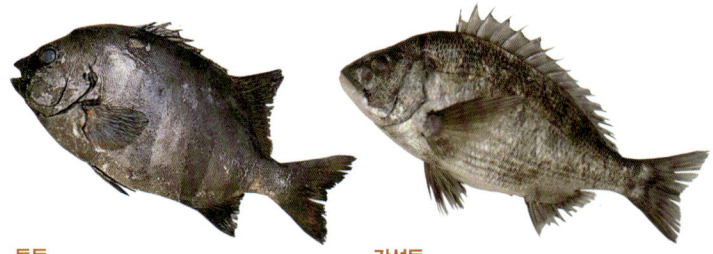

돌돔
크기 30~50㎝. 어린 생선은 줄무늬가 특징인데 이 시기의 돌돔을 줄돔이라고도 부른다. 제철은 가을.

감성돔
크기 30~50㎝. 검은색을 띤다. 낚시꾼들에게 인기가 많으며, 제철은 가을.

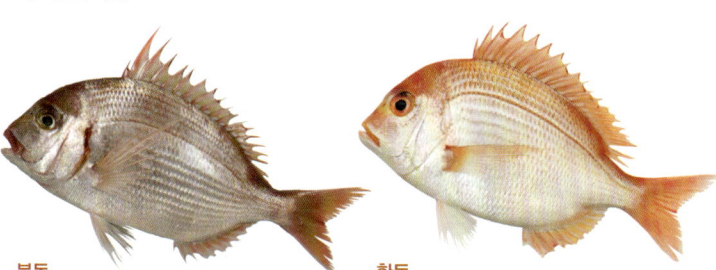

붉돔
크기 40㎝ 이하. 참돔과 비슷하지만 색과 맛이 진하고 작다. 아가미 가장자리가 붉은색을 띠며, 제철은 여름.

황돔
크기 약 40㎝. 이름처럼 전체가 누런색을 띤다. 제철은 봄.

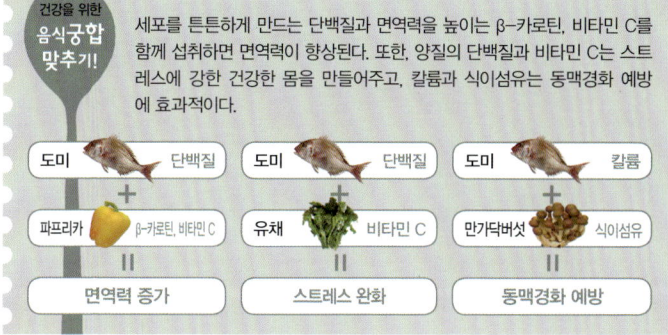

건강을 위한 **음식궁합 맞추기!**

세포를 튼튼하게 만드는 단백질과 면역력을 높이는 β-카로틴, 비타민 C를 함께 섭취하면 면역력이 향상된다. 또한, 양질의 단백질과 비타민 C는 스트레스에 강한 건강한 몸을 만들어주고, 칼륨과 식이섬유는 동맥경화 예방에 효과적이다.

도미	단백질	도미	단백질	도미	칼륨
+		+		+	
파프리카	β-카로틴, 비타민 C	유채	비타민 C	만가닥버섯	식이섬유
=		=		=	
면역력 증가		스트레스 완화		동맥경화 예방	

칼륨 고혈압예방 / 비타민 D 골다공증예방

벤자리

뼈를 튼튼하게 하고
스트레스를 완화시킨다

- **주요영양소** : 단백질 17.2g
  칼륨 300mg / 칼슘 22mg
  비타민 D 15㎍ / 비타민 E 0.9mg
- **칼로리** : 127㎉
- **크기** : 30~40cm
- **제철** : 여름

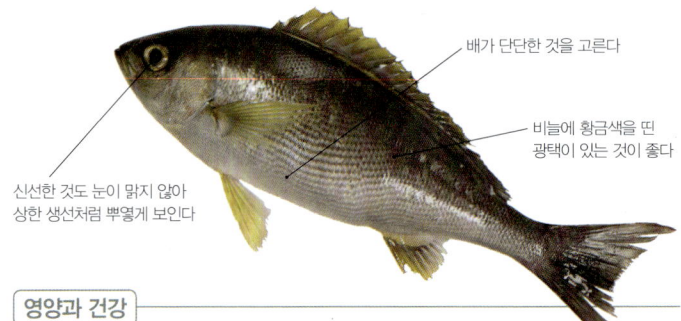

배가 단단한 것을 고른다

비늘에 황금색을 띤 광택이 있는 것이 좋다

신선한 것도 눈이 맑지 않아 상한 생선처럼 뿌옇게 보인다

영양과 건강

저칼로리, 저콜레스테롤의 담백한 흰살생선이지만 산란기인 여름철에는 지방이 올라 감칠맛이 증가한다. 신선할 때는 회로 먹고, 시간이 지난 것은 소금구이로 먹거나 국물요리에 사용하면 좋다.

칼슘의 흡수를 돕는 비타민 D가 풍부해서 칼슘이 많이 들어 있는 식재료와 함께 먹으면 골다공증 예방, 스트레스 완화, 뼈와 치아의 건강에 효과적이다.

품종

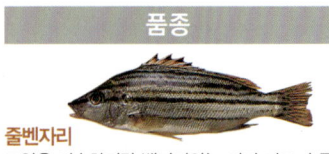

줄벤자리
모양은 비슷하지만 벤자리와는 과가 다르며 줄무늬가 특징이다. 맛은 벤자리보다 못하다.

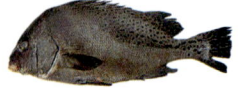

어름돔
벤자리와 같은 바다향이 나며, 맛이 좋아 회나 매운탕, 구이 등으로 먹는다.

건강을 위한 음식궁합 맞추기!

단백질과 비타민 C는 스트레스를 받으면 많이 소모되므로 평소에 꾸준히 섭취해두면 스트레스에 강해진다.

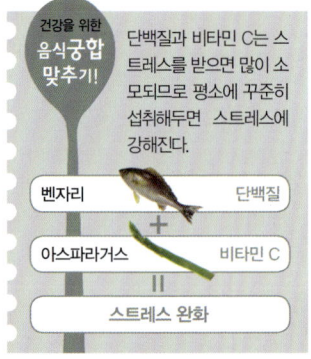

벤자리 — 단백질
+
아스파라거스 — 비타민 C
=
스트레스 완화

레티놀 · 비타민 B₂ 감기예방 · 면역력증가 · 거칠어진 피부를 부드럽게

- **주요영양소**: 단백질 19.4g
  칼륨 380mg
  비타민 A(레티놀) 55μg
  비타민 D 1μg / 비타민 B$_2$ 0.38mg
- **칼로리**: 125kcal
- **크기**: 약 50cm
- **제철**: 겨울

벵에돔

비타민 B$_2$가
몸의 저항력을 높인다

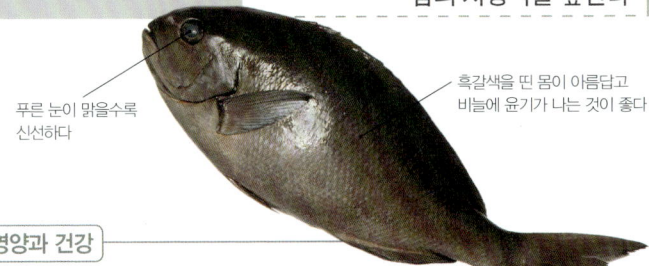

푸른 눈이 맑을수록 신선하다

흑갈색을 띤 몸이 아름답고 비늘에 윤기가 나는 것이 좋다

영양과 건강

주로 낚시로 잡아 회로 먹는 경우가 많고, 시장에서는 흔히 볼 수 없는 생선이다. 시력이 좋고 경계심이 많아 인기척을 느끼면 무리지어 사라져버리기 때문에 잡기 어렵다.

비타민이 풍부하며 그 중에서도 비타민 B$_2$가 많아 피부와 점막을 보호하기 때문에 몸 전체의 면역력이 높아진다.

또, 비타민 A(레티놀)도 풍부한데, 레티놀에는 비타민 B$_2$와 마찬가지로 면역력을 높이는 효과가 있어서 감기 예방에 좋다.

요리비법

낚시를 하다가 벵에돔을 잡으면 그 자리에서 바로 피를 제거해야 한다. 아가미와 가슴 지느러미 사이의 약간 위쪽에서 등뼈쪽으로 칼을 찔러 넣고, 꼬리 시작부분에서 등뼈쪽으로도 칼집을 낸 다음 머리를 밑으로 두고 매달거나 바닷물에 담가두면 피가 빠진다.

겨울에 잡은 벵에돔은 이런 방법으로 피를 제거하면 비린내도 나지 않고, 살도 단단해져서 맛있게 먹을 수 있다.

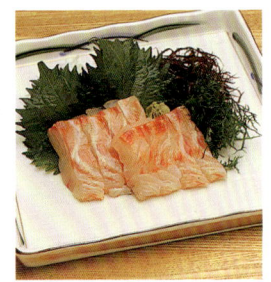

제대로 피를 뺀 겨울 벵에돔은 지방이 올라 회로 먹으면 맛이 좋다.

단백질 피로회복 / 칼륨 고혈압예방

생선

보구치

- **주요영양소** : 단백질 18g 칼륨 260mg
- **칼로리** : 83㎉
- **크기** : 약 30cm
- **제철** : 여름

부드러운 흰살이
컨디션 회복과 다이어트에 좋다

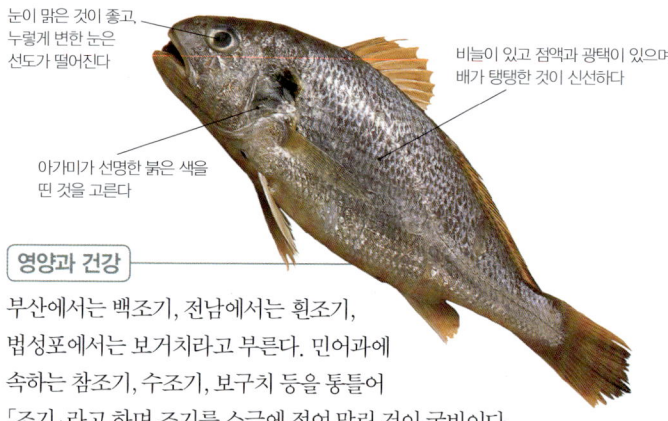

눈이 맑은 것이 좋고, 누렇게 변한 눈은 선도가 떨어진다

비늘이 있고 점액과 광택이 있으며 배가 탱탱한 것이 신선하다

아가미가 선명한 붉은 색을 띤 것을 고른다

영양과 건강

부산에서는 백조기, 전남에서는 흰조기, 법성포에서는 보거치라고 부른다. 민어과에 속하는 참조기, 수조기, 보구치 등을 통틀어 「조기」라고 하며 조기를 소금에 절여 말린 것이 굴비이다.

부드러운 흰살은 수분이 많고 지방이 적어서 위에 부담이 없기 때문에 피곤할 때 먹으면 도움이 된다. 또, 칼로리도 낮아서 다이어트할 때 좋고, 회로 먹거나 작은 것은 통째로 튀겨서 먹으면 영양분을 남김없이 섭취할 수 있다.

요리비법

지방이 적은 보구치를 찜으로 먹으면 필요 없는 지방이 빠지기 때문에 건강에 더 좋다.

채소류와 함께 찔 때는 보구치를 먼저 찌고, 채소는 나중에 넣는 등 비타민 C가 파괴되지 않는 방법을 찾아보자.

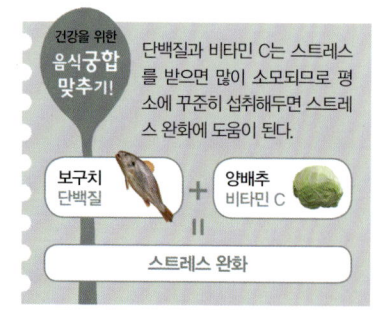

건강을 위한 **음식궁합 맞추기!**

단백질과 비타민 C는 스트레스를 받으면 많이 소모되므로 평소에 꾸준히 섭취해두면 스트레스 완화에 도움이 된다.

보구치 단백질 + **양배추** 비타민 C = 스트레스 완화

단백질 피로회복 / **칼륨** 고혈압예방

- **주요영양소** : 단백질 19.2g
  칼륨 350mg / 비타민 D 9㎍
- **칼로리** : 85㎉
- **크기** : 약 25㎝
- **제철** : 봄~여름

보리멸

위에 부담이 적고
피로와 스트레스를 풀어준다

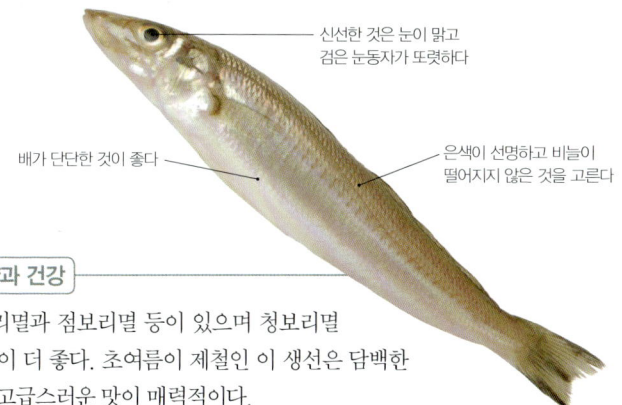

- 신선한 것은 눈이 맑고 검은 눈동자가 또렷하다
- 배가 단단한 것이 좋다
- 은색이 선명하고 비늘이 떨어지지 않은 것을 고른다

영양과 건강

청보리멸과 점보리멸 등이 있으며 청보리멸이 맛이 더 좋다. 초여름이 제철인 이 생선은 담백한 데다 고급스러운 맛이 매력적이다.

양질의 단백질이 풍부하고, 사람의 체내에서 생성되지 않는 필수아미노산을 가지고 있어서 혈액과 근육을 형성하므로 체력 회복에 좋다. 그 밖에 혈압 상승을 억제하는 칼륨도 풍부하다.

요리법이 다양하며, 튀겨서 뼈까지 먹으면 칼슘도 섭취할 수 있다.

요리비법

비타민 C를 함께 섭취하기 위해서는 회를 떠서 채소를 넣고 샐러드를 만들거나, 구이나 튀김으로 만들어 토마토 소스를 곁들여 먹으면 맛있게 먹을 수 있다. 비타민 C는 열에 약하기 때문에 소스를 너무 오래 끓이지 않도록 주의한다.

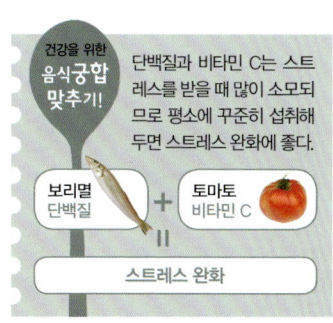

건강을 위한 **음식궁합 맞추기!**

단백질과 비타민 C는 스트레스를 받을 때 많이 소모되므로 평소에 꾸준히 섭취해 두면 스트레스 완화에 좋다.

보리멸 단백질 + **토마토** 비타민 C = 스트레스 완화

칼륨 고혈압예방 / 칼슘 골다공증예방 / 타우린 콜레스테롤저하

생선

볼락

**풍부한 콜라겐이
거칠어진 피부를 부드럽게 해준다**

- **주요영양소** : 단백질 18.1g
  칼륨 350mg / 칼슘 80mg
  비타민 E 1.5mg
- **칼로리** : 109kcal
- **크기** : 약 30cm
- **제철** : 봄~여름

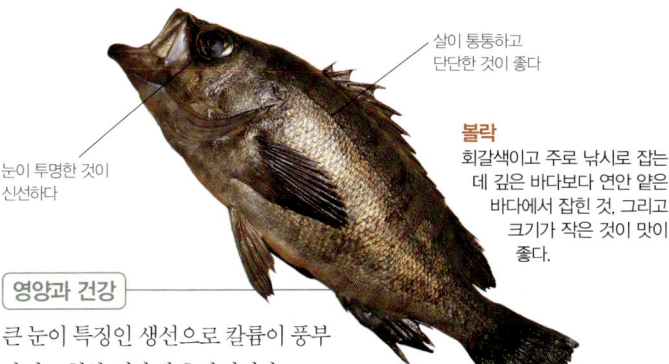

살이 통통하고 단단한 것이 좋다

볼락
회갈색이고 주로 낚시로 잡는데 깊은 바다보다 연안 얕은 바다에서 잡힌 것, 그리고 크기가 작은 것이 맛이 좋다.

눈이 투명한 것이 신선하다

영양과 건강

큰 눈이 특징인 생선으로 칼륨이 풍부하여 고혈압 예방에 효과적이다.

양질의 단백질에는 타우린이 풍부하게 들어 있어서 콜레스테롤을 저하시키고, 칼슘은 치아나 뼈를 튼튼하게 해주므로 골다공증 예방에 도움이 된다.

조림으로 먹는 것이 가장 맛이 좋으며, 국물에 콜라겐이 녹아 있으므로 국물까지 같이 먹으면 피부 미용에 좋다. 그 밖에 회나 소금구이로 먹어도 좋다.

품종

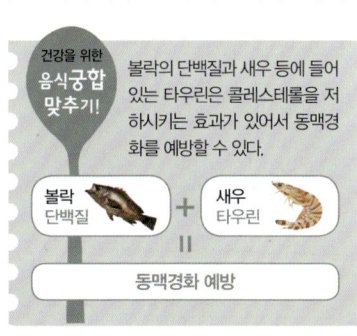

불볼락
붉은색 바탕에 등쪽의 4~5개의 짙은 갈색 무늬가 특징이며, 눈은 황금색이다.

건강을 위한 음식궁합 맞추기!

볼락의 단백질과 새우 등에 들어 있는 타우린은 콜레스테롤을 저하시키는 효과가 있어서 동맥경화를 예방할 수 있다.

볼락 단백질 + **새우** 타우린 = 동맥경화 예방

레티놀 **면역력증가** / 올레인산 **콜레스테롤저하·동맥경화예방**

- 주요영양소 : 단백질 17.3g
  칼슘 75mg / 비타민 A(레티놀) 500㎍
  비타민 E 2.3mg / 비타민 B_{12} 2.3㎍
- 칼로리 : 161kcal
- 크기 : 40~100cm
- 제철 : 여름

붕장어(아나고)

양질의 지방이 콜레스테롤을 저하시킨다

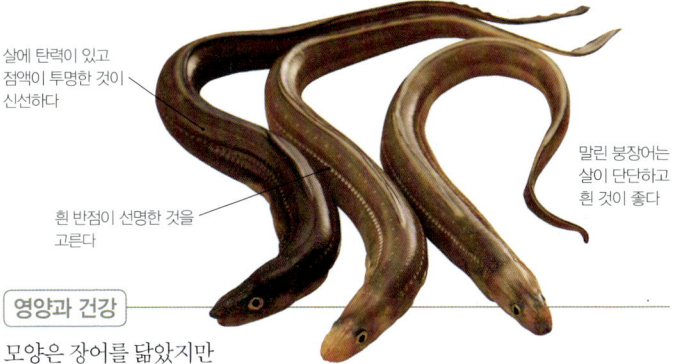

살에 탄력이 있고 점액이 투명한 것이 신선하다

흰 반점이 선명한 것을 고른다

말린 붕장어는 살이 단단하고 흰 것이 좋다

영양과 건강

모양은 장어를 닮았지만 붕장어는 지방 함유량이 약 10%로 장어보다 1/2 정도 적어서 맛이 담백한 것이 특징이다.

단가불포화지방산인 올레인산이 풍부하여 콜레스테롤을 저하시키고 동맥경화를 예방한다. 비타민 A(레티놀)가 많아서 목이나 코 등의 점막과 피부를 보호하기 때문에 감기 예방과 피부 미용에 좋고, 면역력도 높여준다.

민간요법

미끌거리는 점액이 자양강장에 효과적이다

붕장어 표면의 점액은 무틴이라는 단백질로 이루어진 것으로 붕장어의 몸을 지켜주는 역할을 하는데, 예로부터 자양강장이나 여름에 더위 먹는 것을 예방하는 데 좋다고 알려져 있다.

건강을 위한 **음식궁합 맞추기!**

레티놀은 면역력을 높이고, 비타민 E는 항산화 작용이 있기 때문에 함께 섭취하면 세포를 손상시키는 활성 산소로부터 세포를 지켜준다.

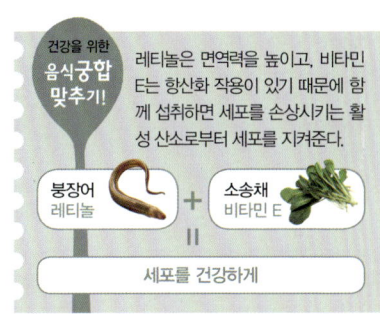

붕장어 레티놀 + **소송채** 비타민 E = 세포를 건강하게

칼슘 골다공증예방 · 스트레스완화 / **철분 · 비타민₁₂** 빈혈예방

생선

빙어

칼슘과 철분이 뼈와 혈액을 건강하게 만들어준다

- **주요영양소** : 단백질 14.4g
  칼슘 450㎎ / 철분 0.8㎎
  비타민 D 2㎍ / 비타민 B₁₂ 7.9㎎
- **칼로리** : 77㎉
- **크기** : 약 15cm
- **제철** : 겨울~봄

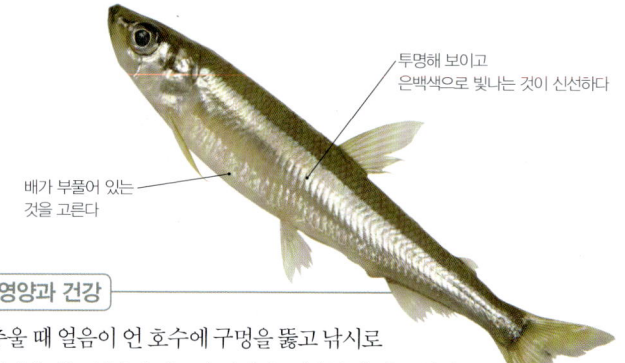

투명해 보이고
은백색으로 빛나는 것이 신선하다

배가 부풀어 있는
것을 고른다

영양과 건강

추울 때 얼음이 언 호수에 구멍을 뚫고 낚시로
잡아올리는 얼음낚시로 유명하다. 겨울부터 이른 봄까
지 지방이 올라서 맛이 좋으며, 칼슘이 많이 들어 있어서
통째로 먹으면 뼈와 치아가 건강해지고 골다공증 예방에 도움이 된다. 또, 철
분도 풍부하여 성장기 어린이의 발육을 촉진시킨다.

맛이 담백해서 초고추장과 채소를 곁들인 빙어회, 튀김, 무침 등 여러 가지
방법으로 요리할 수 있다.

민간요법

**노화방지 효과로
여성들에게 좋다**

빙어에 들어 있는 비타민 E와 셀레
늄은 피부를 부드럽게 만들고, 칼슘
과 비타민 D는 골다공증을 예방하
며, 철분은 빈혈을 예방하는 등 노화
방지에 효과적이다. 채소를 함께 먹
으면 비타민 C도 섭취할 수 있어서
효과를 더 높일 수 있다.

건강을 위한 음식궁합 맞추기!

표고버섯에 들어 있는 비타민 D
가 빙어에 들어 있는 칼슘의 흡수
를 촉진시키므로 함께 섭취하면
골다공증 예방에 좋다.

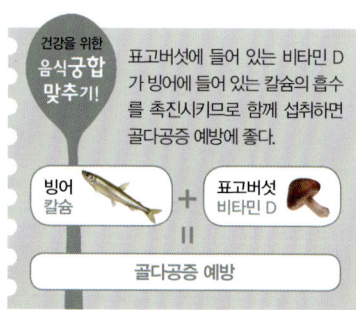

빙어 칼슘 + **표고버섯** 비타민 D
=
골다공증 예방

칼륨 고혈압예방 / DHA 뇌활성화 / DHA·EPA 동맥경화예방

魚 생선

- **주요영양소** : 단백질 20.1g
  지방 9.7g / 칼륨 490㎎
  비타민 A(레티놀) 12㎍
  비타민 D 7㎍
- **칼로리** : 177㎉
- **크기** : 약 100㎝
- **제철** : 겨울~봄

삼치

콜레스테롤을 줄여주는
영양 만점의 흰살생선

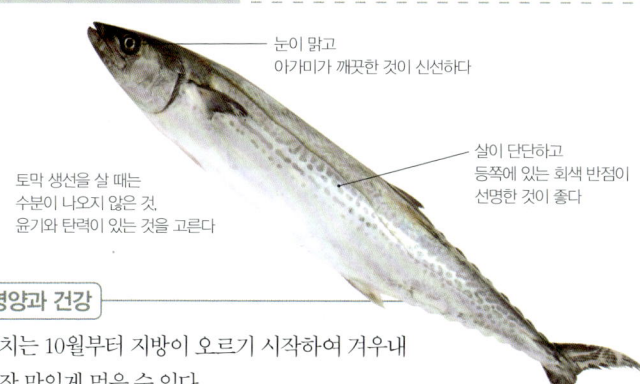

눈이 맑고
아가미가 깨끗한 것이 신선하다

살이 단단하고
등쪽에 있는 회색 반점이
선명한 것이 좋다

토막 생선을 살 때는
수분이 나오지 않은 것
윤기와 탄력이 있는 것을 고른다

영양과 건강

삼치는 10월부터 지방이 오르기 시작하여 겨우내
가장 맛있게 먹을 수 있다.

풍부한 지방에는 DHA와 EPA가 많이 들어 있어서 악성 콜레스테롤을 줄여주고, 동맥경화를 예방한다. DHA는 뇌를 활성화시키는 데에도 효과적이다. 또한, 몸속의 필요 없는 나트륨을 배출시키고, 혈압상승을 억제하는 칼륨과 콜레스테롤을 떨어뜨리고, 체력 향상에 도움이 되는 타우린도 들어 있는 영양 만점의 식재료이다.

요리비법

DHA와 EPA는 산화하기 쉬운데 산화하는 만큼 효과도 줄어들기 때문에 신선할 때 먹는 것이 중요하다.

국물까지 먹는 조림 등으로 요리하면 영양분을 놓치지 않고 섭취할 수 있다.

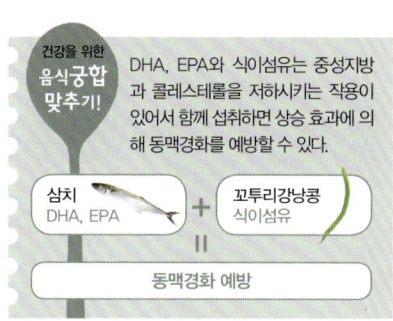

건강을 위한
**음식궁합
맞추기!**

DHA, EPA와 식이섬유는 중성지방과 콜레스테롤을 저하시키는 작용이 있어서 함께 섭취하면 상승 효과에 의해 동맥경화를 예방할 수 있다.

삼치
DHA, EPA
+
꼬투리강낭콩
식이섬유
=
동맥경화 예방

비타민 B₁ 피로회복 / 비타민 B₂ 건강한 모발 / 비타민 B₁₂ 빈혈예방

연어

비타민 B군이 모여 있어서
피로 회복과 성장 촉진에 효과적이다

- **주요영양소** : 단백질 22.3g
  비타민 D 32㎍ / 비타민 B₁ 0.15㎎
  비타민 B₂ 0.21㎎ / 비타민 B₁₂ 5.9㎍
- **칼로리** : 133㎉
- **크기** : 약 70~80㎝
- **제철** : 가을

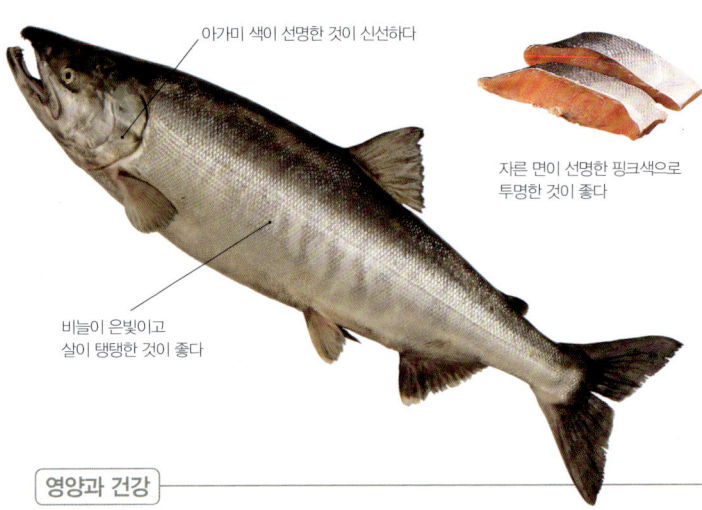

아가미 색이 선명한 것이 신선하다

자른 면이 선명한 핑크색으로 투명한 것이 좋다

비늘이 은빛이고 살이 탱탱한 것이 좋다

영양과 건강

생선으로는 드물게 성장 촉진에 꼭 필요한 비타민 B군을 모두 가지고 있다. 비타민 B군은 따로따로 섭취하는 것보다 함께 섭취하는 것이 더 효과적인데, 연어는 비타민 B군을 함께 섭취할 수 있는 효율적인 식재료이다.

그 중에서도 비타민 B₁은 피로 회복, 비타민 B₂는 피부와 머리카락의 건강, 비타민 B₁₂는 빈혈 예방에 좋아 특히 여성에게 필요한 생선이다. 그 밖에 칼슘 흡수를 돕는 비타민 D도 풍부하다.

또, 먹지 않고 버리는 경우가 많은 껍질 밑에는 콜라겐과 DHA, EPA가 듬뿍 들어 있어 피부 미용과 동맥경화 예방에도 좋으므로 껍질도 다 먹는 것이 좋다. 연어는 고단백 저칼로리로 비만인 사람에게 좋다.

버터구이 등으로 껍질까지 바삭하게 구우면 맛있게 먹을 수 있다.

요리비법

칼슘의 흡수를 돕는 비타민 D가 풍부해서 유제품과 함께 먹을 수 있는 요리가 좋다. 우유를 넣고 조리거나 치즈를 얹어 구우면 맛있게 먹을 수 있다. 연어알젓이나 이크라에는 염분이 많으므로 오징어나 미역 등 염분을 몸 밖으로 배출시키는 칼륨이 많이 들어 있는 식품과 함께 먹는 것이 좋다.

민간요법: 차가운 몸을 따뜻하게 만들어 냉증을 해소한다

연어는 혈액의 흐름을 원활하게 하고, 몸을 따뜻하게 해주는 효과가 있기 때문에 몸이 차거나 비만인 사람에게 적합한 식재료이다. 또, 어깨결림에도 효과가 있어서 오랜 시간 책상 앞에 앉아서 일하는 사람에게도 효과적이다.

부위

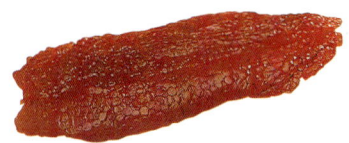

연어알젓
연어류의 알주머니를 통째로 꺼내어 염장한 것이다. 살과 마찬가지로 비타민 B군과 비타민 D가 풍부하다. 시스틴이라는 유화아미노산이 들어 있어 비타민 E와 함께 피부와 머리카락의 건강을 지켜준다.

이크라
성숙란을 따로따로 분리하여 염장한 것이다. 주요 영양소는 연어알젓과 거의 같다.

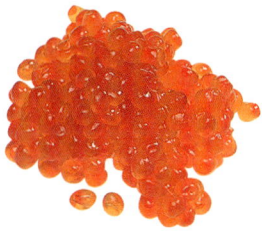

건강을 위한 음식궁합 맞추기!

단백질과 비타민 D는 칼슘 흡수에 도움이 되고, 비타민 B₂와 리코펜은 항산화 작용으로 세포를 건강하게 만든다. 또 DHA, EPA는 콜레스테롤과 중성지방을 저하시키고, 비타민 B₂와 β-카로틴은 항산화 작용으로 동맥경화를 예방한다.

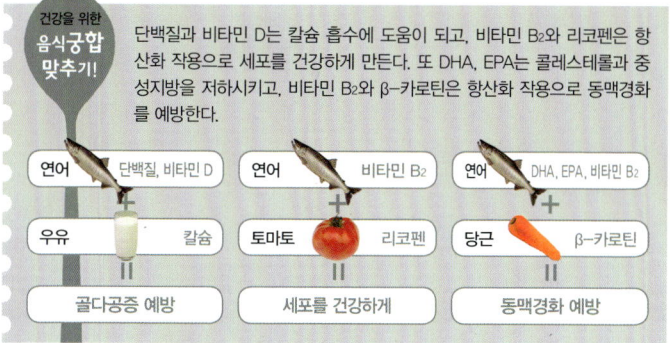

| 연어 (단백질, 비타민 D) + 우유 (칼슘) → 골다공증 예방 | 연어 (비타민 B₂) + 토마토 (리코펜) → 세포를 건강하게 | 연어 (DHA, EPA, 비타민 B₂) + 당근 (β-카로틴) → 동맥경화 예방 |

칼륨 고혈압예방 / 칼슘 골다공증예방

열빙어

- **주요영양소** : 단백질 21g
  칼륨 380㎎ / 칼슘 330㎎
  아연 1.8㎎ / 비타민 A(레티놀) 100㎍
- **칼로리** : 166㎉
- **크기** : 약 15㎝
- **제철** : 겨울

칼슘이 듬뿍 들어 있어
뼈가 건강해진다

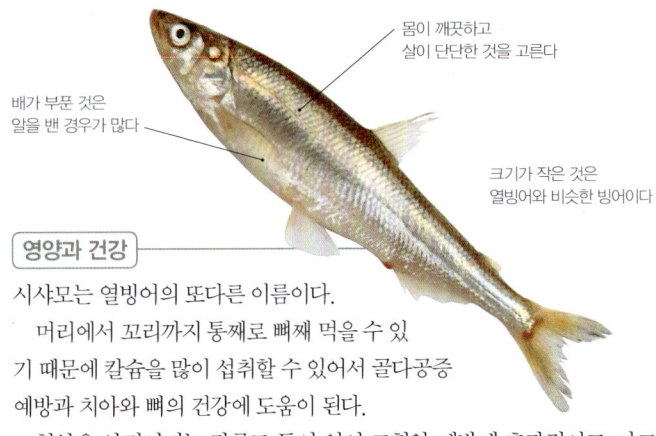

몸이 깨끗하고 살이 단단한 것을 고른다

배가 부푼 것은 알을 밴 경우가 많다

크기가 작은 것은 열빙어와 비슷한 빙어이다

영양과 건강

시샤모는 열빙어의 또다른 이름이다.
머리에서 꼬리까지 통째로 뼈째 먹을 수 있기 때문에 칼슘을 많이 섭취할 수 있어서 골다공증 예방과 치아와 뼈의 건강에 도움이 된다.
혈압을 안정시키는 칼륨도 들어 있어 고혈압 예방에 효과적이고, 마그네슘과 아연 등의 미네랄은 신진대사를 활성화시키는 등 몸의 기초적인 기능을 향상시키는 데 필요하다.

요리비법

주로 유통되는 것은 반건조 열빙어인데 석쇠구이로 먹는 것이 일반적이다. 통째로 먹으면 영양분을 남김없이 섭취할 수 있기 때문에 머리와 배에 들어 있는 알까지 충분히 익혀서 먹도록 한다. 청주를 조금 뿌리면 수분이 알맞게 유지되어 말라서 배가 터지는 것을 막을 수 있다.

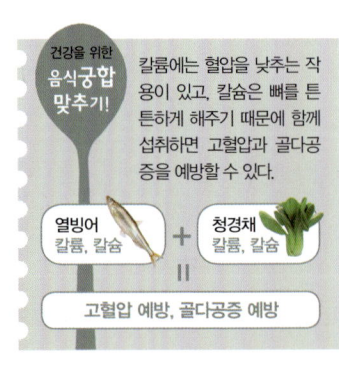

건강을 위한 **음식궁합 맞추기!**

칼륨에는 혈압을 낮추는 작용이 있고, 칼슘은 뼈를 튼튼하게 해주기 때문에 함께 섭취하면 고혈압과 골다공증을 예방할 수 있다.

열빙어 칼륨, 칼슘 + **청경채** 칼륨, 칼슘 = 고혈압 예방, 골다공증 예방

칼슘 골다공증예방 / DHA 뇌활성화 / DHA·EPA 콜레스테롤저하

魚 생선

- **주요영양소***: 단백질 18.3g
  칼슘 270mg / 비타민 E 1.2mg
  비타민 B₁ 0.13mg
- **칼로리***: 100kcal
- **크기**: 약 15cm
- **제철**: 여름
- *수치는 자연산 기준

은어

풍부한 DHA가 뇌를 활성화시킨다

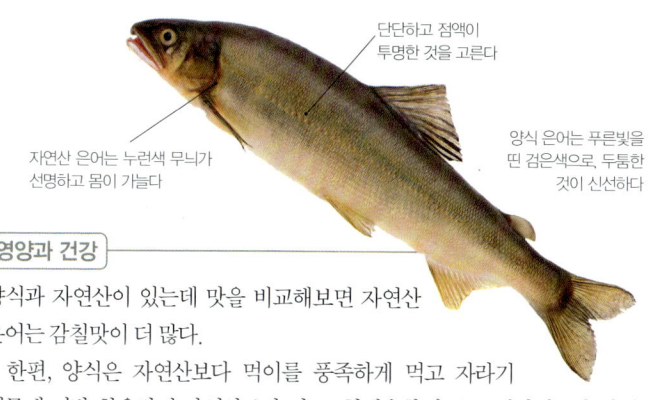

단단하고 점액이 투명한 것을 고른다

자연산 은어는 누런색 무늬가 선명하고 몸이 가늘다

양식 은어는 푸른빛을 띤 검은색으로, 두툼한 것이 신선하다

영양과 건강

양식과 자연산이 있는데 맛을 비교해보면 자연산 은어는 감칠맛이 더 많다.

한편, 양식은 자연산보다 먹이를 풍족하게 먹고 자라기 때문에 지방 함유량이 자연산보다 많고, 혈액순환에 좋은 비타민 E가 많이 들어 있다는 장점이 있다.

자연산과 양식 모두 양질의 단백질이 풍부하고, 뇌를 활성화시키는 DHA와 콜레스테롤을 저하시키는 EPA가 들어 있다.

요리비법

은어의 참맛을 맛보고 싶다면 소금구이가 가장 좋다. 내장에는 비타민 A(레티놀)와 비타민 E가 풍부하므로 배 부분부터 먹어보자.

다시마로 은어를 말아서 설탕, 간장, 청주 등을 넣고 조리면 감칠맛이 잘 어우러진다.

건강을 위한 음식궁합 맞추기!

콜레스테롤과 중성지방을 저하시키는 DHA, EPA와 같은 작용이 알긴산에도 있어서 알긴산이 들어 있는 식품을 함께 먹으면 상승 효과로 동맥경화를 예방할 수 있다.

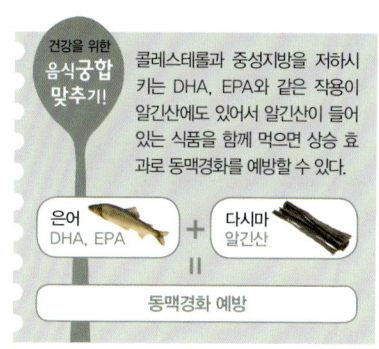

은어 DHA, EPA + 다시마 알긴산 = 동맥경화 예방

단백질 컨디션회복 / **칼륨** 고혈압예방 / **레티놀** 감기예방

임연수어

겨울철에 증가하는 레티놀이 피부와 모발을 지킨다

- **주요영양소**: 단백질 17.3g
  칼륨 360㎎ / 비타민 A(레티놀) 25㎍
  비타민 E 1.7㎎ / 비타민 B_{12} 10.7㎍
- **칼로리**: 115㎉
- **크기**: 30~50㎝
- **제철**: 겨울

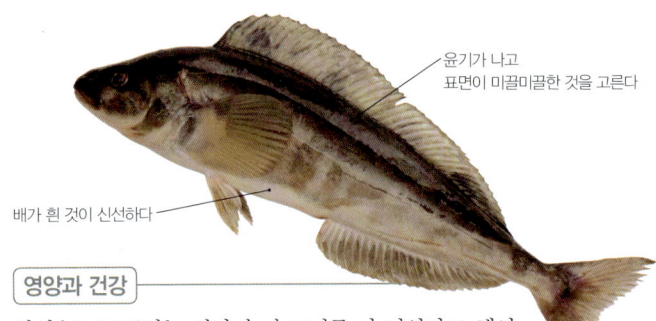

윤기가 나고 표면이 미끌미끌한 것을 고른다

배가 흰 것이 신선하다

영양과 건강

임연수(林延壽)라는 사람이 이 고기를 잘 낚았다고 해서 임연수어라고 부르게 되었다고 한다. 이면수라고도 한다.

말린 임연수는 연중 볼 수 있지만 겨울철에 잡히는 것이 지방이 많고 비타민 A(레티놀)도 풍부하다. 레티놀은 피부와 점막, 머리카락을 보호하는 성질이 있어서 겨울철 감기 예방에 좋다.

또, 단백질이 많아서 컨디션 회복, 스트레스 완화에 효과적이고, 칼륨의 혈압상승 억제 효과도 기대할 수 있다.

요리비법

말린 임연수어를 그대로 굽는 요리방법이 일반적이지만 채소와 함께 석쇠에 구워서 폰즈소스 등을 뿌려서 먹으면 다른 영양소도 함께 섭취할 수 있다. 신선한 임연수어라면 회로 먹어도 좋다.

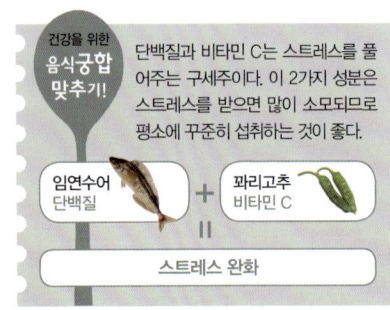

건강을 위한 **음식궁합 맞추기!**

단백질과 비타민 C는 스트레스를 풀어주는 구세주이다. 이 2가지 성분은 스트레스를 받으면 많이 소모되므로 평소에 꾸준히 섭취하는 것이 좋다.

임연수어 단백질 + **꽈리고추** 비타민 C = 스트레스 완화

레티놀 위장활동강화 / 비타민 B₂ 피로회복 / DHA·EPA 동맥경화예방

장어(뱀장어)

- **주요영양소***: 단백질 17.1g
  비타민 A(레티놀) 2,400μg
  비타민 D 18μg / 비타민 E 7.4mg
  비타민 B₁ 0.37mg / 비타민 B₂ 0.48mg
- **칼로리***: 255kcal
- 크기: 약 60cm
- 제철: 가을
- *수치는 양식 기준

풍부한 영양소로 피로 회복, 체력 향상 효과가 탁월하다

검은 것보다 푸른 장어가 더 맛있다

몸이 둥글고 단단하며 광택 있는 것이 좋다

가공품

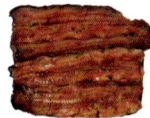

장어구이
표면이 거칠거칠한 것을 고른다. 껍질이 당겨진 것처럼 살이 부풀어 오른 것은 껍질이 질기다.

영양과 건강

피로 회복에 좋은 비타민 B₂와 항산화 작용을 하는 비타민 E, 동맥경화에 효과적인 DHA와 EPA가 풍부하다. 예로부터 여름에 더위 먹는 것을 예방하고 식욕부진에 효과가 있는 것으로 전해져 여름철 보양식으로 많이 먹는다.

특히, 간에 많이 들어 있는 비타민 A인 레티놀은 위장병이나 감기를 예방하고, 피부 미용과 야맹증에도 효과적이다.

민간요법 — 장어 간에는 레티놀이 살보다 많다

영양이 풍부한 장어의 간을 물로 씻은 다음, 살짝 데쳐서 넣고 탕을 끓이면 여름철 자양강장에 효과적이다. 또, 내장과 점막을 튼튼하게 해주므로 암 예방 효과를 기대할 수 있다.

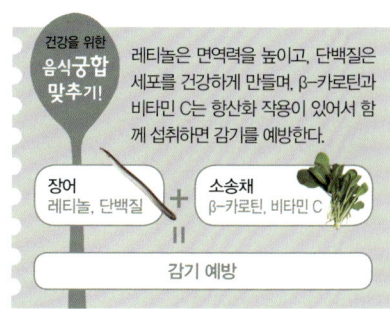

건강을 위한 음식궁합 맞추기!

레티놀은 면역력을 높이고, 단백질은 세포를 건강하게 만들며, β-카로틴과 비타민 C는 항산화 작용이 있어서 함께 섭취하면 감기를 예방한다.

장어 레티놀, 단백질 + **소송채** β-카로틴, 비타민 C = **감기 예방**

단백질 피로회복 / 칼륨 고혈압예방 / 비타민 B₁₂ 빈혈예방

잿방어

- **주요영양소** : 단백질 21g
  지방 4.2g / 칼륨 490mg
  비타민 D 4㎍ / 비타민 B₁₂ 5.3㎍
- **칼로리** : 129㎉
- **크기** : 약 100㎝
- **제철** : 여름

저지방 고단백으로 빈혈 예방에 좋다

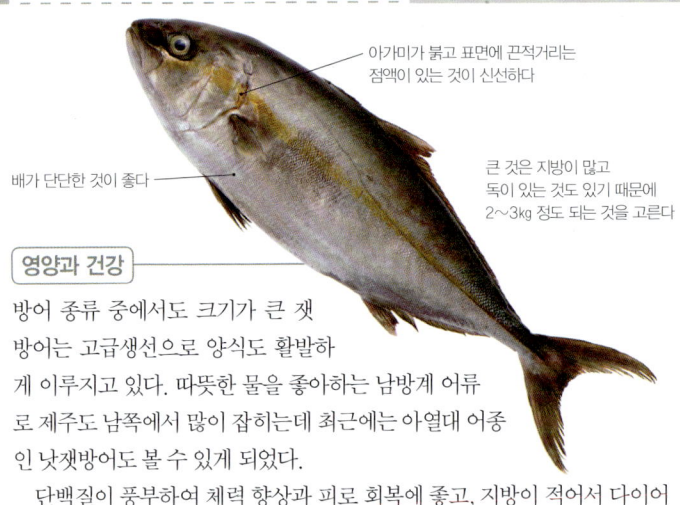

아가미가 붉고 표면에 끈적거리는 점액이 있는 것이 신선하다

배가 단단한 것이 좋다

큰 것은 지방이 많고 독이 있는 것도 있기 때문에 2~3㎏ 정도 되는 것을 고른다

영양과 건강

방어 종류 중에서도 크기가 큰 잿방어는 고급생선으로 양식도 활발하게 이루어지고 있다. 따뜻한 물을 좋아하는 남방계 어류로 제주도 남쪽에서 많이 잡히는데 최근에는 아열대 어종인 낫잿방어도 볼 수 있게 되었다.

단백질이 풍부하여 체력 향상과 피로 회복에 좋고, 지방이 적어서 다이어트할 때도 좋다. 또, 풍부한 비타민 B₁₂가 적혈구의 생성을 도와 빈혈을 예방하고, 혈압을 내려주는 칼륨이 많아서 고혈압 예방에도 좋다.

요리비법

회로 먹기에는 지방이 적은 자연산이나 3㎏ 정도 되는 중간 크기의 잿방어가 적당하다.

다이어트 때문에 지방 섭취가 신경 쓰인다면 끓는 물에 살짝 담갔다가 조리면 지방이 빠져서 부담 없이 먹을 수 있다.

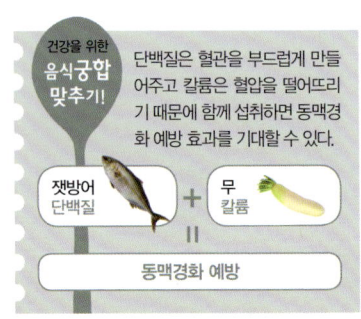

건강을 위한 **음식궁합 맞추기!**

단백질은 혈관을 부드럽게 만들어주고 칼륨은 혈압을 떨어뜨리기 때문에 함께 섭취하면 동맥경화 예방 효과를 기대할 수 있다.

잿방어 단백질 + 무 칼륨 = 동맥경화 예방

철분・비타민 B₁₂ **빈혈예방** / 비타민 D **골다공증예방**

- **주요영양소**: 단백질 17.4g
  지방 15.1g / 칼륨 350mg
  철분 1.0mg / 비타민 A(레티놀) 18μg
  비타민 D 22μg / 비타민 B₁₂ 17.4μg
- **칼로리**: 216㎉
- **크기**: 약 30cm
- **제철**: 봄

청어

철분과 비타민 B₁₂가 빈혈 예방에 효과적이다

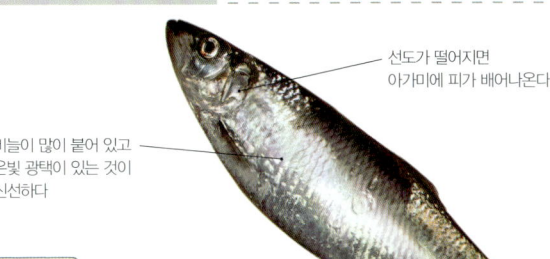

선도가 떨어지면 아가미에 피가 배어나온다

비늘이 많이 붙어 있고 은빛 광택이 있는 것이 신선하다

영양과 건강

단백질이 풍부하고 지방도 많아서 다른 생선과 비교하면 칼로리도 높은 편이다. 체력 회복을 위해 영양분을 충분히 섭취할 필요가 있을 때 좋은 식재료이다.

철분과 비타민 B₁₂가 많아서 빈혈 예방에 효과적이고, 칼슘의 흡수를 돕는 비타민 D도 풍부하여 골다공증을 예방한다. 쉽게 상하기 때문에 말린 청어가 주로 유통되며, 청어알을 염장한 것도 별미이다.

겨울에 잡은 청어나 꽁치를 말린 것을 「과메기」라고 한다.

부위

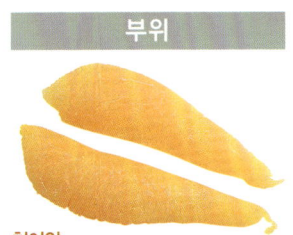

청어알
청어의 알을 염장하거나 말린 것으로 단백질이 풍부하다. 알이 촘촘하고 크며 두꺼운 것이 좋다.

건강을 위한 **음식궁합 맞추기!**

스트레스를 받으면 단백질과 비타민 C의 소모량이 많아지므로 평소에 꾸준히 섭취하면 스트레스 완화, 면역력 증가에 효과를 볼 수 있다.

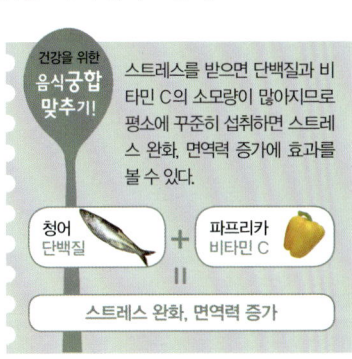

청어 단백질 + 파프리카 비타민 C
=
스트레스 완화, 면역력 증가

DHA 뇌활성화 / DHA·EPA 콜레스테롤저하·동맥경화예방

생선

전갱이

DHA가 뇌를 활성화시키고
혈액의 흐름을 개선한다

- **주요영양소** : 단백질 20.7g
  지방 3.5g / 칼륨 370mg
  비타민 D 2㎍ / 비타민 B_2 0.2mg
- **칼로리** : 121kcal
- **크기** : 약 20cm
- **제철** : 여름

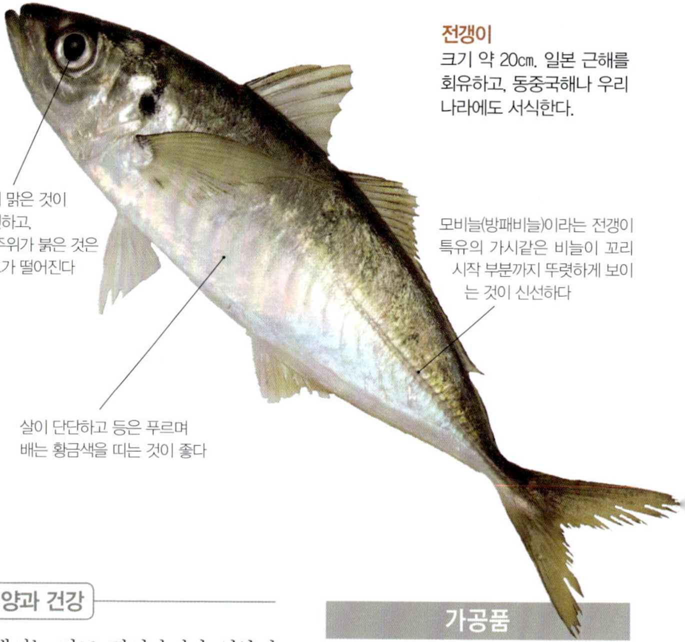

전갱이
크기 약 20cm. 일본 근해를 회유하고, 동중국해나 우리나라에도 서식한다.

눈이 맑은 것이 신선하고, 눈 주위가 붉은 것은 선도가 떨어진다

모비늘(방패비늘)이라는 전갱이 특유의 가시같은 비늘이 꼬리 시작 부분까지 뚜렷하게 보이는 것이 신선하다

살이 단단하고 등은 푸르며 배는 황금색을 띠는 것이 좋다

영양과 건강

전갱이는 맛도 뛰어나지만 영양면에서도 우수한 생선으로, 신체를 성장시키고 세포를 재생하는 양질의 단백질이 풍부하게 들어 있다.

또한, 지방에는 뇌를 활성화하는 DHA와 콜레스테롤을 저하시키는 EPA 등의 지방산이 들어 있다.

가공품

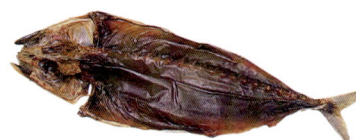

말린 자반 갈고등어
전갱이의 한 종류인 갈고등어를 발효시킨 것으로 소금물에 담가두었다가 말리기 때문에 독특한 냄새가 난다.

요리비법

DHA와 EPA의 산화를 막는 β-카로틴과 비타민 C·E가 들어 있는 식재료와 함께 먹는 것이 좋다. 토마토에는 이런 영양소가 모두 들어 있고, 전갱이의 비린내도 없애주기 때문에 토마토와 함께 조리하거나, 튀긴 전갱이에 토마토소스를 곁들여 먹으면 좋다.

뼈에는 칼슘이 풍부하므로 남기지 말고 다 먹는 것이 좋다. 내장을 제거하고 통째로 튀기면 맛있게 먹을 수 있다. 보통 크기의 전갱이라면 3장 뜨기한 뒤 남은 뼈를 생강즙이 들어간 간장에 담가두었다가 튀겨서 먹으면 맛있다.

품종

붉은가라지
크기 30cm. 꼬리·배·등 지느러미가 붉은색을 띤다. 잘 상하기 때문에 산지 이외의 곳에서는 말린 것이 주로 유통된다.

흑점줄전갱이
전갱이 중에 가장 맛이 좋은 고급 생선. 회나 초밥으로 먹어도 맛있고 구워도 맛있다. 큰 것은 1m가 넘는다.

갈고등어
크기 30cm. 아가미 뚜껑에 검은 점이 있는 것이 특징. 수분이 많은 편이어서 주로 말린 것이 유통된다.

건강을 위한 음식궁합 맞추기!

비타민 B₂와 비타민 C에는 항산화 작용이 있어서 단백질과 함께 면역력을 높여준다. DHA, EPA는 콜레스테롤과 중성지방을 저하시키고, 항산화 작용이 있는 비타민 C나 β-카로틴과 함께 동맥경화를 예방한다. 또, 비타민 D는 칼슘의 흡수를 도와 뼈를 튼튼하게 만들어준다.

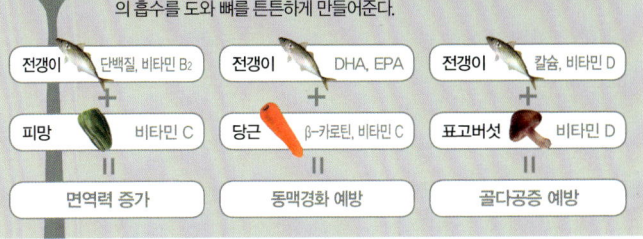

칼슘 골다공증예방 / **DHA** 뇌활성화 / **DHA·EPA** 동맥경화예방

정어리

통째로 먹어서
생활습관병을 예방한다

- **주요영양소**: 단백질 19.8g
  지방 13.9g / 칼슘 70mg
  비타민 D 10㎍ / 비타민 B₂ 0.36
- **칼로리**: 217㎉
- **크기**: 약 25cm
- **제철**: 가을~겨울

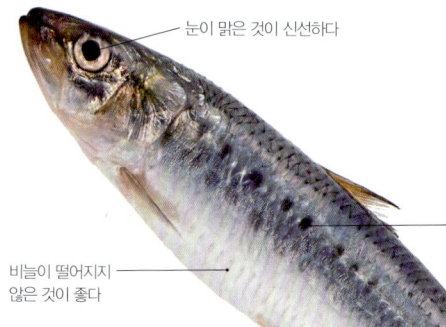

- 눈이 맑은 것이 신선하다
- 비늘이 떨어지지 않은 것이 좋다
- 옆면에 있는 검은 점이 선명할수록 신선하다

정어리
아래턱이 위턱보다 앞쪽으로 돌출되어 있다. 청색과 은백색의 경계지점에는 7~10개의 검은 점이 있다.

영양과 건강

대표적인 등푸른생선으로 가을이 제철이다. 지방이 오른 정어리는 맛도 좋을 뿐만 아니라, 지방에는 동맥경화를 예방해주는 EPA와 뇌의 활성화에 효과적인 DHA가 들어 있다.

또한, 혈중 콜레스테롤을 낮춰주는 타우린과 피부와 점막의 건강을 유지시켜 감기 예방에 도움이 되는 비타민 B₂도 풍부하다.

특히, 정어리 뼈에는 칼슘이 많아 통째로 먹으면 영양소를 효율적으로 섭취할 수 있다. 정어리를 통째로 갈아서 밀가루, 소금, 달걀 등을 넣고 경단처럼 만든 다음, 전골 등에 넣거나 조려서 먹어도 맛있다. 그 밖에 칼슘의 흡수를 돕는 비타민 D도 풍부해서 칼슘을 효율적으로 섭취할 수 있다.

성인의 경우 생활습관병을 예방해주고, 성장기 어린이는 성장을 촉진시키기 때문에 온 가족이 함께 먹으면 좋은 생선이다.

품종

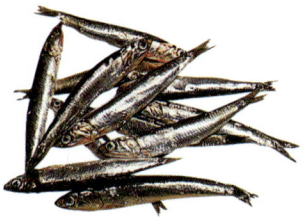

멸치
크기 10~20㎝. 제철은 봄~가을. 위턱이 많이 튀어나와 있으며, 배 부위가 은백색을 띠고 있는 것이 특징이다.

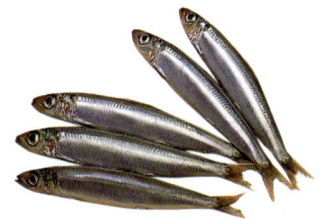

눈퉁멸
크기 20~30㎝. 제철은 여름. 눈이 큰 편이며, 눈의 표면은 정어리나 고등어처럼 투명한 막인 기름눈꺼풀로 덮여 있다.

가공품

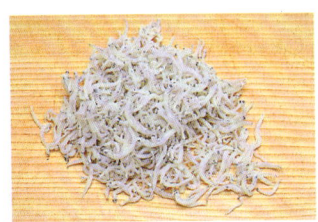

마른멸치
멸치의 치어를 말린 것이다.

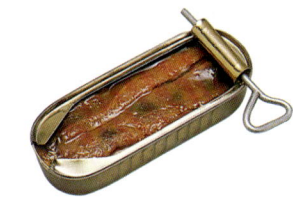

안초비
멸치를 양쪽 살과 뼈의 3부분으로 발라내서 염장하여 올리브유에 절인 것. 파스타나 피자 등의 서양요리에 자주 사용한다.

건강을 위한 음식궁합 맞추기!

DHA, EPA는 콜레스테롤과 중성지방을 저하시키는 작용이 있고, 리코펜에는 강한 항산화 작용이 있어서 동맥경화를 예방한다. 또, 비타민 B_2와 β-카로틴에는 항산화 작용이 있어서 세포를 건강하게 만들고, 비타민 D는 칼슘의 흡수를 도와준다.

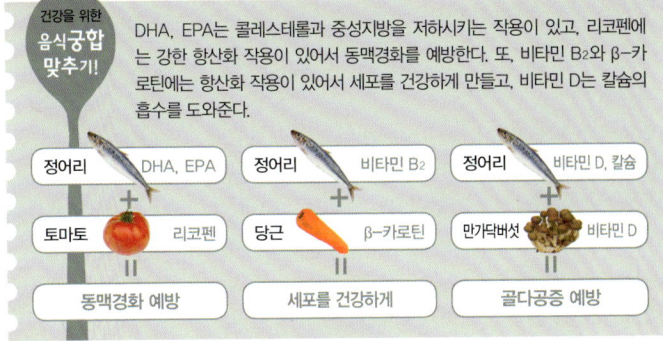

DHA 뇌활성화 / DHA·EPA 동맥경화예방 · 콜레스테롤저하

생선

참치

풍부한 DHA가
생활습관병을 예방한다

- 주요영양소* : 단백질 26.4g
  지방 1.4g / 철분 1.1mg
  비타민 A(레티놀) 83㎍ / 비타민 D 5㎍
  비타민 E 0.8mg / 비타민 B_1 0.1mg
- 칼로리* : 125㎉
- 크기 : 약 300㎝
- 제철 : 겨울

*수치는 참다랑어의 속살 또는 등살 기준

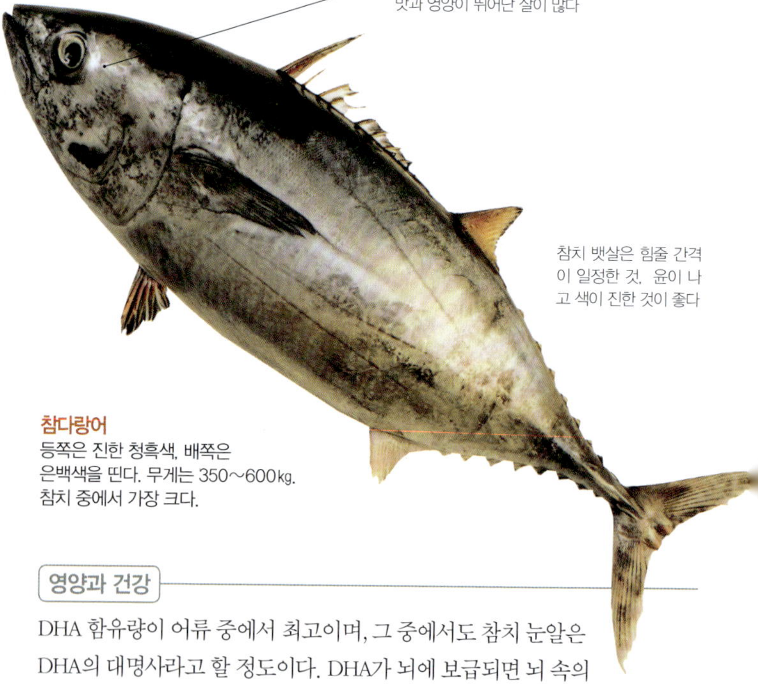

머리만 5kg 정도 나간다.
맛과 영양이 뛰어난 살이 많다

참치 뱃살은 힘줄 간격
이 일정한 것. 윤이 나
고 색이 진한 것이 좋다

참다랑어
등쪽은 진한 청흑색. 배쪽은
은백색을 띤다. 무게는 350~600kg.
참치 중에서 가장 크다.

영양과 건강

DHA 함유량이 어류 중에서 최고이며, 그 중에서도 참치 눈알은 DHA의 대명사라고 할 정도이다. DHA가 뇌에 보급되면 뇌 속의 정보 전달이 원활하게 이루어지기 때문에 판단력이나 계산력이 높아진다는 연구 결과가 나와 있다. 또, DHA는 동맥경화와 고혈압을 예방한다.

그 밖에 항산화 작용이 있는 셀레늄은 혈관과 세포의 노화를 막고, 비타민 E와 함께 세포막의 파괴를 억제한다.

부위

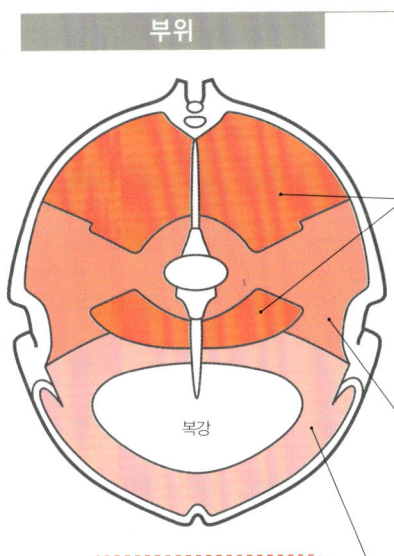

복강

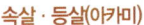

속살·등살(아카미)
참치 등살과 속살. 가장 양이 많은 부위. 특유의 단맛과 향이 있다. 표면의 섬유질이 촘촘한 것이 맛있다.

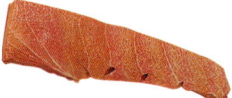

중뱃살(주도로)
참치를 크게 3등분하여 배 부분의 가운데 살. 지방이 적당히 있어서 살이 부드럽고 윤기가 나는 부위로 회나 초밥 재료로 사용한다.

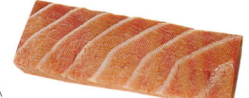

대뱃살(오도로)
참치를 크게 3등분하여 배 부분의 맨앞쪽 살. 입속에서 부드럽게 녹아드는 식감으로 횟감 중 가장 인기 있는 부위. 지방이 가장 풍부한 최고급 부위이다.

민간요법 : 노화방지에 좋은 참치

DHA는 뇌의 활성화에 효과적이어서 치매 예방에 좋다. 또, 셀레늄과 비타민 E는 암이나 협심증, 심근경색 예방 효과가 있기 때문에 정기적으로 꾸준히 섭취하면 노화로 인해 생기는 여러 가지 문제를 개선할 수 있다.

건강을 위한 음식궁합 맞추기!

DHA는 뇌의 활성화에 도움이 되고, 당질은 뇌의 에너지원이 된다. 또, 단백질과 칼륨은 고혈압을 예방하고, DHA와 오크라의 점액성분(식이섬유)에는 콜레스테롤을 감소시키는 작용이 있어서 동맥경화를 예방한다.

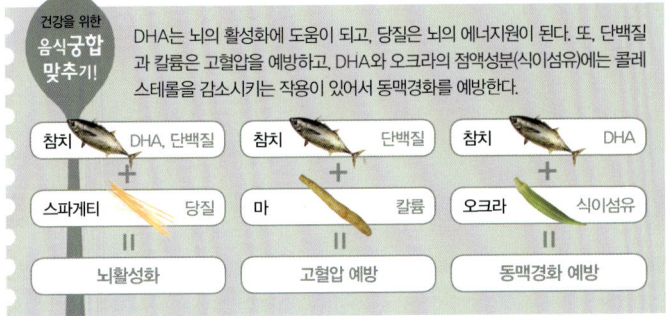

참치 + 스파게티 = 뇌활성화	참치 + 마 = 고혈압 예방	참치 + 오크라 = 동맥경화 예방
DHA, 단백질 / 당질	단백질 / 칼륨	DHA / 식이섬유

단백질 피로회복 · 스트레스완화 / **비타민 B₁₂** 빈혈예방

학공치

비타민 B₁₂가
빈혈 예방에 효과를 발휘한다

- **주요영양소**: 단백질 19.6g
  칼륨 290mg / 비타민 B₁₂ 5.5㎍
- **칼로리**: 95㎉
- **크기**: 약 40cm
- **제철**: 겨울~봄

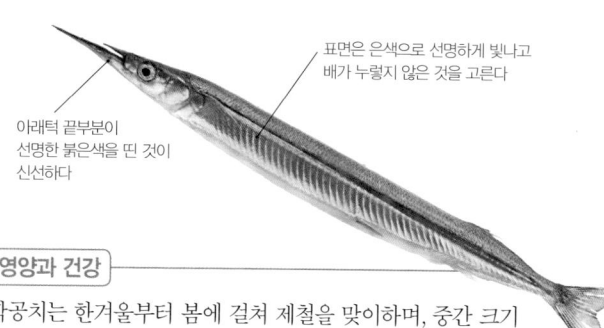

표면은 은색으로 선명하게 빛나고 배가 누렇지 않은 것을 고른다

아래턱 끝부분이 선명한 붉은색을 띤 것이 신선하다

영양과 건강

학공치는 한겨울부터 봄에 걸쳐 제철을 맞이하며, 중간 크기의 학공치보다 크기가 큰 것이 더 맛이 좋다.

흰살생선 중에서도 지방의 함유율이 특히 적은 편이어서 맛은 담백하지만 단백질이 많아서 체력 향상과 스트레스 완화에 효과적이다.

뿐만 아니라 풍부한 비타민 B₁₂는 적혈구를 만들기 때문에 빈혈 예방에 효과적이고, 칼륨은 혈압을 낮춰준다.

요리비법

다이어트 중인 사람은 지방이 적은 학공치를 회나 소금구이로 먹으면 단백질을 보충할 수 있다. 배를 가르고 뱃속의 내장과 검은 막을 꼼꼼하게 제거한 다음 요리한다. 길게 자른 학공치의 살을 묶어서 매듭을 만들어 국물요리에 건더기로 사용하면 보기에도 좋고, 맛도 좋다.

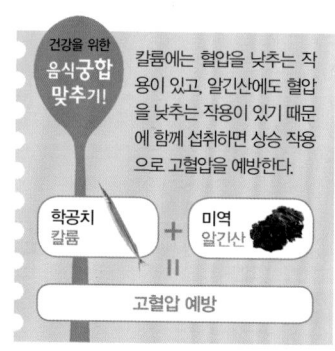

건강을 위한 음식궁합 맞추기!

칼륨에는 혈압을 낮추는 작용이 있고, 알긴산에도 혈압을 낮추는 작용이 있기 때문에 함께 섭취하면 상승 작용으로 고혈압을 예방한다.

학공치 칼륨 + **미역** 알긴산 = 고혈압 예방

철분·비타민 B₁₂ 빈혈예방 / 비타민 B₂ 구내염예방 / 타우린 콜레스테롤저하

魚
조개

가리비

저칼로리로 미네랄이 풍부하고 지방을 분해하는 효과가 있다

- **주요영양소** : 단백질 13.5g
  철분 2.2㎎ / 비타민 E 0.9㎎
  비타민 B₂ 0.29㎎ / 비타민 B₁₂ 11.4㎍
- **칼로리** : 72㎉
- **크기** : 약 20㎝
- **제철** : 겨울
- **보관** : 껍질을 제거한 살은 청주를 뿌려 밀폐용기에 넣어 냉장 보관

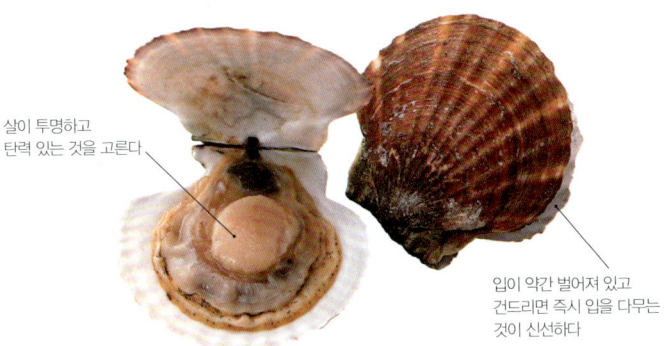

살이 투명하고 탄력 있는 것을 고른다

입이 약간 벌어져 있고 건드리면 즉시 입을 다무는 것이 신선하다

영양과 건강

비타민 B₂는 점막을 튼튼하게 하고 단백질과 지방대사를 촉진하는 효과가 있다. 지방이 적어서 저칼로리이므로 다이어트할 때 먹으면 좋다.

타우린에는 콜레스테롤을 떨어뜨리는 작용이 있어서 동매경화를 예방할 수 있고, 그 밖에 철분과 비타민 B₁₂ 등 빈혈을 예방하는 영양소가 풍부하다. 또, 글루탐산과 호박산도 많이 들어 있어서 진한 감칠맛이 있다.

 가리비와 무로 혈관병을 예방한다

가리비의 조개관자로 우려낸 육수에 무를 껍질째 갈아서 넣은 것을 평소에 꾸준히 마시면 고혈압 예방과 콜레스테롤 수치의 정상화에 도움이 된다. 또, 가리비 육수에는 암을 예방하는 효과가 있다.

건강을 위한 음식궁합 맞추기! 타우린의 콜레스테롤 저하 작용과 비타민 C의 항산화 작용이 합쳐지면 동맥경화를 예방할 수 있다.

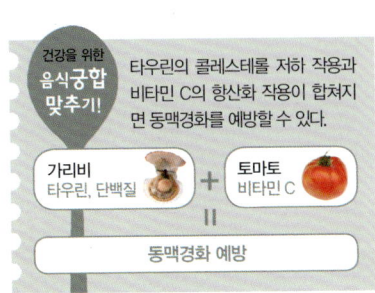

가리비
타우린, 단백질

+

토마토
비타민 C

=

동맥경화 예방

칼슘 골다공증예방 / 철분·구리 빈혈예방 / 타우린 콜레스테롤저하

조개

굴

**미네랄이 풍부하여
여러 가지 몸의 기능을 개선한다**

- 주요영양소* : 칼슘 88mg / 철분 1.9mg
  아연 13.2mg / 구리 0.89mg
  비타민 B_{12} 28.1㎍
- 칼로리* : 60㎉
- 크기 : 약 4cm(참굴)
- 제철 : 가을~겨울(참굴)
- 보관 : 냉장 보관. 봉지굴 외에는 바로 먹는 것이 좋다
*수치는 양식 기준

껍데기를 꽉 다문 것이 싱싱하다

껍질을 깐 굴은 살이 둥그스름하고 통통하게 부풀어 있으며 가장자리의 주름이 검고 선명한 것을 고른다

영양과 건강

철분, 구리, 아연, 망간, 칼슘 등의 미네랄이 풍부하다. 철분과 구리는 빈혈을 예방하고, 아연은 미각기능을 정상으로 유지하는 데 도움이 된다. 또, 망간과 칼슘은 뼈를 튼튼하게 만들어주므로 골다공증 예방에 좋다.

게다가 아미노산의 일종인 타우린도 들어 있어 악성 콜레스테롤을 감소시키고 동맥경화를 예방한다.

민간요법

자양강장과 냉증 해소에는 굴 튀김이 좋다

굴 튀김은 몸을 따뜻하게 해주는 효과가 있어서 만병의 근원이 되는 냉증을 예방한다. 또, 풍부한 미네랄과 타우린이 몸의 여러 가지 기능을 회복·향상시키는 효과를 기대할 수 있다.

건강을 위한 **음식궁합 맞추기!**

철분과 구리, 비타민 B_{12}는 혈액을 만드는 조혈작용을 한다. 비타민 C에는 철분의 흡수율을 높이는 효과가 있으므로 함께 섭취하면 빈혈 예방에 도움이 된다.

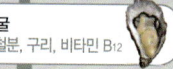

굴
철분, 구리, 비타민 B_{12}

+

레몬
비타민 C

=

빈혈 예방

철분·비타민 B_{12} 빈혈예방 / 비타민 B_{12} 간기능강화 / 타우린 동맥경화예방

- **주요영양소**: 단백질 6g
  철분 3.8mg / 비타민 B_2 0.16mg
  비타민 B_{12} 52.4μg
- **칼로리**: 30㎉
- **크기**: 약 4cm **제철**: 봄, 가을
- **보관**: 바닷물과 비슷한 농도(약 3%)의 소금물에 담가 냉장 보관 또는 해감하여 냉동 보관도 가능

바지락

철분과 비타민 B_{12}가 간 기능을 강화하고 빈혈도 예방한다

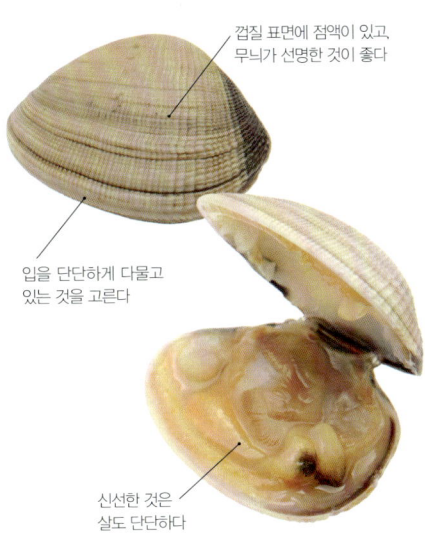

껍질 표면에 점액이 있고, 무늬가 선명한 것이 좋다

입을 단단하게 다물고 있는 것을 고른다

신선한 것은 살도 단단하다

영양과 건강

작은 몸에 영양소가 응축되어 있다. 특히, 조혈작용을 하는 철분과 비타민 B_{12}가 풍부해서 빈혈 예방에 효과적이다. 비타민 B_{12}는 간 기능을 강화시키므로 술을 마실 때 바지락을 같이 먹으면 다음날 숙취도 피할 수 있다.

뿐만 아니라 양질의 단백질이 많이 들어 있고, 아미노산의 일종인 타우린은 혈중 악성 콜레스테롤을 배출시켜 동맥경화 예방에 효과적이다.

요리비법

요리 과정에서 빠져나오는 타우린, 글리신 등의 감칠맛 성분과 영양소를 놓치지 않으려면 국물까지 모두 먹을 수 있는 요리법이 좋다. 먼저 해감한 후 껍질끼리 비비듯이 문질러 씻는다. 너무 오래 끓이면 딱딱해지므로 주의한다.

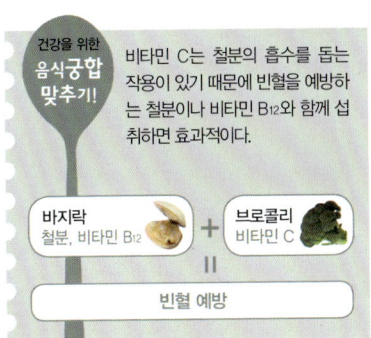

건강을 위한 음식궁합 맞추기!

비타민 C는 철분의 흡수를 돕는 작용이 있기 때문에 빈혈을 예방하는 철분이나 비타민 B_{12}와 함께 섭취하면 효과적이다.

바지락 철분, 비타민 B_{12} + **브로콜리** 비타민 C = 빈혈 예방

조개 · 칼슘 골다공증예방 / 철분·비타민 B₁₂ 빈혈예방 / 타우린 콜레스테롤저하

백합

철분과 비타민 B₁₂ 가
빈혈을 예방한다

- **주요영양소** : 칼륨 160mg / 칼슘 130mg
  철분 2.1mg / 비타민 B₂ 0.16mg
  비타민 B₁₂ 28.4㎍
- **칼로리** : 38㎉
- **크기** : 약 9cm · **제철** : 겨울
- **보관** : 껍질이 붙어 있는 것은 소금물에 담그고, 껍질을 제거한 살은 물기를 빼고 청주를 뿌려서 냉장 보관

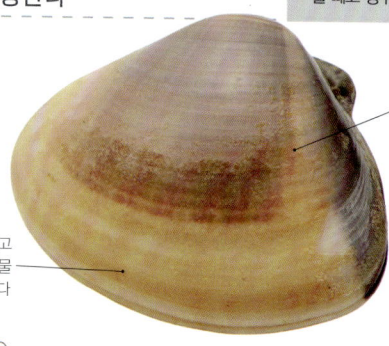

너무 크지 않고 묵직하게 무게감 있는 것이 좋다

껍질에 광택이 있고 입을 단단하게 다물고 있는 것을 고른다

영양과 건강

조혈 작용을 하는 철분과 비타민 B₁₂가 풍부하여 빈혈 예방에 효과적이다. 칼륨과 칼슘도 많아서 고혈압을 예방하고, 뼈를 건강하게 만들어준다.

또한, 백합에는 타우린이 많아서 콜레스테롤을 저하시키고 동맥경화를 예방한다. 비타민 B₁을 파괴하는 분해효소인 티아미나아제도 들어 있지만 이 효소는 열에 약하기 때문에 가열하면 문제가 되지 않는다.

요리비법

가열요리가 기본이다. 청주를 뿌려서 찌거나 찌개나 탕, 또는 백합을 넣고 지은 밥이나 죽 등 국물까지 모두 먹을 수 있는 요리법이 좋다. 국물이 진하게 우러나서 맛이 좋은데다 여러 가지 식재료를 함께 먹을 수 있어서 영양면에서도 효과적이다.

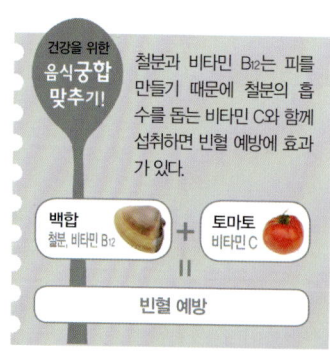

건강을 위한 음식궁합 맞추기!

철분과 비타민 B₁₂는 피를 만들기 때문에 철분의 흡수를 돕는 비타민 C와 함께 섭취하면 빈혈 예방에 효과가 있다.

백합 철분, 비타민 B₁₂ + **토마토** 비타민 C = **빈혈 예방**

타우린 콜레스테롤저하·동맥경화예방 / 콜라겐 거칠어진 피부를 부드럽게

- **주요영양소** : 단백질 19.4g
  칼륨 250mg
  비타민 A(β-카로틴) 340㎍
- **칼로리** : 89㎉
- **크기** : 약 10㎝
- **제철** : 겨울~봄
- **보관** : 축축한 신문지에 싼 다음 냉장 보관

소라

타우린이 체력을 향상시키고 고혈압도 예방한다

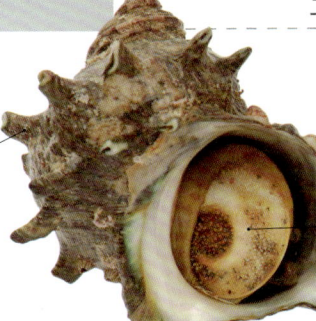

주먹만한 크기로 껍질이 단단하고 들었을 때 무게감 있는 것을 고른다

만지면 뚜껑이 닫히고 흔들어도 소리가 나지 않는 것이 신선하다

영양과 건강

풍부한 타우린이 악성 콜레스테롤을 감소시켜 동맥경화를 예방한다.

껍질과 가까운 부분은 살이 단단해서 씹으면 오독오독한 느낌이 드는데 이 부분에는 콜라겐이 많이 들어 있다. 콜라겐은 세포와 세포를 연결하는 역할을 하기 때문에 피부 건강에 도움이 된다.

또한, 소라가 먹는 해초에는 β-카로틴이 함유되어 있기 때문에 소라에도 항산화 작용이 있다. 그래서 소라를 먹으면 세포가 튼튼해진다.

술을 자주 마시는 남성들에게는 소라가 좋다

소라에 많이 들어 있는 타우린은 간 기능을 개선하는 작용이 있기 때문에 술을 자주 마시는 사람에게 좋은 식재료이다. 또, 아연도 풍부해서 모발의 생성을 촉진시키고, 탈모를 방지하며, 강장효과도 있다.

건강을 위한 **음식궁합 맞추기!**

소라의 타우린에 더하여 악성 콜레스테롤을 체외로 배출시키는 식이섬유를 섭취하면 동맥경화를 예방할 수 있다.

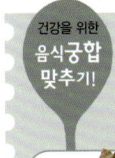 소라 타우린 + 양송이 식이섬유

=

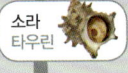 동맥경화 예방

철분 빈혈예방 / 글리코겐 간기능강화 / 타우린 콜레스테롤저하

조개

재첩

타우린과 글리코겐이
간 기능을 개선한다

- **주요영양소** : 칼슘 130mg
  철분 5.3mg / 구리 0.42mg
  비타민 B_2 0.25mg / 비타민 B_{12} 62.4μg
- **칼로리** : 51kcal
- **크기** : 약 2.5cm
- **제철** : 여름
- **보관** : 비닐팩에 넣어 밀봉 후 냉장 보관. 해감한 것은 냉동 보관 가능

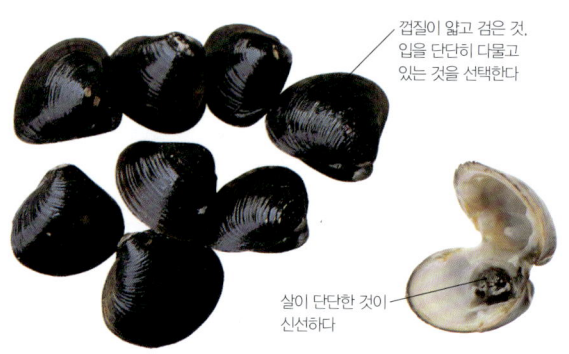

껍질이 얇고 검은 것, 입을 단단히 다물고 있는 것을 선택한다

살이 단단한 것이 신선하다

영양과 건강

재첩에 응축되어 있는 비타민 B_{12}와 철분, 구리는 조혈 작용을 하기 때문에 빈혈 예방에 효과적이다.

또한, 간 기능을 향상시키는 타우린과 글리코겐이 풍부하게 들어 있어 숙취 해소에 좋고, 타우린은 콜레스테롤을 저하시키는 작용도 한다.

 재첩된장국으로 숙취를 이겨낸다

된장에 들어 있는 각종 아미노산과 재첩에 들어 있는 아미노산이 함께 작용하면 타우린과 글리코겐이 보다 효과적으로 간 기능을 활성화시킨다. 재첩된장국 등으로 국물에 녹아나온 감칠맛과 영양소까지 놓치지 말고 섭취하자.

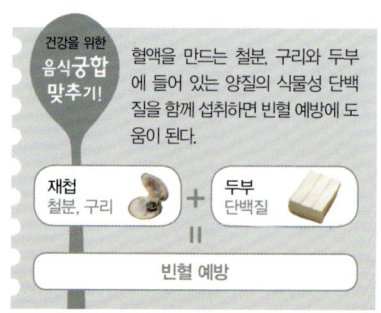

건강을 위한 **음식궁합 맞추기!**

혈액을 만드는 철분, 구리와 두부에 들어 있는 양질의 식물성 단백질을 함께 섭취하면 빈혈 예방에 도움이 된다.

재첩
철분, 구리

+

두부
단백질

=

빈혈 예방

β-카로틴 감기예방 / 엽산 빈혈예방·동맥경화예방

- 주요영양소 : 칼륨 340mg
  비타민 A(β-카로틴) 650μg
  비타민 E 3.6mg / 비타민 B₂ 0.44mg
  엽산 360μg
- 칼로리 : 120㎉
- 크기 : 껍질 지름 5cm
- 제철 : 여름
- 보관 : 껍질을 까서 냉장 보관하면 2~3일 정도 보관 가능

성게

풍부한 비타민으로 감기를 예방한다

영양과 건강

해삼보다 단백질이 더 많아「바다의 호르몬」이라고 불리는데, 소화 흡수에 좋고, 특히 강장제로 효과가 뛰어나다. 성게의 단맛은 글리신, 메티오닌, 발린 등의 아미노산에 의한 것이다.

항산화 작용이 있는 β-카로틴, 비타민 B₂가 풍부하여 점막을 건강하게 해주므로 감기 예방이나 피부 미용에 효과적이고, 새로운 적혈구를 만드는 엽산도 많이 들어 있어서 빈혈과 동맥경화를 예방한다.

모양이 찌그러지지 않고 검은 빛을 띠지 않는 것이 신선하다

보라성게
가장 많이 채취되는 종류로 길게 뻗은 가시가 특징. 식용하는 부위는 오렌지 색을 띠는 성게의 생식소로 초밥 등의 재료로 사용한다.

요리비법

껍질을 깔 때는 뒤집어서 이빨 부분을 따라 칼을 넣고 한 바퀴 돌리면 입이 떨어진다. 입을 빼낸 후에 반으로 자른다.

주로 날것으로 먹지만 된장국이나 미역국에 넣어도 맛있다. 된장과 성게의 아미노산을 함께 섭취하면 맛과 영양이 더 좋아진다.

품종

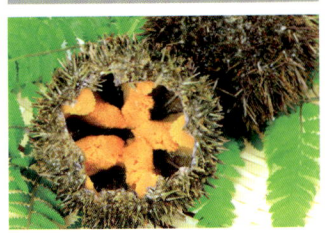

말똥성게
보라성게보다 가시가 짧고, 맛은 더 진하다.

비타민 B₂ 구내염예방 / 비타민 B₁₂ 빈혈예방 / 타우린 콜레스테롤저하

기타

게

칼로리가 낮아서
비만 예방에 좋다

- 주요영양소* : 단백질 13.9g
  칼륨 310mg / 칼슘 90mg
  비타민 B₂ 0.6mg / 비타민 B₁₂ 4.3μg
- 칼로리* : 63kcal
- 크기 : 12cm 전후
- 제철 : 겨울~봄
- 보관 : 삶아서 냉동 보관

*수치는 대게 기준

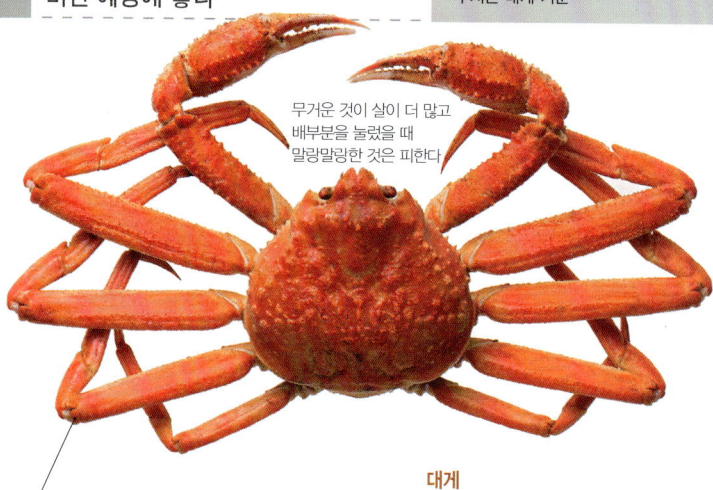

무거운 것이 살이 더 많고 배부분을 눌렀을 때 말랑말랑한 것은 피한다

관절의 안쪽이 투명하고 깨끗한 것이 신선하다. 들었을 때 활발하게 움직이는 것을 고른다

대게
몸통 껍데기의 길이가 약 12cm. 몸통에서 뻗어나간 다리가 대나무 마디처럼 이어져 있어서「대게」라고 부른다.

영양과 건강

양질의 단백질이 많이 들어 있고, 지방이 적어서 저칼로리이므로 비만을 걱정하는 사람에게 좋은 식재료이다.

글루탐산, 글리신, 타우린 등의 감칠맛 성분이 풍부해서 맛이 아주 좋다. 타우린에는 혈중 콜레스테롤을 저하시키고, 간 기능을 강화하는 작용이 있다. 또, 조혈작용을 하는 비타민 B₁₂도 풍부해서 빈혈 예방에 도움이 된다.

 게 껍질로 요통을 완화시킨다

살을 발라 먹고 남은 껍질도 잘 이용하면 건강에 도움이 된다. 껍질을 약한 불에 살짝 구워서 말린 다음 잘게 부수어 가루로 만든 것을 따뜻한 물에 섞어서 마시면 요통 완화에 좋다.

품종

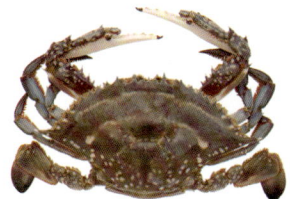

꽃게
갑각너비 약 17cm. 등껍질이 옆으로 퍼진 마름모꼴이며, 암게는 어두운 갈색에 흰 무늬가 있고, 수게는 초록빛을 띤 짙은 갈색이다. 게장을 담그면 맛있다.

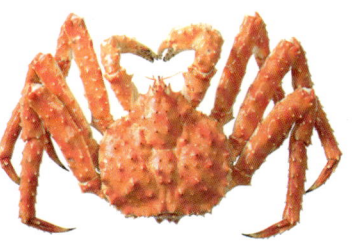

왕게
갑각너비 약 25cm. 다리를 펼치면 길이가 1m가 되는 것도 있다. 소라게의 일종으로 대게와 함께 인기가 높다.

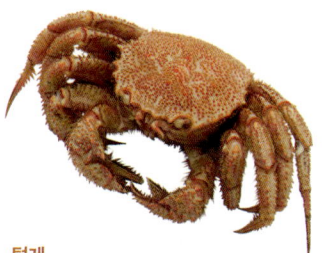

털게
갑각너비 약 15cm. 등껍질에 털이 있는 것이 특징. 살이 많고 내장맛이 진하다.

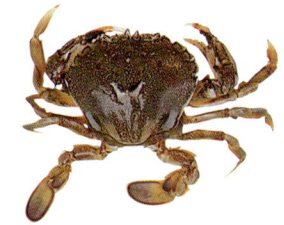

깨다시꽃게
갑각너비 약 10cm. 등껍질은 푸른빛을 띤 잿빛이고 작은 점무늬는 자줏빛이다. 껍질이 부드러워서 큼직하게 썰어서 국물요리에 넣으면 맛있다.

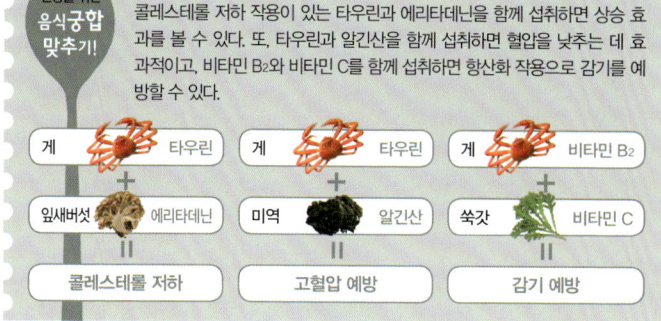

건강을 위한 음식궁합 맞추기! 콜레스테롤 저하 작용이 있는 타우린과 에리타데닌을 함께 섭취하면 상승 효과를 볼 수 있다. 또, 타우린과 알긴산을 함께 섭취하면 혈압을 낮추는 데 효과적이고, 비타민 B_2와 비타민 C를 함께 섭취하면 항산화 작용으로 감기를 예방할 수 있다.

- 게 + 잎새버섯 = 타우린 + 에리타데닌 = 콜레스테롤 저하
- 게 + 미역 = 타우린 + 알긴산 = 고혈압 예방
- 게 + 쑥갓 = 비타민 B_2 + 비타민 C = 감기 예방

게 자르기(왕게)

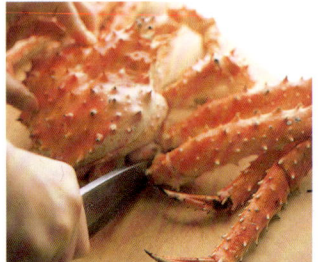
❶ 삶은 게의 다리를 몸통에서 잘라낸다.

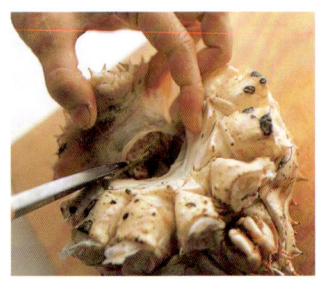
❷ 배쪽에 있는 삼각형 딱지의 틈 사이로 칼집을 넣는다.

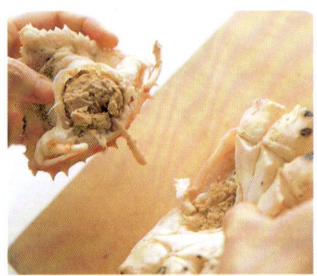
❸ 삼각형 딱지를 손으로 떼어낸다.

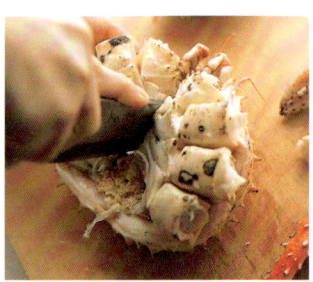
❹ 배쪽에서 몸통을 반으로 자른다.

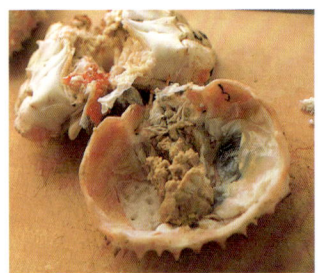
❺ 몸통에서 등딱지를 잡아당겨 떼어낸 다음, 내장을 제거한다(왕게의 내장은 먹을 수 없기 때문에 미리 처리해서 판매하는 경우도 있다).

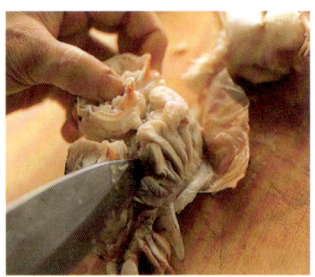
❻ 몸통 양쪽에 있는 회색 아가미는 중독을 일으킬 수 있기 때문에 꼼꼼하게 제거한다.

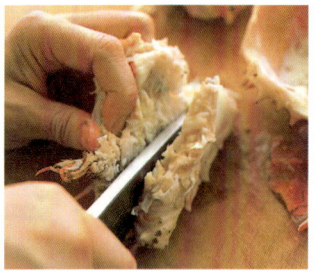

❼ 반으로 자른 몸통을 다시 세로로 한 번 더 자른다.

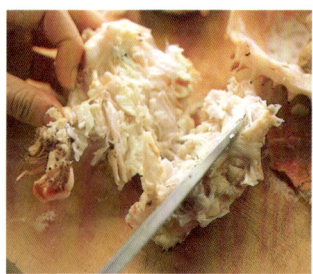

❽ 잘라서 벌리면 흰살이 나오므로 먹을 때 잘 발라서 먹는다.

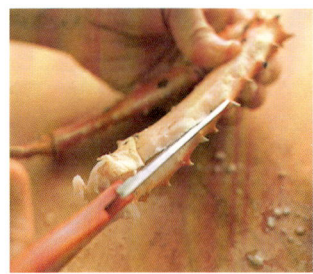

❾ 다리는 희고 부드러운 부분에 가위를 찔러 넣어 자른다.

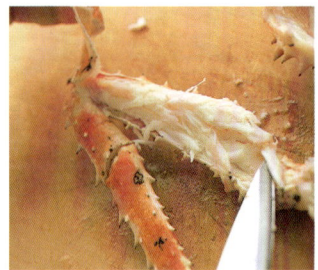

❿ 반대쪽도 같은 방법으로 잘라서 먹기 좋게 껍질을 제거한다.

상식

왕게를 닮은 청색왕게

청색왕게는 종종 왕게의 대체품으로 판매될 정도로 맛이나 겉모습이 왕게와 비슷하다. 두 종류 모두 왕게과에 속하며 등딱지가 모두 5각형 모양인데 청색왕게는 수온이 낮은 곳을 좋아해서 왕게보다 좀 더 깊은 곳에 산다.

왕게와 청색왕게를 구분하는 포인트는 등딱지 중앙의 돌기이다. 등딱지 중앙에 6개의 돌기가 있으면 왕게이고, 4개밖에 없으면 청색왕게이다. 또, 다리 부분의 돌기도 왕게가 더 많으므로 자세히 살펴보면 구별할 수 있다.

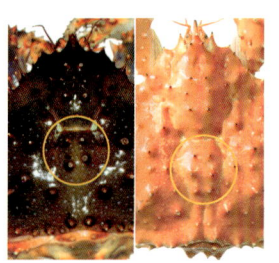

왼쪽은 4개의 돌기가 있는 청색왕게이고, 오른쪽은 6개의 돌기가 있는 왕게이다.

칼슘 골다공증예방 / **타우린** 간기능강화·콜레스테롤저하

기타

새우

풍부한 타우린이 간 기능을 개선한다

- **주요영양소***: 단백질 20.9g 칼슘 37mg・비타민 E 3.8mg
- **칼로리***: 92㎉
- **크기**: 20~40cm
- **제철**: 가을
- **보관**: 냉장 보관, 바로 먹지 않을 때는 삶아서 냉동 보관

* 수치는 닭새우 기준

껍질에 붉은 빛이 강하며, 수염과 다리가 잘리지 않은 것을 고른다

닭새우
크기가 20~40cm로 커서 「새우의 왕」이라고 한다. 담백하며 맛이 좋다. 수가 많지 않아 포획을 제한하고 있다. 고급새우로 날로 먹거나 소금구이로 먹는다.

살아 있는 것은 움직임이 활발한 것이 좋다

민간요법 새우껍질이 노화를 막아준다

새우껍질에는 동물성 식이섬유가 많아서 껍질까지 먹으면 콜레스테롤 저하와 노화방지에 효과가 있다. 작은 새우는 껍질째 먹고, 먹지 않고 남은 껍질은 육수 내는 데 사용하면 좋다.

영양과 건강

감칠맛 성분인 타우린에는 혈중 콜레스테롤의 증가를 방지하고, 간 기능을 개선하는 효과가 있다. 항산화 작용을 하는 비타민 E도 들어 있어 동맥경화를 예방한다. 내장에는 타우린 이외에도 비타민과 미네랄이 풍부해서 버리지 말고 먹는 것이 좋다.

새우 껍질에는 칼슘이 풍부하므로 작은 새우는 껍질까지 먹도록 한다.

> 요리비법

닭새우는 껍질째 요리하면 고급스럽게 연출할 수 있다. 보리새우는 크기가 적당하고 맛도 좋아서 튀김이나 중국요리 등에 적합하다.

또한, 껍질째 먹을 수 있는 사쿠라에비는 볶음요리에 넣으면 간편하게 칼슘을 보충할 수 있으며, 북쪽분홍새우는 살은 회로 먹고, 남은 머리와 껍질을 기름에 볶은 다음 갈아서, 김, 깨, 소금 등을 넣고 밥에 뿌려 먹어도 좋다.

닭새우 손질하기

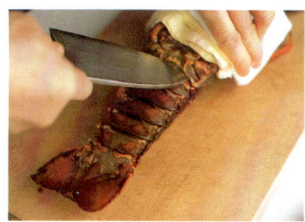

❶ 배쪽에서 머리와 몸통 사이의 얇은 껍질을 자른 다음, 몸통을 살짝 비틀어 머리를 떼어낸다.

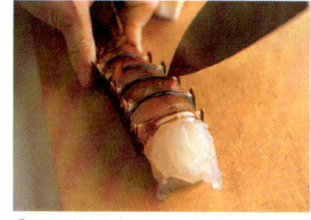

❷ 몸통의 양옆에 칼 끝으로 칼집을 넣는다.

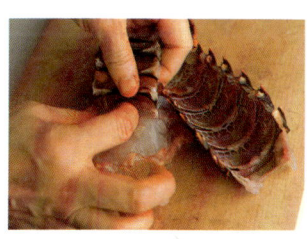

❸ 배와 등쪽의 껍질을 벗겨내고 살을 꺼낸다.

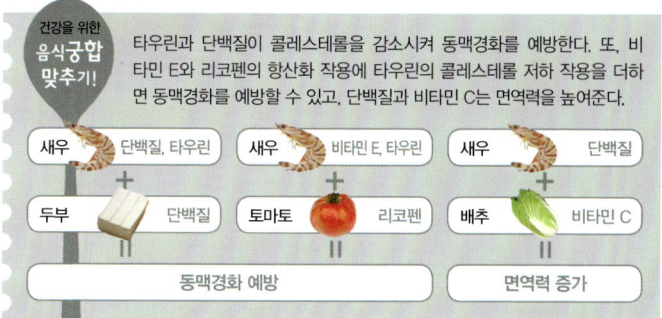

건강을 위한 음식궁합 맞추기!

타우린과 단백질이 콜레스테롤을 감소시켜 동맥경화를 예방한다. 또, 비타민 E와 리코펜의 항산화 작용에 타우린의 콜레스테롤 저하 작용을 더하면 동맥경화를 예방할 수 있고, 단백질과 비타민 C는 면역력을 높여준다.

새우	단백질, 타우린	+	두부	단백질	=	동맥경화 예방
새우	비타민 E, 타우린	+	토마토	리코펜	=	
새우	단백질	+	배추	비타민 C	=	면역력 증가

품종

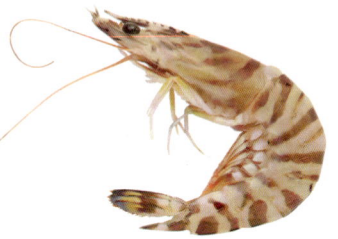

보리새우
크기 20~25cm. 쫄깃한 식감과 단맛이 최고의 맛을 자랑한다. 칼슘이 풍부하고, 회, 튀김, 국물요리 등에 좋다.

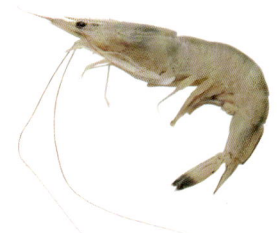

중하
크기 10~15cm. 대하(大蝦)보다 몸집이 작지만 맛이 좋고 값이 저렴하다.

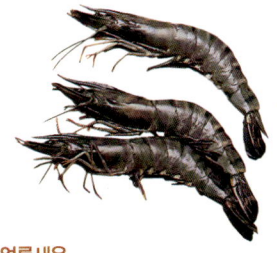

얼룩새우
크기 약 20cm. 한국 연근해에는 드물고 동남아시아에서 양식이 성행한다. 검은빛을 띤 얼룩무늬가 특징. 맛이 좋아서 많이 이용된다.

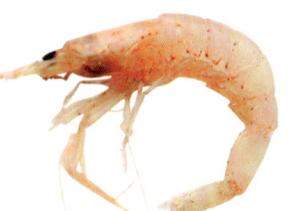

사쿠라에비
크기 약 5cm로 일본특산종이다. 그대로 말리거나 쪄서 말린 것이 주로 유통되며 껍질째 먹을 수 있어서 칼슘 보충에 좋다.

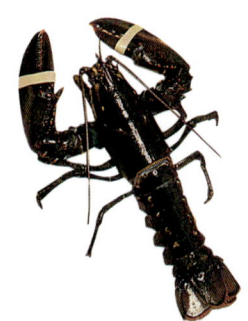

바닷가재(랍스터)
크기 약 50cm. 거대한 집게는 자신이나 다른 새우에게 상처를 입히므로 묶어서 유통된다. 찌거나 구워서 먹는다.

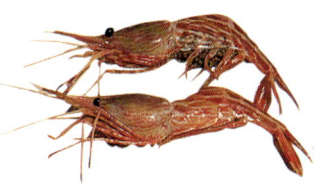

줄무늬도화새우
크기 약 13cm. 삶으면 단맛이 증가한다. 동해 북부에서 잡힌다.

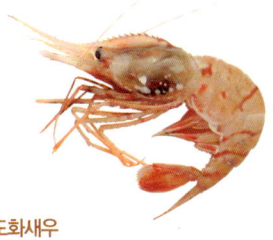

도화새우
크기 약 17~20cm. 초밥 재료로 많이 사용된다. 살이 두꺼워서 식감이 좋고, 단맛이 난다.

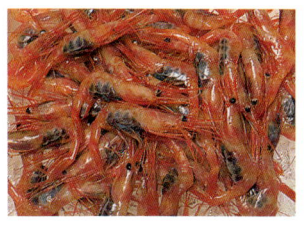

북쪽분홍새우
크기 약 12cm. 동해에서 가장 많이 잡힌다. 머리껍질은 국물을 우려낼 때 사용하면 좋다.

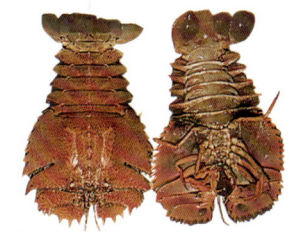

부채새우
크기 약 20cm. 부채를 닮은 모양이다. 제주도 연안에서 많이 잡히며 맛이 좋다.

상식

새우젓의 종류

- **곤쟁이젓** : 2~3월 서해 깊은 바다에서 잡히는 아주 작은 새우로 담근 젓.
- **오젓** : 5월에 수확한 새우로 담근 젓으로「오사리젓」의 준말. 오사리는 5월에 수확한 새우나 어획물을 뜻한다.
- **육젓** : 6월에 수확한 산란기의 새우로 담근 젓. 새우젓 가운데서 가장 상등품이다. 육젓은 김장용 젓갈로 가장 선호한다.
- **추젓** : 가을철에 어획한 자잘한 새우로 담근 젓. 육젓보다 크기가 작고 깨끗하다. 각종 음식에 가장 널리 사용하는 새우젓이다.
- **동백하** : 2월에 수확한 새우로 담근 젓. 희고 깨끗하다.
- **자젓** : 흔히 잡젓으로 불리며, 특별한 선별작업 없이 크기가 작은 새우들을 한데 모아 담근 젓.
- **토하젓** : 민물새우로 담근 젓. 전라남도 특산물이다.

비타민 E 동맥경화예방 / 타우린 콜레스테롤저하 / 라이소자임 암예방

기타

오징어

풍부한 타우린이
중성지방을 물리친다

- **주요영양소*** : 단백질 18.1g
  칼륨 270㎎ / 비타민 E 2.1㎎
- **칼로리** : 88㎉
- **크기** : 약 30㎝ • **제철** : 가을~겨울
- **보관** : 밑손질한 오징어의 물기를 제거한 후 랩으로 싸서 지퍼백에 넣어 냉동 보관
* 수치는 살오징어 기준

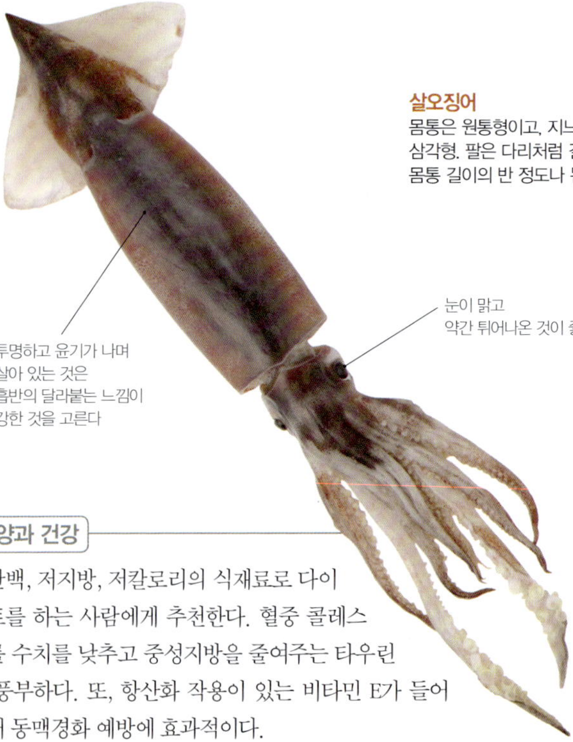

살오징어
몸통은 원통형이고, 지느러미는 삼각형. 팔은 다리처럼 길어 몸통 길이의 반 정도나 된다.

눈이 맑고 약간 튀어나온 것이 좋다

투명하고 윤기가 나며 살아 있는 것은 흡반의 달라붙는 느낌이 강한 것을 고른다

영양과 건강

고단백, 저지방, 저칼로리의 식재료로 다이어트를 하는 사람에게 추천한다. 혈중 콜레스테롤 수치를 낮추고 중성지방을 줄여주는 타우린도 풍부하다. 또, 항산화 작용이 있는 비타민 E가 들어 있어 동맥경화 예방에 효과적이다.

파스타에 넣기도 하는 오징어 먹물의 주성분은 멜라닌 색소이며 방부력이 강하고 암 예방에 효과적인 라이소자임이라는 성분이 들어 있다.

내장까지 먹을 수 있는 반딧불오징어에는 레티놀이 풍부해서 목이나 코의 점막과 피부 건강을 유지시켜 감기를 예방하고 피부 미용에 도움이 된다.

품종

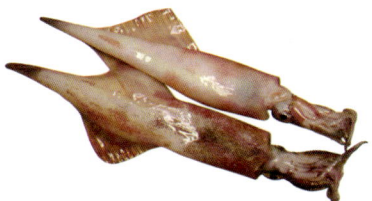

화살오징어
담백하고 맛이 고급스러워 인기가 높은 오징어. 살이 희고 투명하여 보기 좋아서 초밥 재료로도 많이 이용된다.

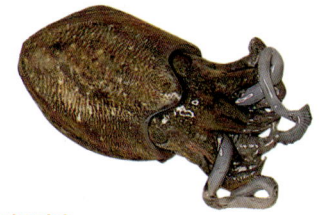

갑오징어
몸 안에 흰색 석회질의 뼈(갑)를 가지고 있다. 참오징어라고도 한다.

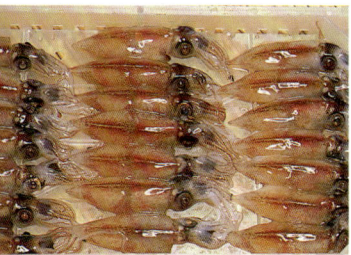

반딧불오징어
심해에 서식. 몸에 발광기가 있어 반딧불처럼 빛이 나는 작은 오징어. 크기 7~8cm.

민간요법: 오징어 먹물과 뼈로 병을 다스린다

가열하여 오징어 먹물의 수분을 날려 가루 상태로 만들어 먹으면 협심증에 좋다. 또, 갑오징어의 뼈(갑)를 달여서 마시면 위궤양이나 십이지장궤양에 효과가 있다. 갑오징어 뼈를 가루로 만들어 지혈제로 사용하기도 한다.

건강을 위한 음식궁합 맞추기!

타우린과 식이섬유를 함께 섭취하면 콜레스테롤을 감소시키는 효과가 있다. 또, 비타민 E와 리코펜에는 강한 항산화 작용이 있어서 동맥경화를 예방하고, 타우린과 칼륨은 콜레스테롤을 감소시키고 혈압을 떨어뜨려 동맥경화를 예방한다.

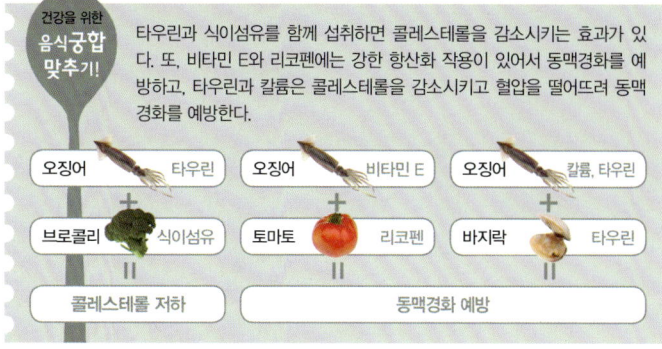

오징어 손질하기

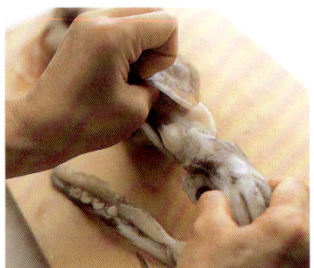

❶ 몸통 안에 손가락을 넣어 다리가 붙어 있는 부분을 잡아당긴다.

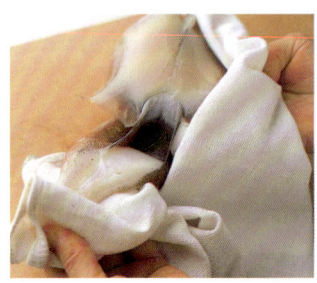

❹ 지느러미를 세게 잡아당겨서 껍질을 같이 벗긴다.

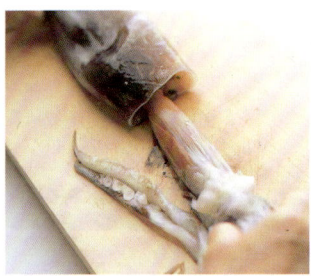

❷ 다리를 잡아당겨서 먹물주머니와 내장이 터지지 않도록 조심해서 꺼낸다.

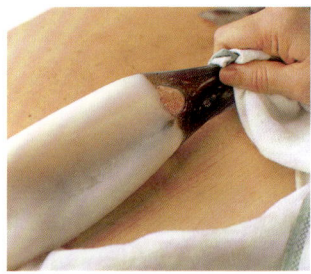

❺ 몸통에 남아 있는 껍질도 마른 행주나 키친타월로 깨끗이 벗긴다.

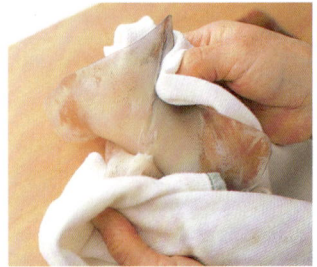

❸ 지느러미와 몸통이 연결된 부분을 잡고 지느러미를 떼어낸다. 마른 행주나 키친타월을 사용하면 미끄러지지 않는다.

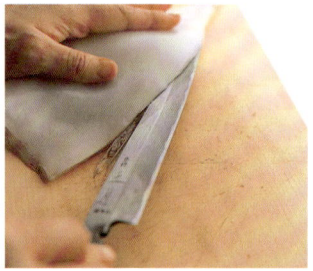

❻ 지느러미가 붙어 있던 쪽으로 칼을 넣어 원통형 몸을 잘라서 펼친다.

오징어 내장 젓갈 만들기

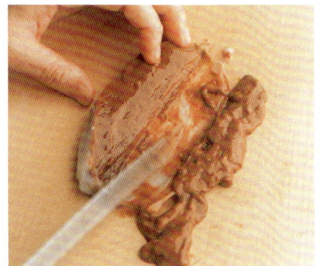

❶ 오징어 내장을 세로로 잘라서 내용물을 긁어 낸 다음, 칼로 두드린 것에 청주 1/2작은술과 소금을 약간 넣고 잘 섞는다.

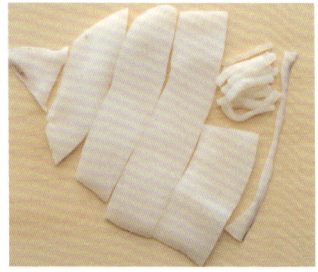

❷ 몸통을 4등분한 다음 가늘게 채 썰어서 ❶과 섞은 다음 냉장 보관한다.

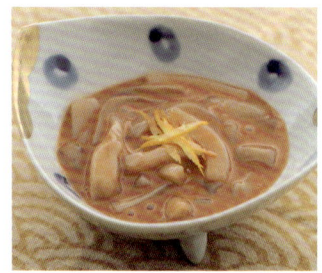

❸ 하루에 몇 번씩 저어주고, 3일 정도 지나면 먹을 수 있다.

❼ 몸 안에 남아 있는 내장을 깨끗이 제거하고 물로 씻는다.

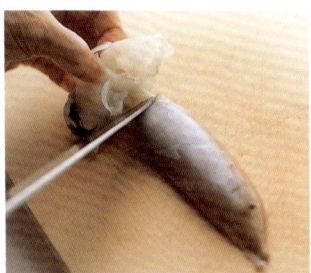

❽ 떼어낸 다리와 내장은 다리의 연골 부분을 잘라서 분리하고, 눈과 입도 제거한다.

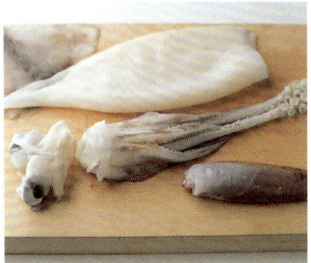

❾ 왼쪽 위부터 지느러미, 몸통, 눈, 다리, 내장

타우린 **동맥경화예방·피로회복·간기능강화**

기타

문어

타우린으로 피로를 이겨내고
동맥경화도 예방한다

- **주요영양소*** : 단백질 16.4g
  아연 1.6㎎ / 비타민 E 1.9㎎
  비타민 B_2 0.09㎎
- **칼로리*** : 76㎉
- **크기** : 약 60㎝
- **제철** : 겨울~봄
- **보관** : 냉장 또는 냉동 보관
- *수치는 왜문어 기준

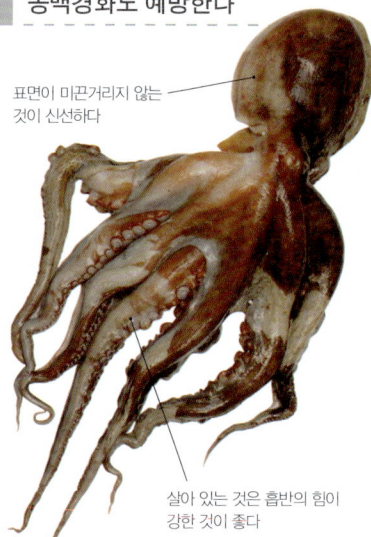

표면이 미끈거리지 않는
것이 신선하다

살아 있는 것은 흡반의 힘이
강한 것이 좋다

데친 문어는 손으로 만져보았을 때
탄력 있는 것을 고른다

영양과 건강

주성분은 단백질이고, 지방이 적은 저칼로리 식품이다.

풍부하게 들어 있는 타우린은 감칠맛을 내고, 혈중 콜레스테롤을 억제하며, 동맥경화 예방과 간 기능 강화에도 효과적이다. 그 밖에도 몸속 장기의 기능을 정상으로 회복시켜 피로 회복에 도움이 된다.

또한, 비타민 B_2와 아연 등도 들어 있어서 피부와 머리카락의 건강을 유지하고 미각장애를 예방하는 효과도 있다.

요리비법

담백하고 감칠맛이 있으며 회나 조림 등 여러 가지 요리에 이용할 수 있다. 단, 비타민 B_2는 수용성이어서 조림으로 만들 경우 국물까지 다 먹는 것이 좋다. 살아 있는 문어를 손질할 때는 소금을 충분히 넣고 주물러서 표면의 점액질을 없애야 한다.

건강을 위한 **음식궁합 맞추기!**

단백질과 비타민 C는 스트레스를 받으면 소모되므로 평소에 꾸준히 섭취하면 스트레스 완화에 도움이 된다.

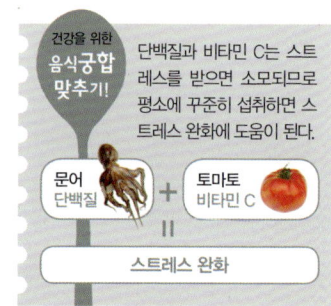

문어 단백질 + 토마토 비타민 C = 스트레스 완화

어류가공품

가마보코
으깬 흰살생선살에 염분을 넣고 반죽해서 가열한 것. 필수아미노산이 들어 있는 양질의 단백질이 풍부하고 저칼로리여서 다이어트에도 효과적이다.

사츠마아게
생선살을 갈아서 소금, 설탕, 녹말을 넣고 다시 잘게 썬 당근, 우엉 등을 섞어 기름에 튀긴 식품. 지방에 따라 부르는 이름이 다르다. 기름에 튀겼기 때문에 감칠맛이 나며 단백질, 타우린, 칼슘 등이 많이 들어 있다.

쯔미레
정어리, 꽁치, 작은 전갱이 등을 뼈째 갈아서 달걀흰자 등을 넣고 반죽하여 둥글게 빚어 끓는 물에 넣고 익힌 것. 칼슘, DHA 등이 다른 가공품에 비해 풍부하다.

한펜
선도가 좋은 흰살생선 간 것과 마 등을 공기가 들어가게 섞어서 삶은 것. 양질의 단백질이 들어 있는 저지방 식품으로 소화흡수도 잘 된다.

쓰쿠다니
작은 생선, 조개관자 등을 간장과 설탕으로 조린 것. 통째로 요리하기 때문에 식재료의 영양소를 그대로 섭취할 수 있지만 염분이 많으므로 많이 먹지 않도록 주의한다.

훈제 생선
소금에 절인 생선을 나무 연기로 익혀서 특유의 풍미가 생긴 것. 연기에 의해 살균, 방부 성분이 식재료에 배어들기 때문에 오래 보관할 수 있다.

쌀겨절임
소금에 절인 생선에 다시 쌀겨를 넣고 절인 것. 타지 않게 주의해서 굽는다.

된장절임
청주 등을 첨가한 된장으로 생선을 절인 것. 묻어 있는 된장을 닦아내고 굽는다.

술지게미절임
청주와 맛술을 넣어 묽게 만든 술지게미에 생선을 저린 것. 발효에 의해 생선의 감칠맛이 우러나와 술지게미의 단맛과 잘 어울린다.

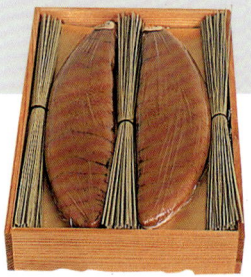

어란
생선의 난소를 소금에 절인 후 소금을 제거하고 압착·건조시킨 것. 숭어알로 만드는 것이 일반적이며 지역에 따라 삼치(사진)나 대구를 사용하기도 한다.

4

육류
알류
유제품

육류의 주요 영양소는
단백질과 지방이며
몸을 움직이는 데 필요한
주요 에너지원이 된다.
보관 기간은
랩으로 싸서 냉장 보관할 때는 1주일,
냉동 보관할 때는 1개월 정도가 적당하다.

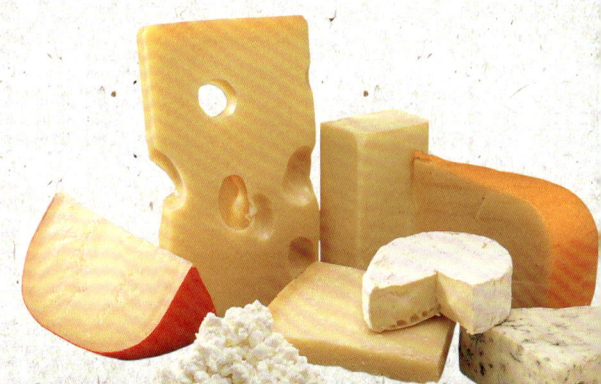

몸에 좋은 육류·알류·유제품

주요 영양소

육류·알류·유제품

필수아미노산이 들어 있는 양질의 단백질이 풍부하다. 사람 몸의 기초가 되는 영양소로 피로 회복, 동맥경화 예방, 스트레스 완화에 효과적이다. 또, 육류에는 에너지원이 되는 지방도 많이 들어 있는데, 육류의 지방은 포화지방산이기 때문에 비만과 콜레스테롤의 원인이 되므로 지나치게 많이 먹지 않도록 주의한다.

닭고기
비타민 A(레티놀)가 풍부해서 피부 미용에 좋고, 감기를 예방한다.

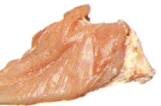

달걀
영양 밸런스가 잘 맞고, 흡수율도 높아서 면역력 향상에 좋다.

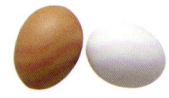

쇠고기
빈혈을 예방하는 철분이 듬뿍 들어 있다.

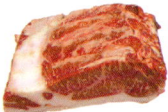

우유·유제품
칼슘의 흡수율이 높은 것이 매력이다. 뼈를 튼튼하게 만들고, 스트레스 완화에도 좋다.

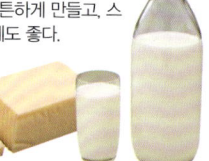

돼지고기
비타민 B_1이 풍부해서 피로 회복에 좋고, 여름에 더위 먹는 것을 예방하는 데 효과적이다.

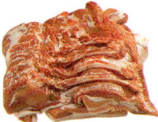

고르는 방법

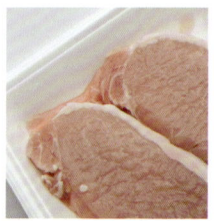

육즙이 배어 나오지 않은 것
육즙이 배어 나온 것은 신선도가 떨어지는 제품이다.

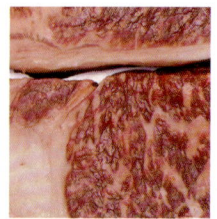

색, 윤기, 결
살은 검은 부분이 없고, 비계는 하얗고 윤기가 있으며, 결이 고운 것이 좋다.

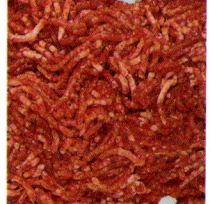

간 고기는 비계가 적은 것
간 고기를 살 때 칼로리가 걱정된다면 비계가 적고 붉은살이 많은 것을 고른다.

요리 방법

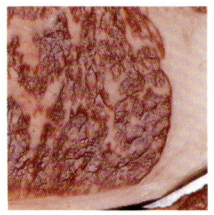

고기는 지방을 제거한다
쇠고기, 돼지고기는 비계를 떼어내고, 닭고기는 껍질을 벗기면 지방을 줄일 수 있다. 삶거나 찌는 요리법도 효과적이다.

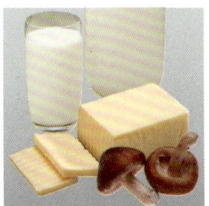

우유와 버섯은 함께 먹는다
우유나 치즈 등 유제품에 들어 있는 칼슘은 버섯류에 들어 있는 비타민 D와 함께 섭취하면 흡수율이 높아진다.

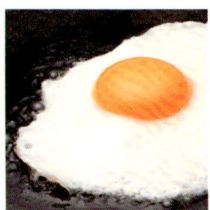

달걀은 약한 불로 요리한다
달걀 프라이나 달걀말이 등을 너무 센 불에서 익히면 타기 쉽다. 프라이팬에 달걀을 올린 다음에는 불을 약하게 낮춘다.

보관 방법

−18℃	
3~5℃	
채소실 5~7℃	0℃ / −3℃

냉동실
생고기나 조리를 마친 육류요리를 보관한다. 사용하기 편하게 한 번에 사용할 분량씩 나누어서(간 고기는 익혀서) 랩으로 싼 뒤 급속 냉동시킨다. 냉동시킨 뒤에 지퍼백에 넣어 보관하면 1달 정도 보관할 수 있다.

냉장실
달걀·유제품과 조리를 마친 육류요리를 보관한다. 생고기는 신선실에 보관한다.

신선실
생고기를 보관한다. 바로 사용할 것은 구입할 때 들어 있던 팩에 그대로 보관해도 괜찮다. 2~3일 정도 보관하려면 공기가 들어가지 않게 랩으로 싸서 지퍼백에 넣어 보관한다.

얼기 직전의 상태로 보관하면 생고기를 좀 더 오래 보관할 수 있다. 랩으로 싸서 지퍼백에 넣어 보관하면 닭고기는 8일 정도, 쇠고기·돼지고기는 10일 정도 가능하고, 간 고기는 빨리 상하기 때문에 4일 정도 보관할 수 있다.

해동방법
기본은 어패류(p.149)와 같지만 육류는 전자레인지에 돌릴 수 있다. 랩을 빼고 키친타월을 깐 다음 그 위에 올려놓고 전자레인지로 해동한다.

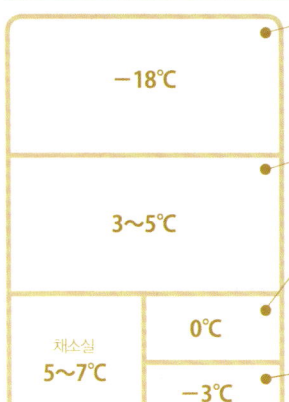

금속제 쟁반이나 알루미늄 호일을 사용하면 빨리 언다.

단백질 컨디션회복 / 레티놀 감기예방·암예방

육류

닭고기

레티놀이 면역력을 높여주고
다이어트할 때 단백질원으로 좋다

- **주요영양소*** : 단백질 16.2g
  비타민 A(레티놀) 39μg
  비타민 B₂ 0.18mg
- **칼로리*** : 200㎉
- **제철** : 연중
- *수치는 영계 다리살 기준

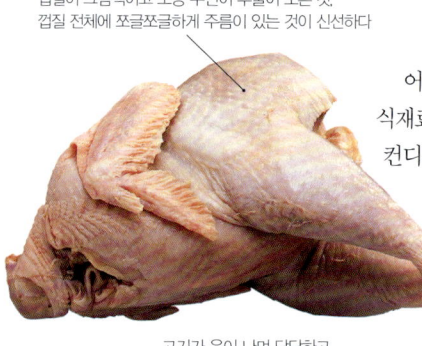

껍질이 크림색이고 모공 주변이 부풀어 오른 것.
껍질 전체에 쪼글쪼글하게 주름이 있는 것이 신선하다

고기가 윤이 나며 단단하고
전체적으로 통통한 것이 좋다

영양과 건강

필수아미노산이 균형 있게 들어 있는 양질의 단백질이 매력인 식재료이다. 몸의 저항력을 높여서 컨디션을 회복하는 데 도움이 된다.

또한, 레티놀은 쇠고기나 돼지고기보다 몇 배나 많이 들어 있어 점막을 강화시켜 감기와 암 예방에도 효과적이다.

칼로리가 걱정된다면 껍질을 벗기고 먹으면 칼로리를 낮출 수 있다. 안심은 고단백 저칼로리여서 다이어트할 때 영양을 보충하기에 적합한 식재료이다.

건강을 위한
음식궁합 맞추기!

단백질은 피부를 만들고, 혈관을 튼튼하게 해준다. 따라서 β-카로틴, 비타민 C와 함께 섭취하면 거칠어진 피부를 부드럽게 회복시켜주고, 비타민 C, 식이섬유와 함께 섭취하면 동맥경화 예방에 효과적이다. 스트레스에 의해 소모되는 단백질과 비타민 C는 평소부터 꾸준히 섭취해야 한다.

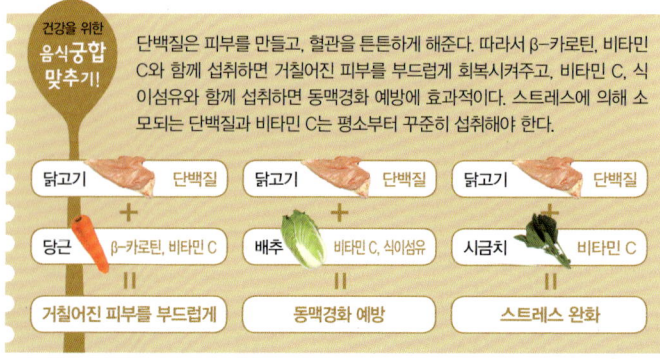

닭고기	단백질	+	당근	β-카로틴, 비타민 C	→	거칠어진 피부를 부드럽게
닭고기	단백질	+	배추	비타민 C, 식이섬유	→	동맥경화 예방
닭고기	단백질	+	시금치	비타민 C	→	스트레스 완화

부위

※칼로리는 영계 가식부 100g에 대한 수치

날개
살은 적지만 진한 국물이 우러난다. 젤라틴질이 많아서 조림으로 먹으면 좋다. 211kcal(닭날개, 껍질포함)

가슴살
지방이 적어 맛이 담백하다. 오래 가열하면 퍼석해진다. 191kcal(껍질포함)

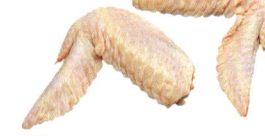

모래주머니·간
모래주머니(사진 위)는 위의 근육이 발달한 부위. 간은 심장 또는 간(사진 아래)을 가리킨다. 94kcal(모래주머니), 111kcal(간)

안심
가슴살 안쪽에 있는 부위로 닭고기 부위 중에서 가장 지방이 적고 고단백인 부위. 맛이 담백하고 부드럽게 씹힌다. 105kcal

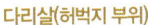

민간요법 — 몸을 따뜻하게 만들어 우울증에도 효과적이다

닭고기에 들어 있는 필수아미노산 중 하나인 「트립토판」은 행복감과 안정감을 느끼게 해주는 「세로토닌」이라는 호르몬을 만드는 원료가 된다. 또, 닭고기는 몸을 따뜻하게 만드는 작용이 있기 때문에 기분 조절이 어려운 기분장애에 영향을 미치는 냉증을 치료함으로써 우울증을 해소하는 데에도 효과적이다.

다리살(허벅지 부위)
지방이 많아 맛이 진해서 여러 가지 요리에 쓰인다. 200kcal(껍질포함)

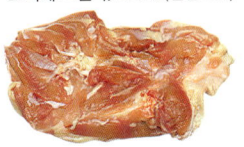

단백질 면역력증가 / 비타민 B₁ 피로회복·스트레스완화

돼지고기

육류

비타민 B₁이 피로와 스트레스를 풀어준다

- **주요영양소*** : 단백질 22g
  비타민 B₁ 0.42mg / 비타민 B₂ 0.2mg
- **칼로리*** : 120㎉
- **제철** : 연중

*수치는 사태 기준

고기결이 촘촘하고 윤이 나며 탄력 있는 것을 선택한다

담홍색으로 색이 선명한 것이 신선하다

지방은 깨끗한 백색을 띤 것이 좋다

영양과 건강

양질의 단백질이 풍부해서 뒷다리살 100g에 달걀 2개와 맞먹는 단백질이 들어 있다. 당질대사나 신경활동에 관여하는 비타민 B₁도 많아서 피로 회복과 불안하고 초조한 마음을 안정시키는 데 효과적이다. 햄이나 베이컨, 소시지 등 돈육가공품으로도 폭넓게 사용되며, 가공품을 통해서도 영양효과를 일부 얻을 수 있다. 또, 돼지 간에는 레티놀과 비타민 B₂가 많다.

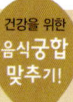

등심
지방이 거의 없고 살만 있지만 부드럽다. 볶음이나 튀김 요리에 주로 사용한다. 262㎉

건강을 위한 음식궁합 맞추기!

피로 회복에 좋은 단백질, 비타민 B₁과 항산화 작용이 있는 β-카로틴을 함께 섭취하면 면역력이 높아진다. 또, 유화아릴은 비타민 B₁의 흡수율을 높여서 피로 회복에 효과적이고, 혈관을 부드럽게 만드는 단백질과 항산화 작용이 있는 비타민 C를 함께 섭취하면 동맥경화를 예방할 수 있다.

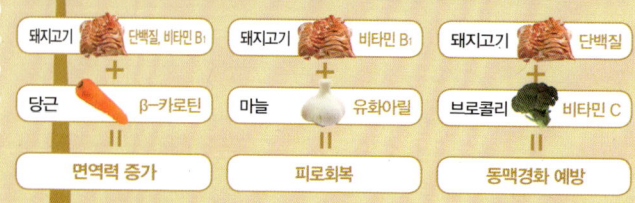

돼지고기 + 당근 = 면역력 증가 (단백질, 비타민 B₁ + β-카로틴)
돼지고기 + 마늘 = 피로회복 (비타민 B₁ + 유화아릴)
돼지고기 + 브로콜리 = 동맥경화 예방 (단백질 + 비타민 C)

부위

※칼로리는 돼지고기 가식부 100g에 대한 수치

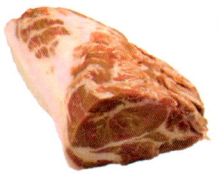

목심
삼겹살에 비해 지방이 적지만 골고루 퍼져 있어 맛이 좋고 부드럽다. 180kcal

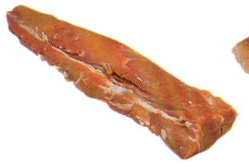

안심
지방이 적어 맛이 담백하다. 오래 가열하면 퍼석해진다. 223kcal

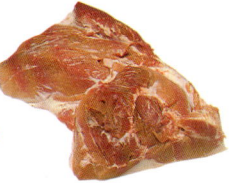

뒷다리
살이 두텁고 지방이 적어 담백하다. 235kcal

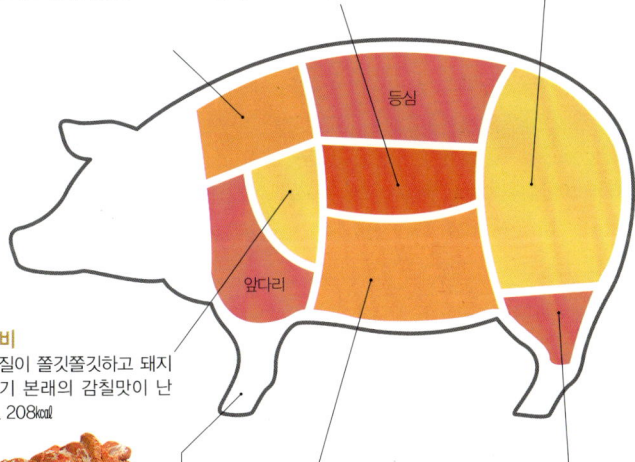

갈비
육질이 쫄깃쫄깃하고 돼지고기 본래의 감칠맛이 난다. 208kcal

삼겹살
살과 지방이 겹겹이 층을 이루며, 질기지 않아 감칠맛이 난다. 한국인들이 가장 선호하는 부위. 331kcal

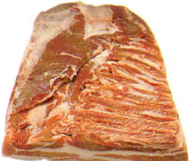

사태
근육에 지방이 적어서 씹는 맛이 있다. 쇠고기 사태보다 부드럽다. 120kcal

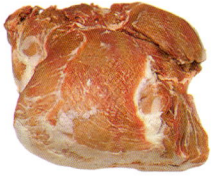

족발
콜라겐이 많아 피부 미용에 좋다. 오래 끓일수록 부드러워진다. 239kcal

돈육가공품

햄
돼지고기를 소금에 절여서 훈연한 가공품으로 로스트햄, 본레스햄, 생햄 등 다양한 종류가 있다. 대부분 가열해서 조리하면 맛이 더욱 좋아진다.

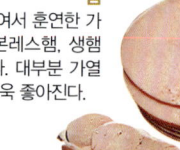
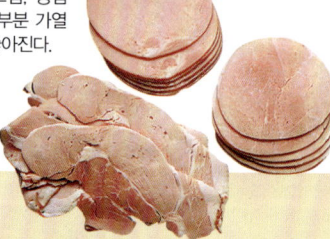

베이컨
돼지의 옆구리살을 염장하여 숙성시킨 후, 장시간 훈연한 가공품으로 오래 보관할 수 있는 것이 특징이다. 지방에는 감칠맛이 있고, 염분도 많아서 수프의 맛을 내는 데 사용하기도 하며, 여러 요리에 다양하게 이용한다.

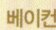

소시지
간 고기에 향신료와 조미료를 넣고 돼지나 소 등의 창자에 채운 가공품. 발상지에 따라 여러 종류로 나뉘며 1,000종 이상이 있다. 굽거나 삶으면 지방이 녹아서 감칠맛이 나고 씹는 맛도 좋아진다.

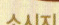

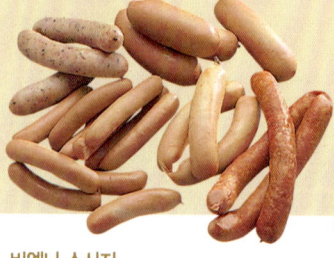

비엔나 소시지
소시지의 일종. 오스트리아의 빈에서 만들기 시작한 가공품으로 염소나 양의 장에 양념한 고기를 넣어 만든 소시지. 소와 돼지고기가 주원료이나 닭고기, 토끼고기, 생선 등을 10% 이하로 사용해도 된다.

살라미
이탈리아 살라미스 섬에서 만들기 시작했다. 간 고기를 비계와 함께 창자에 채워 저온에서 장시간 훈연하고 건조시킨 가공품으로 독특한 풍미가 특징이다. 장기 보관이 가능하다.

단백질 스트레스완화 / **철분** 빈혈예방 / **비타민 B₂** 면역력증가

육류

- **주요영양소***: 단백질 18g
  철분 1.5mg / 비타민 B₁ 0.13mg
  비타민 B₂ 0.22mg
- **칼로리***: 227kcal
- **제철**: 연중
*수치는 램(새끼양)의 지방이 붙은 갈비 기준

양고기

비타민 B₂와 철분으로
빈혈을 예방하고 면역력을 높인다

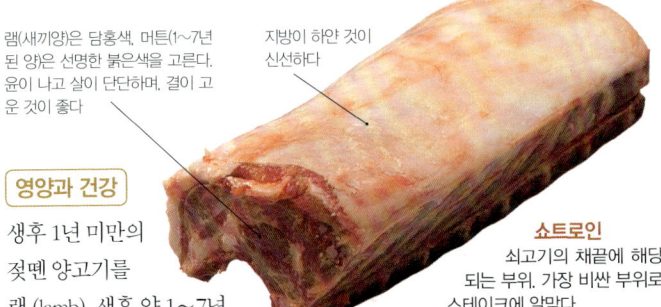

램(새끼양)은 담홍색, 머튼(1~7년 된 양)은 선명한 붉은색을 고른다. 윤이 나고 살이 단단하며, 결이 고운 것이 좋다

지방이 하얀 것이 신선하다

쇼트로인
쇠고기의 채끝에 해당 되는 부위. 가장 비싼 부위로 스테이크에 알맞다.

영양과 건강

생후 1년 미만의 젖뗀 양고기를 램(lamb), 생후 약 1~7년 된 양고기를 머튼(mutton)이라고 한다. 양질의 단백질에 필수아미노산이 풍부하고 미네랄도 균형 있게 들어 있어서 건강과 미용에 좋은 식재료로 주목받고 있다. 또, 비타민 B₂와 철분도 풍부하여 빈혈 예방과 대사 촉진, 면역력 향상에 도움이 된다.

뼈가 붙어 있는 램찹(lamb chop)으로 유명한 갈비(랙)와 지방이 적당히 있고 향이 강한 어깨(숄더), 깔끔한 붉은 살의 뒷다리(렉) 부위가 있다.

부위

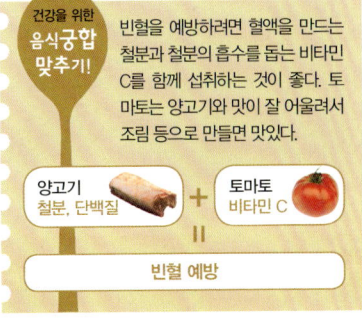

건강을 위한 음식궁합 맞추기!

빈혈을 예방하려면 혈액을 만드는 철분과 철분의 흡수를 돕는 비타민 C를 함께 섭취하는 것이 좋다. 토마토는 양고기와 맛이 잘 어울려서 조림 등으로 만들면 맛있다.

양고기 철분, 단백질 + **토마토** 비타민 C = 빈혈 예방

단백질 면역력증가·감기예방 / **철분** 빈혈예방

육류

쇠고기

양질의 단백질과 철분이
빈혈 예방에 좋다

- **주요영양소***: 단백질 17.1g
  지방 5.6g / 철분 2.2mg
  비타민 B₁ 0.07mg / 비타민 B₂ 0.19mg
- **칼로리***: 126㎉
- **제철**: 연중
*수치는 채끝 기준

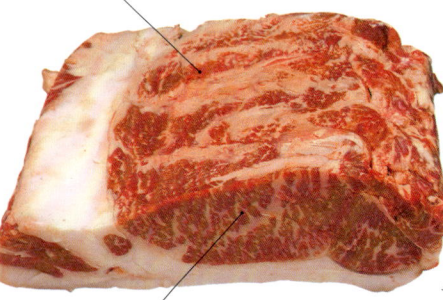

살이 단단하고 고깃결이 고운 것을 고른다

채끝
대표적인 스테이크용 고기. 완벽한 마블링과 고운 고깃결이 특징이다. 안심과 견줄 수 있는 최고급 부위다. 126㎉

신선한 것일수록 붉은색이 선명하고 시간이 지날수록 옅어진다

영양과 건강

쇠고기에는 체내에서 합성되지 않는 필수아미노산이 들어 있는 단백질이 풍부하기 때문에 바이러스에 대항하는 신체의 저항력을 향상시킨다. 100g에 들어 있는 철분의 양은 돼지고기보다 많아서 빈혈 예방에 좋다.

단, 면역력 증가와 감기 예방에는 좋지만 지방에는 콜레스테롤이 많기 때문에 과식하지 않도록 주의한다. 밑손질을 하거나 가열해서 지방을 빼고 요리하면 좋다.

건강을 위한 음식궁합 맞추기!

빈혈을 예방하기 위해서는 철분뿐 아니라 비타민 B₁₂를 함께 섭취하면 효과적이다. 또, 단백질과 비타민 C를 함께 섭취하면 영양의 밸런스도 맞고 건강에 도움이 되며, 단백질과 칼슘을 함께 섭취하면 뼈가 튼튼해진다.

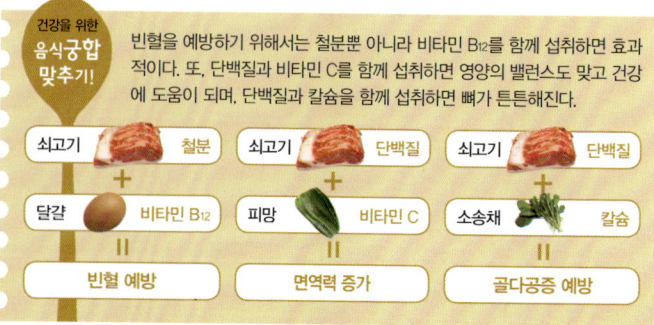

쇠고기 + 달걀 = 철분 + 비타민 B₁₂ = 빈혈 예방

쇠고기 + 피망 = 단백질 + 비타민 C = 면역력 증가

쇠고기 + 소송채 = 단백질 + 칼슘 = 골다공증 예방

부위

※칼로리는 국내산 쇠고기 가식부 100g에 대한 수치

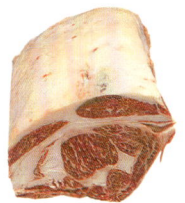
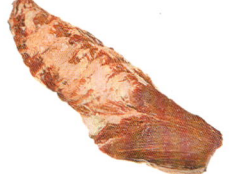
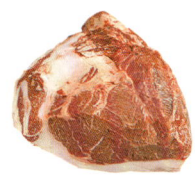

등심
안심 다음으로 많이 찾는 부위. 마블링도 많고 부드럽다. 구이, 스테이크, 불고기, 전골 등에 쓰인다. 192kcal

안심
가장 부드럽고 연하며 지방이 적어 담백하고 맛이 좋은 최고급 부위. 한 마리 중 3%밖에 얻을 수 없다. 148kcal

우둔
지방이 적고 연하며 부드럽다. 육회에 많이 사용되고 장조림, 국거리 등 다양하게 쓰인다. 132kcal(비계포함)

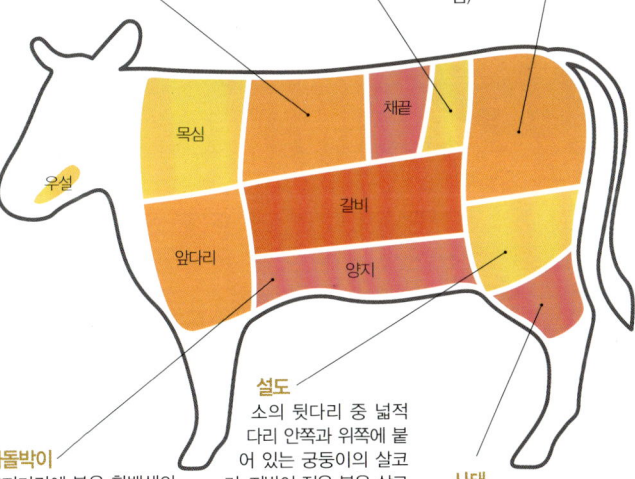

차돌박이
양지머리에 붙은 황백색의 단단하고 기름진 고기. 고소한 맛이 특징으로 구이, 샤브샤브 등에 쓰인다. 137kcal

설도
소의 뒷다리 중 넓적다리 안쪽과 위쪽에 붙어 있는 궁둥이의 살코기. 지방이 적은 붉은 살로 우둔과 비슷하여 좀 질긴 편이다. 육포, 육회, 불고기용으로 사용한다. 186kcal

사태
약간 질기지만 기름기가 적어 담백하면서 깊은 맛이 난다. 찜요리에 적합. 130kcal

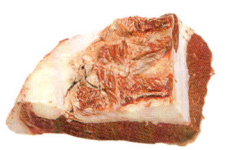
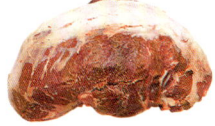
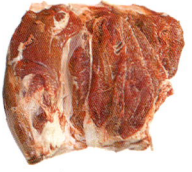

단백질 피로회복 / **레티놀·비타민 B₂** 거칠어진 피부를 부드럽게·면역력증가

알류

달걀

소화흡수가 잘 되는
완전영양식품

- **주요영양소*** : 단백질 12.3g
  철분 1.8mg / 비타민 A(레티놀) 140㎍
  비타민 E 1mg / 비타민 B₂ 0.43mg
- **칼로리*** : 151kcal
- **제철** : 연중
- **보관** : 뾰족한 부분을 밑으로 해서 냉장 보관

*수치는 전란 기준

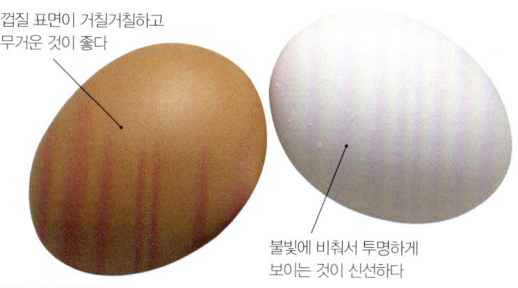

껍질 표면이 거칠거칠하고 무거운 것이 좋다

불빛에 비춰서 투명하게 보이는 것이 신선하다

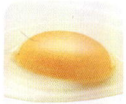

신선한 달걀은 노른자가 볼록하게 올라와 있다

영양과 건강

몸을 만드는 데 필요한 영양소 중 비타민 C와 식이섬유를 제외한 모든 영양소를 갖추고 있는 건강식품이다. 체내 소화흡수율도 매우 높아 반숙란의 경우 96%의 소화흡수율을 나타낸다.

주성분은 단백질과 지방이고, 필수아미노산이 균형 있게 들어 있다. 또, 비타민 A(레티놀)와 비타민 B₂의 작용으로 체력 향상과 면역력 증가, 거칠어진 피부를 부드럽게 하는 데 도움이 되며, 각종 미네랄도 풍부하다.

민간요법

초기 감기에는 달걀과 청주를 섞어서 마시면 좋다

달걀과 청주를 섞어서 마시면 달걀의 풍부한 영양성분과 몸을 따뜻하게 덥혀서 혈액의 흐름을 돕는 청주의 상승 작용으로 초기 감기에 효과가 있다. 청주와 달걀노른자, 설탕 외에 생강즙을 넣으면 더 좋다.

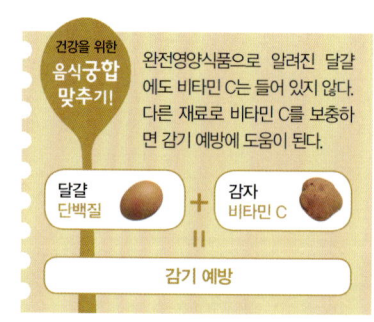

건강을 위한 **음식궁합 맞추기!**

완전영양식품으로 알려진 달걀에도 비타민 C는 들어 있지 않다. 다른 재료로 비타민 C를 보충하면 감기 예방에 도움이 된다.

달걀 단백질 + **감자** 비타민 C = 감기 예방

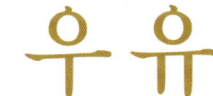

- **주요영양소*** : 단백질 3.3g
  칼슘 110mg / 비타민 B_2 0.15mg
- **칼로리*** : 67kcal
- **제철** : 연중
- **보관** : 냉장 보관
- *수치는 일반우유 기준

우유

소화흡수율이 우수한
칼슘의 공급원

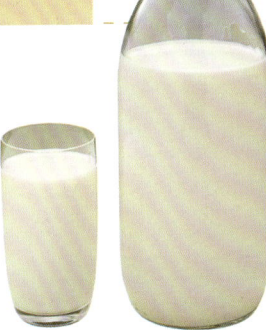

영양과 건강

대표적인 칼슘의 공급원인 우유는 칼슘이 풍부하기도 하지만 더 중요한 것은 소화흡수율이 매우 높다는 점이다. 일반적으로 칼슘은 체내에서 흡수되기 어려운 영양소이지만 우유에 들어 있는 칼슘의 소화흡수율은 40~70%로 다른 식품에 비해 월등히 높아서 뼈와 치아를 튼튼하게 하고, 불안함과 초조함을 가라앉히는데 효과적이다.

그 밖에 비타민 B_2는 지방과 탄수화물을 에너지로 바꿔 과산화지질의 생성을 억제하므로 동맥경화를 예방한다.

**따뜻한 우유로
몸도 마음도 따뜻하게**

우유는 몸을 차갑게 만드는 성질이 있기 때문에 냉증이 있는 사람은 그냥 마시기보다는 따뜻하게 데워서 마시는 것이 좋다. 미숫가루나 꿀을 넣어 마시면 효과가 더 좋다. 또, 우유의 단백질은 아름다운 피부를 만드는 데 도움이 된다.

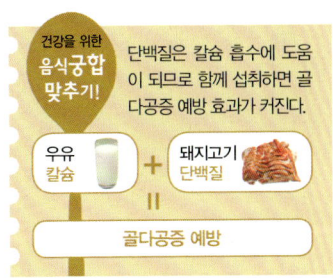

단백질은 칼슘 흡수에 도움이 되므로 함께 섭취하면 골다공증 예방 효과가 커진다.

乳

유제품

단백질 **스트레스완화** / 칼슘 **골다공증예방** / 비타민 B_2 **감기예방**

치즈

우유의 영양소가 응축되어 있고
흡수되기 쉬운 칼슘도 풍부하다

- **주요영양소**[*]: 단백질 22.7g
  칼슘 630mg / 비타민 B_2 0.38mg
- **칼로리**[*]: 339kcal
- **제철**: 연중
- **보관**: 냉장 보관

*수치는 가공치즈 기준

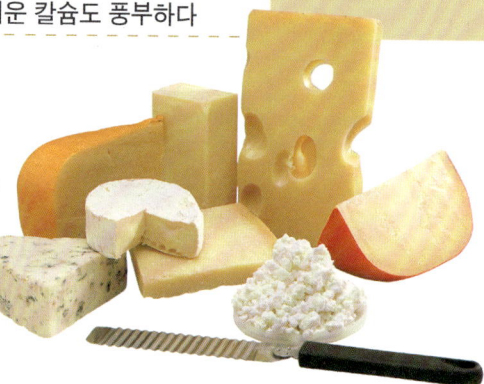

종류에 따라
맛있는 시기와
유통기간이 다르므로
확인이 필요하다

영양과 건강

치즈는 유산균과 효소로 우유를 발효시킨 자연치즈와 2~3종류의 자연치즈를 가열, 용해하여 가공한 가공치즈로 분류한다. 치즈의 칼슘은 우유와 마찬가지로 단백질과 결합한 상태이므로 소화흡수율이 높아서 골다공증 예방과 스트레스 완화에 도움이 된다.

주성분인 단백질의 소화흡수율은 우유보다 뛰어나며, 비타민 B_2도 풍부하여 당질의 대사를 돕고, 세포를 활성화시키며, 점막을 보호한다.

 민간요법

치즈를 먹으면 숙면할 수 있다

치즈는 몸을 따뜻하게 해주므로 냉증이 있는 사람에게 좋은 식재료이다. 또, 불인김이나 흥분을 가라앉혀주는 칼슘의 영향으로 정서불안이나 불면증에도 효과를 기대할 수 있다.

건강을 위한 **음식궁합 맞추기!** 칼슘과 마그네슘은 모두 뼈를 튼튼하게 만들어주는 영양소이므로 함께 섭취하면 골다공증 예방에 효과적이다.

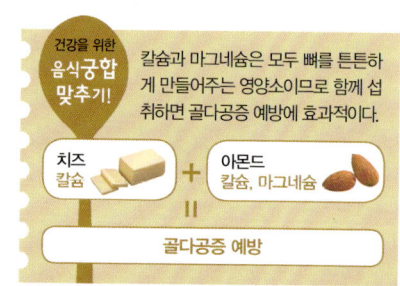

치즈
칼슘
+
아몬드
칼슘, 마그네슘
=
골다공증 예방

종류

자연치즈
유산균이나 효소를 넣어 우유를 발효시킨 「살아 있는 치즈」. 바깥쪽부터 숙성하는 원형과 사각형 치즈는 가운데를 중심으로 방사형으로 잘라서 숙성이 진행된 부분과 덜 된 부분이 골고루 들어가게 잘라야 끝까지 맛있게 먹을 수 있다.

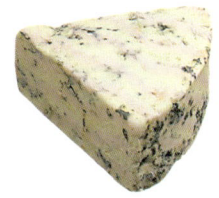

푸른곰팡이 치즈 · 블루치즈
푸른곰팡이로 발효 · 숙성시킨 치즈. 강한 염분과 독특한 맛이 매력이다.

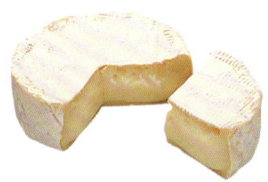

흰곰팡이 치즈 · 카망베르
흰곰팡이로 발효시킨 치즈. 표면에 솜털처럼 흰곰팡이가 붙어 있다. 맛도 부드러워서 먹기 좋다.

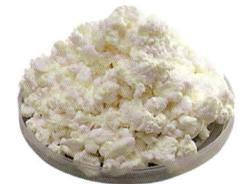

후레쉬 치즈 · 코티지 치즈
제조 1단계에서 완성되는 치즈. 우유를 응고시키기만 하고 숙성시키지 않은 신선한 치즈. 신선하며 산뜻한 맛이다.

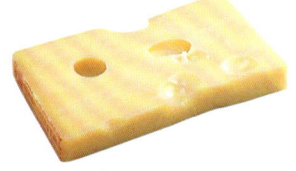

세미하드 치즈 · 에멘탈
압력으로 응축시켜 굳힌 치즈. 수분이 적어서 오래 보관할 수 있다. 에멘탈의 원산지는 스위스이다.

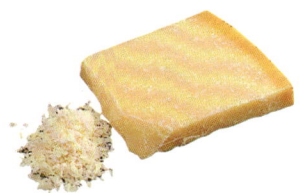

하드 치즈 · 파르미자노 레자노
세미하드보다 더 압착하여 만든 단단한 치즈. 파르미자노 레자노의 원산지는 이탈리아이다. 갈아서 가루로 만든 것도 시중에서 판매된다.

가공치즈
2~3종의 자연치즈에 부재료를 넣고 가열하여 굳힌 것. 오래 보관할 수 있다.

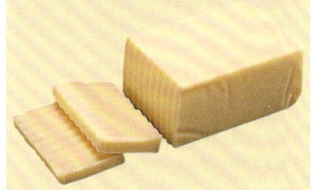

유제품

칼슘 골다공증예방 / **유산균** 변비해소 / **비피더스균** 콜레스테롤저하

요구르트

유산균의 활약으로
장 속에 몸에 좋은 균이 증가한다

- 주요영양소* : 단백질 3.6g
  칼슘 120㎎ / 비타민 B₂ 0.14㎎
- 칼로리* : 62㎉
- 제철 : 연중
- 보관 : 냉장 보관

* 수치는 플레인 요구르트 기준

영양과 건강

우유 또는 탈지유에 유산균을 넣어 발효시켜 응고시킨 것이 요구르트이다. 단백질이나 지방이 유산균에 의해 분해되어 우유보다 소화흡수가 잘 된다.

또한, 유산균은 몸에 유익한 균을 증가시키고 나쁜 균을 감소시켜 장을 건강하게 만든다. 풍부한 칼슘도 유산균에 의해 흡수가 촉진되므로 골다공증 예방에도 효과적이다. 특히, 우리 몸에 유익한 비피더스균은 콜레스테롤의 흡수를 억제하고, 감소시킨다.

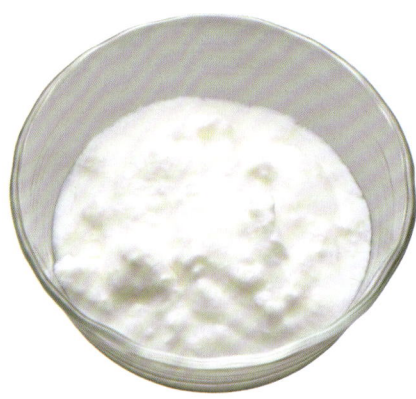

깨끗한 흰색이고 요구르트 위에 고인 액체의 양이 적은 것이 신선하다

민간요법 — 요구르트를 먹으면 장수할 수 있다

장내 세균의 균형을 잡아주는 요구르트는 노화 예방에 좋고, 장수에 도움을 준다. 장수 고령자가 많은 러시아 캅카스 지방에는 매일 요구르트를 먹는 습관이 있다고 한다.

건강을 위한 음식궁합 맞추기!

칼슘의 흡수를 돕는 비타민 C가 풍부한 과일과 함께 먹으면 골다공증을 예방할 수 있다. 요구르트와 과일은 맛도 잘 어울린다.

요구르트 단백질, 칼슘 + **감** 비타민 C

=

골다공증 예방

5

곡류
콩류
해조류

곡류에는 에너지원으로 없어서는 안 될
단백질과 당질이 풍부하다.
콩류는 저칼로리로
단백질, 미네랄이 풍부하기 때문에
다이어트 식품으로 주목받고 있다.
비타민, 미네랄, 식이섬유의 보고인 해조류는
매일 식탁에 올리고 싶은 식재료이다.

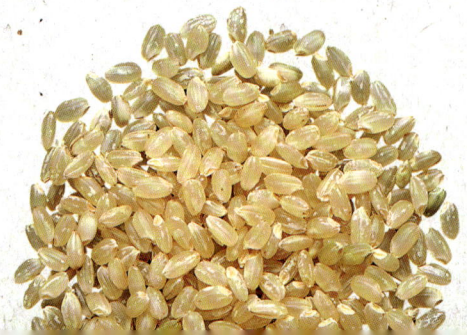

몸에 좋은 곡류·콩류·해조류

주요 영양소

곡류
쌀이나 밀의 주요 영양소는 당질로 에너지원이 된다. 현미처럼 완전히 정제되지 않은 곡류에는 비타민 B군과 식이섬유가 풍부하다.

콩류, 대두가공품
양질의 단백질과 비타민, 미네랄이 들어 있다. 가공하면 소화흡수도 잘 된다.

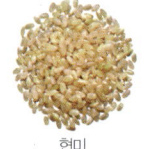
현미

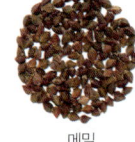
메밀

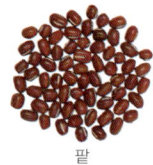
팥

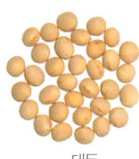
대두

해조류
비타민, 미네랄, 식이섬유가 풍부하다. 칼슘도 많아서 유제품을 싫어하는 사람은 신경 써서 섭취하는 것이 좋다.

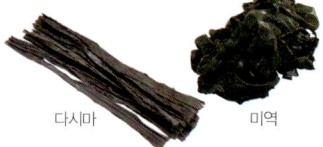

다시마 미역 두부 청국장 두유

고르는 방법

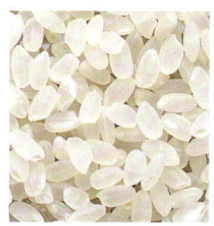

백미는 투명한 것
백미는 하얗고 투명하며 윤이 나는 것을 고른다. 정미 후에는 시간이 지날수록 맛이 떨어지므로 최근에 정미한 것을 고른다.

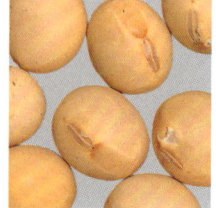

콩은 윤이 나는 것
콩은 윤기가 나고 통통한 것이 좋은 콩이다.

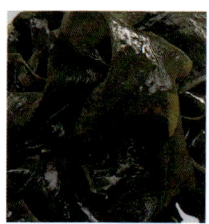

해조류는 두껍고 탄력이 있는 것
윤기가 나고 두꺼우며 탄력이 있는 것을 고른다.

요리 방법

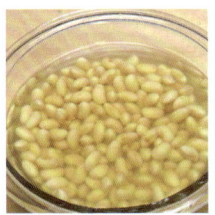

대두는 물에 충분히 불린다
대두는 3~5배 정도 되는 물에 하룻밤 불려서, 위로 뜨는 콩은 건져낸 다음, 불린 물을 그대로 넣고 조린다.

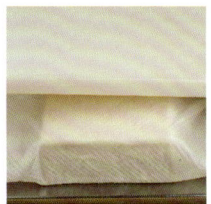

두부는 물기를 뺀다
두부는 물기를 빼고 사용하며, 특히 가열요리에 사용할 때는 키친타월로 싸서 무거운 돌을 얹어 놓으면 물기가 잘 빠진다.

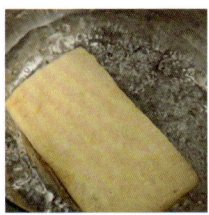

유부는 기름기를 뺀다
유부나 겉튀김 두부는 그대로 사용하면 기름기가 너무 많기 때문에 뜨거운 물을 끼얹거나 뜨거운 물에 살짝 담가서 기름기를 뺀다.

보관 방법

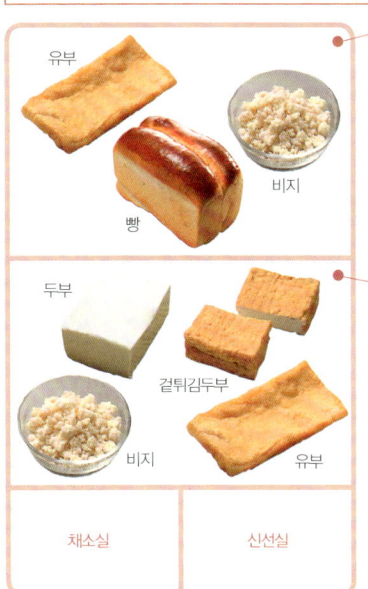

냉동실
비지나 유부, 생면, 생우동, 빵 등은 밀봉하면 냉동할 수 있다. 밥도 한번에 먹을 분량으로 나누어 밀봉하면 냉동할 수 있다.

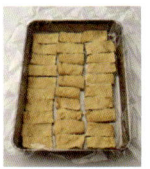

유부는 기름기를 뺀 것을 먹기 좋은 크기로 잘라두면 편리하다.

냉장실
건조시킨 것 이외에 대두가공품이나 해조류, 또는 조리가 끝난 식품은 냉장실에 보관한다.

상온
쌀이나 빵, 건조시킨 면류나 콩, 해조류 등은 서늘하고 그늘진 곳에서 상온 보관한다. 오래 보관하려면 밀봉해서 눅눅해지거나 벌레가 생기지 않도록 주의한다.

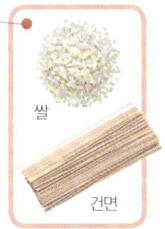

단백질 피로회복·면역력증가 / **식이섬유** 변비해소

쌀

소화가 잘 되는 에너지원으로
현미는 영양이 더 풍부하다

- **주요영양소*** : 단백질 6.1g
  탄수화물 77.1g / 칼륨 88mg
  비타민 B_1 0.08mg / 식이섬유 0.5g
- **칼로리*** : 356㎉
- **제철** : 9월~11월
- **보관** : 고온다습한 곳은 피하고 밀봉하여 시원한 곳에 보관

*수치는 백미 기준

최근에 정미한 것으로 입자가 가지런하고 윤기가 나고 투명감이 있는 것이 좋다

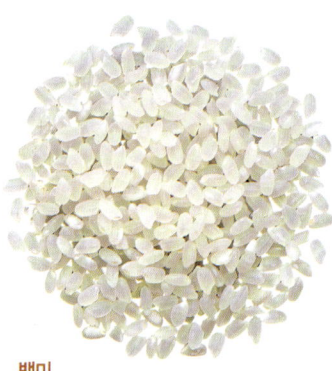

백미
현미를 도정하여 배젖만 남긴 쌀. 쌀겨층과 씨눈을 완전히 제거하여 소화흡수는 잘 되지만 현미보다 영양가가 떨어진다.

영양과 건강

벼에서 왕겨만 벗겨낸 것이 현미, 현미에서 쌀겨층을 벗겨낸 것이 배아미, 쌀겨층과 씨눈을 제거하여 배젖만 남은 것이 백미이다. 일반적으로 많이 먹는 백미는 식감이 좋고, 위에 부담이 없는 양질의 에너지원이다.

현미는 이에 더해 식이섬유나 비타민 B군, 비타민 E, 철분 등이 풍부하다. 비타민 B_1은 당질을 에너지로 변화시켜 피로 회복에 도움이 된다.

또한, 식이섬유는 변비를 예방할 뿐 아니라 유해물질을 배출시키는 작용이 있다.

요리비법

백미는 단백질이나 탄수화물을 섭취하기에는 이상적이지만 그것만으로는 영양이 편중되기 쉬우므로 다른 식재료와 함께 먹어야 한다. 다른 재료를 함께 넣고 밥을 지으면 손쉽게 영양 밸런스를 맞출 수 있다.

정미기술이 발달한 지금은 쌀을 씻는다기보다는 헹구는 정도로 충분하기 때문에 물을 붓고 손으로 살짝 휘젓는다. 너무 많이 헹구면 비타민 B_1이 빠져나오므로 물을 갈아주면서 3~4번 정도 반복한다.

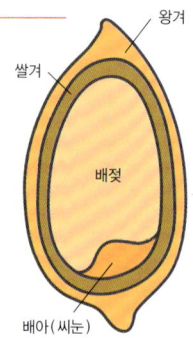

왕겨
쌀겨
배젖
배아 (씨눈)

종류

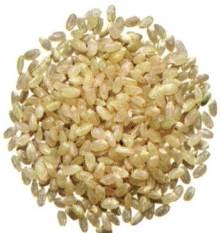

현미
벼에서 왕겨만 벗겨낸 쌀. 비타민 B_1과 비타민 E가 백미의 4배 이상이고 식이섬유도 많다. 반나절 이상 물에 담갔다가 밥을 짓는다.

품종

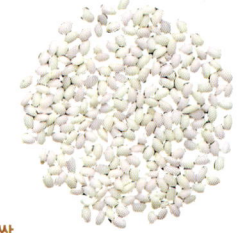

찹쌀
찰밥이나 찰떡의 원료가 되는 쌀. 유백색으로 불투명하고 점성이 강해 차진 기운이 높고 소화가 잘 된다.

가공품

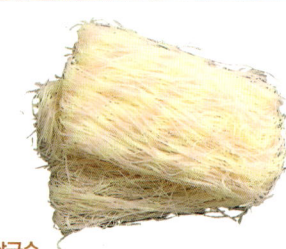

쌀국수
쌀가루로 만든 면. 중국이 발원지로 아시아에서 많이 먹는다. 베트남 요리의 쌀국수가 많이 알려져 있다.

현미찰떡
현미찰떡은 현미로 만든 떡으로 알갱이가 씹혀 씹는 맛이 있고 고소하다. 영양도 많아 건강에도 좋다.

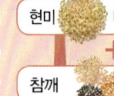

건강을 위한 음식궁합 맞추기!

비타민 B_1은 전분을 빠르게 에너지로 바꾸어 피로 회복에 도움이 되고, 비타민 E와 β-카로틴은 강한 항산화 작용으로 동맥경화를 예방한다. 또, 쌀에 부족한 단백질인 라이신을 대두로 보충하면 단백질의 질이 좋아진다.

현미	비타민 B_1, 전분	현미	비타민 E	백미	단백질
+		+		+	
참깨	비타민 B_1	당근	β-카로틴	대두	라이신
=		=		=	
피로회복		동맥경화 예방		면역력 증가	

여러 가지 잡곡

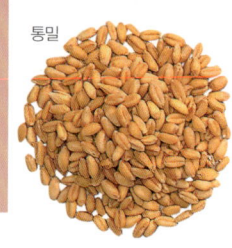
통밀

보리 · 밀 · 호밀(맥류)
세계적으로 널리 활용하는 탄수화물

보리, 밀, 호밀 등을 통틀어 맥류라고 한다. 보리는 맥주, 밀은 면류나 빵을 만드는 데 주로 사용하며, 호밀은 흑빵, 맥주, 위스키 등의 원료로 사용한다. 보리를 가공한 납작보리는 식이섬유가 풍부해서 건강식품으로 주목받고 있다.

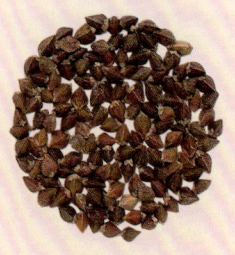

메밀
피로를 풀어주고 더위를 물리친다

비타민 B_1이 당질대사를, 아미노산이 체력 향상을 촉진시켜서 피로 회복과 여름에 더위 먹는 것을 예방하는 데 효과적이다.

루틴, 단백질, 식이섬유가 풍부하게 들어 있어 혈관을 건강하게 유지하고, 동맥경화를 예방한다.

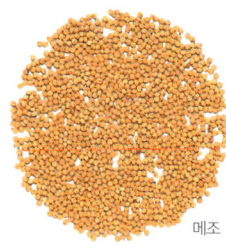
메조

조
백미와 섞으면 동맥경화 예방에 좋다

차조와 메조, 2종류로 나뉘며 철분, 마그네슘, 칼륨 등의 미네랄이 풍부하다.

식이섬유도 많아서 몸에 좋은 콜레스테롤 (HDL-콜레스테롤)을 증가시키고 중성지방을 저하시켜 동맥경화와 비만 예방에 효과가 있다.

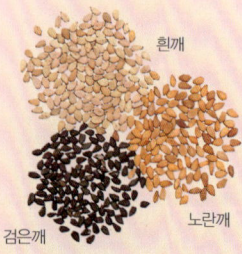
흰깨
검은깨
노란깨

참깨
세사민의 힘으로 동맥경화를 예방한다

약 50%를 차지하는 α-리놀렌산, 리놀산, 올레인산 등의 불포화지방산은 혈중 콜레스테롤을 낮추어 동맥경화를 예방한다.

최근 주목받고 있는 세사민은 강한 항산화 작용으로 간 기능을 회복시키고 동맥경화를 예방한다.

곡물가공품

곡류

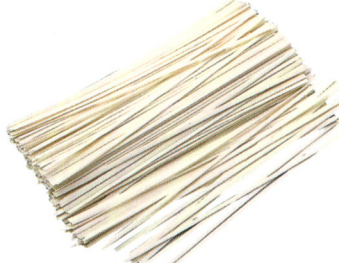

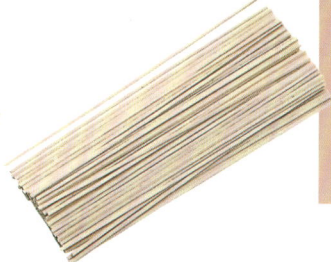

우동국수
밀가루를 원료로 만든 국수. 녹말과 단백질이 주성분이다. 소화가 잘 되기 때문에 위에 부담이 없고, 즉시 에너지로 전환된다.

메밀국수
메밀을 원료로 만든 국수. 밀가루로 만든 면류보다 양질의 단백질이 많고, 당질대사를 촉진시키는 비타민 B_1과 고혈압, 동맥경화 예방에 효과적인 루틴도 풍부하다

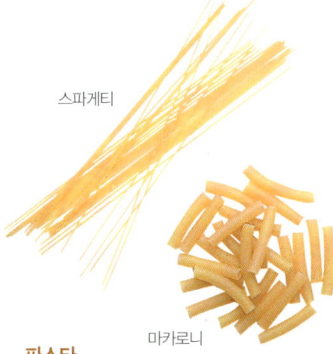

스파게티

마카로니

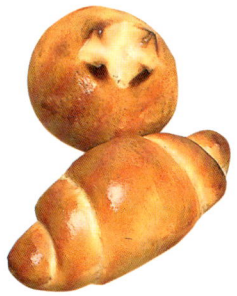

파스타
주원료가 밀가루와 달걀이어서 단백질이 많다. 식이섬유도 백미에 비해서 많기 때문에 채소 등 다양한 식재료와 함께 요리하면 다이어트에도 효과적이다.

빵
밀가루와 효모균을 기본으로 종류에 따라 유지류와 달걀, 소금, 설탕 등을 첨가한다. 통밀빵, 잡곡빵은 식이섬유와 비타민, 미네랄 등의 영양소가 풍부하다.

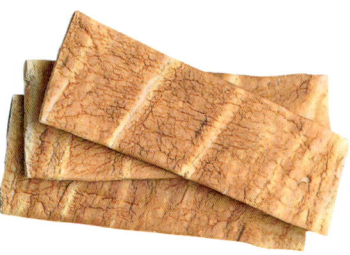

밀기울 과자
밀가루에서 단백질의 주성분인 글루텐을 빼내어 만든 것으로, 글루텐에는 뇌를 활성화시키는 글루탐산이 풍부하다.

칼륨 고혈압예방 / 칼슘 골다공증예방 / 식이섬유 콜레스테롤저하

콩류

대두

우수한 단백질원으로
유방암 예방에도 좋다

- **주요영양소***: 단백질 35.3g
  칼륨 1,900㎎ / 칼슘 240㎎
  철분 9.4㎎ / 비타민 B₁ 0.83㎎
  식이섬유 17.1g
- **칼로리***: 417㎉ · **제철**: 9~11월
- **보관**: 건조하고 서늘한 그늘에 보관
- *수치는 배아와 껍질을 제거하지 않은 전립 기준

영양과 건강

「밭에서 나는 고기」라고 할 정도로 쇠고기나 돼지고기와 비교해도 뒤지지 않는 양질의 단백질이 많고, 골다공증 예방에 좋은 칼슘과 빈혈을 예방하는 철분도 풍부하다.

여성호르몬인 에스트로겐과 유사한 작용을 하는 이소플라본이 들어 있어 골다공증과 유방암 예방에도 도움이 된다. 그 밖에 칼륨, 비타민 B₁, 식이섬유 등도 풍부하여 건강에 좋은 식품이다. 가공품을 통해 대두의 영양소를 섭취하는 것도 좋은 방법이다.

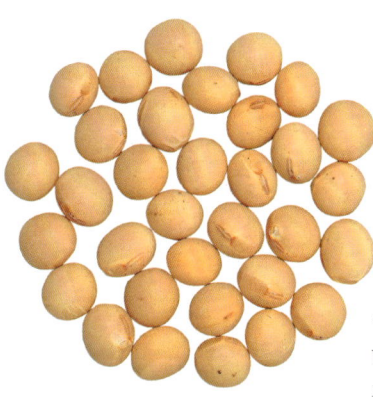

백태(노란콩, 메주콩)
가장 많이 생산되는 콩.
두부, 메주를 만들 때 사용한다.

품종

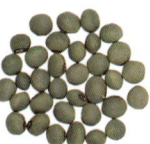

청대두(청대콩)
껍질과 속이 푸르다.
리신이 풍부하고 조림,
메주, 두부를 만든다.

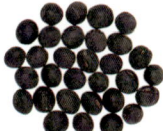

흑대두(검은콩)
10월부터 제철을 맞이하는 검은 대두. 콩조림 등에 사용한다.

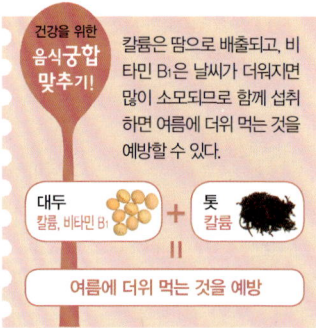

건강을 위한 음식궁합 맞추기!
칼륨은 땀으로 배출되고, 비타민 B₁은 날씨가 더워지면 많이 소모되므로 함께 섭취하면 여름에 더위 먹는 것을 예방할 수 있다.

대두 칼륨, 비타민 B₁ + **톳** 칼륨 = 여름에 더위 먹는 것을 예방

여러 가지 콩류

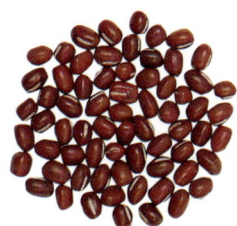

팥
작은 콩 안에 영양소가 응축되어 있다

팥빵이나 팥밥으로 친숙한 팥은 탄수화물과 단백질이 풍부하고, 그 밖에 비타민 B_1이나 칼륨, 칼슘, 철분, 식이섬유 등 다양한 영양소가 들어 있다.

팥에 들어 있는 사포닌은 기침을 멈추게 하고, 이뇨작용, 숙취 해소 등에 효과적이다.

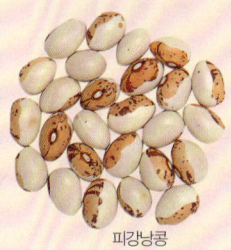

피강낭콩

강낭콩
풍부한 칼슘으로 튼튼한 치아와 뼈를 만든다

강낭콩은 콩류 중 세계적으로 재배면적이 가장 넓다. 단백질이나 비타민 B_1, 식이섬유가 풍부해서 피로 회복이나 변비 해소에 좋고, 특히 칼슘이 많아서 골다공증 예방에 좋다.

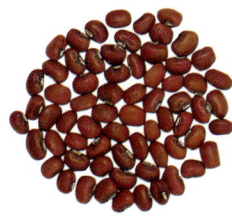

동부
밥에 넣어 먹으면 힘이 넘친다

콩과의 한해살이 식물. 팥과 비슷하지만 다른 품종이다. 껍질이 단단해서 삶아도 모양이 흐트러지지 않기 때문에 팥 대신 밥에 넣어 먹기도 한다.

탄수화물과 단백질이 에너지원이 되어 체력 향상에 도움이 되고, 해독작용과 이뇨작용도 있다.

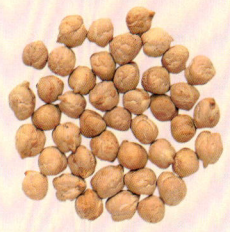

병아리콩
식이섬유와 칼륨이 고혈압을 예방한다

모양이 병아리를 닮아서 병아리콩이라고 한다. 당질이나 단백질 외에 비타민 B_1과 B_6, 식이섬유가 풍부하다. 칼륨도 풍부해서 고혈압 예방에 좋다.

단맛과 포슬포슬한 느낌이 특징으로 삶아도 모양이 흐트러지지 않는다.

콩류

단백질 피로회복 / 리놀산 콜레스테롤저하 / 대두올리고당 변비해소

두부

양질의 단백질이 풍부해서
피로 회복에 좋다

- **주요영양소** : 단백질 9.3g
  칼륨 90㎎ / 칼슘 126㎎
  철분 1.5㎎
- **칼로리** : 84㎉
- **제철** : 연중
- **보관** : 물에 담가 냉장 보관

두부
콩물에 응고제를 넣고
구멍이 뚫린 상자에
넣어 압착하여
수분을 제거한 것.

연두부
진한 콩물에 응고제를 넣어 굳힌 것.
매끈한 느낌이 특징이다.

영양과 건강

대두로 만든 두부는 대두에 들어 있는 영양소를 손쉽게 섭취할 수 있는 좋은 식재료이다. 고기에 뒤지지 않는 우수한 단백질에는 필수아미노산인 라이신, 페닐알라닌, 트립토판 등이 많이 들어 있기 때문에 피로 회복과 스트레스 완화에 효과적이다. 또한, 리놀산이 풍부해서 콜레스테롤을 저하시키고, 대두 올리고당이 많이 들어 있어서 장 활동을 촉진시켜 배변을 원활하게 한다.

 가다랑어포와 함께 먹으면 마음이 안정된다

두부에 가다랑어포를 곁들여 먹으면 신경 안정 효과가 있다. 또, 예전에는 두부와 밀가루를 넣고 반죽한 것을 거즈에 펴서 타박상을 입은 곳을 감싸서 통증을 완화시키기도 했다.

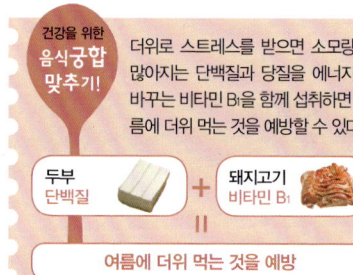

건강을 위한 **음식궁합 맞추기!**

더위로 스트레스를 받으면 소모량이 많아지는 단백질과 당질을 에너지로 바꾸는 비타민 B_1을 함께 섭취하면 여름에 더위 먹는 것을 예방할 수 있다.

두부 단백질 + **돼지고기** 비타민 B_1
=
여름에 더위 먹는 것을 예방

비타민 B₂ **비만예방** / **식이섬유** 변비해소 / **나토키나아제** 동맥경화예방

豆 콩류

낫토

끈적끈적한 성분의 식이섬유가 변비를 해소한다

- **주요영양소***: 단백질 16.5g
  칼륨 660㎎ / 칼슘 90㎎
  철분 3.3㎎ / 비타민 B₂ 0.56㎎
  식이섬유 6.7g
- **칼로리***: 200㎉
- **제철**: 연중
- **보관**: 냉장 보관
- *수치는 실낫토 기준

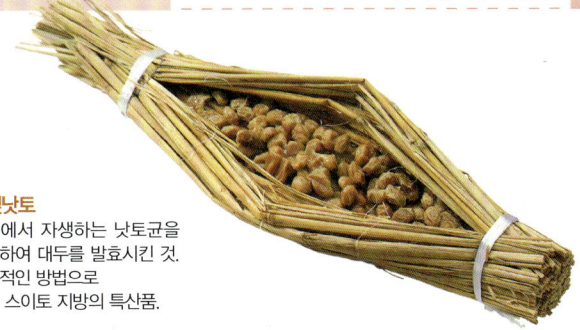

볏짚낫토
볏짚에서 자생하는 낫토균을
이용하여 대두를 발효시킨 것.
전통적인 방법으로
일본 스이토 지방의 특산품.

영양과 건강

낫토균에 의해 단백질 분해효소와 지방 분해효소가 생성되므로 소화흡수 작용을 돕는다. 끈적거리는 점액 성분은 식이섬유로 변비 해소에 좋으며, 낫토에 들어 있는 효소인 나토키나아제는 혈전을 녹여 피를 맑게 해준다.

또, 비타민 B₂가 풍부해서 지방대사를 도와 비만을 예방하고, 피부와 점막의 건강을 유지시켜 피부 미용과 감기 예방에도 좋다.

 낫토를 먹으면 장수할 수 있다

낫토는 일본의 전통음식으로 일본의 역사를 살펴보면 낫토를 먹고 장수했다는 사람을 많이 볼 수 있다. 다진 낫토를 된장국에 넣어 먹으면 기억력이 좋아지고, 건강하게 장수하는 데 도움이 된다.

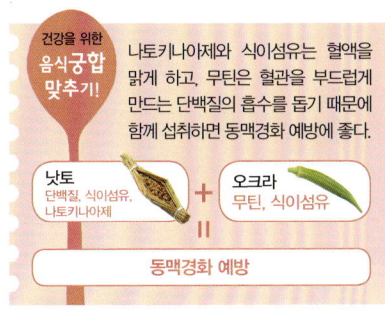

건강을 위한 **음식궁합 맞추기!**

나토키나아제와 식이섬유는 혈액을 맑게 하고, 무틴은 혈관을 부드럽게 만드는 단백질의 흡수를 돕기 때문에 함께 섭취하면 동맥경화 예방에 좋다.

낫토 단백질, 식이섬유, 나토키나아제 + **오크라** 무틴, 식이섬유 = **동맥경화 예방**

대두가공품

콩류

겉튀김 두부
두부의 물기를 제거하고 튀긴 것. 단백질, 비타민 E, 칼슘 등 대두의 영양소가 풍부하다. 기름으로 튀겨서 칼로리가 높지만 감칠맛이 있고, 식감이 좋다.

유부
두부를 얇게 썰어 식물성기름에 튀긴 것. 칼슘, 단백질이 풍부하며, 잘게 썰어 요리에 넣으면 대두의 영양소와 지방의 감칠맛을 간편하게 얻을 수 있다.

비지
대두에 물을 넣고 끓여서 짜낸 액체가 두유이고 남은 것이 비지다. 주요 성분은 식이섬유이고 칼슘도 많다. 햄버거, 쿠키 등에 사용하면 영양가를 높이고 칼로리는 낮출 수 있다.

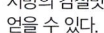

상식

콩을 볶아 먹으면 노래기가 없어진다

우리의 세시풍속 중에 음력 2월 초 하룻날에 콩을 볶아 먹는 「콩볶기」라는 것이 있다. 콩을 볶으면서 「새알 볶아라, 쥐 알 볶아라, 콩 볶아라」라고 주문을 외우는데, 이 날 콩을 볶아 먹으면 집 안의 노래기가 없어진다고 한다.

얼린 두부
단단한 두부를 얼린 채로 숙성하여 건조시켜 만든다. 대두의 영양분을 갖고 있기 때문에 이소플라본과 칼슘이 골다공증을 예방하고, 철분은 빈혈을 예방한다.

두유

대두에 물을 넣고 간 다음 끓여서 물을 더 넣고 짜낸 액체가 두유이다. 단백질, 칼륨, 이소플라본 등 대두의 영양 성분을 가장 흡수하기 쉬운 형태로 섭취할 수 있는 이상적인 식품이다.

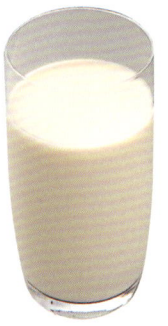

> **민간요법**
>
> **갱년기 장애에는 콩가루를 넣은 두유가 좋다**
>
> 두유, 콩가루, 바나나를 믹서에 넣고 갈아서 만든 음료를 마시면 이소플라본과 철분, 칼슘 등 대두의 영양소를 듬뿍 섭취할 수 있어서 갱년기 장애에 도움이 된다.

유바

두유를 끓여서 표면에 생기는 얇은 막을 대나무 막대 등으로 건져올린 것이 생유바, 그것을 건조시킨 것이 건조유바이다. 영양소 덩어리라고 할 수 있을 만큼 단백질과 지방, 칼륨, 비타민 E, 이소플라본 등이 풍부하다.

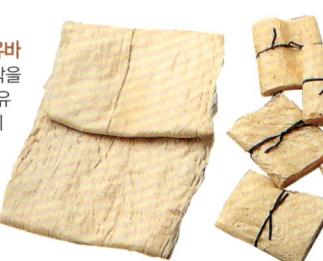

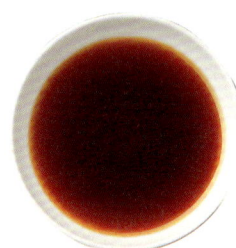

간장

콩으로 메주를 쑤어 소금물에 담근 뒤에 그 즙액을 달여서 만든 장으로 한국의 전통 양념이다. 감칠맛이 있고, 살균·비린내 제거 등에 효과적이다. 최근에는 건강에 대한 관심이 높아져 염분을 줄인 저염간장도 시판되고 있다.

된장

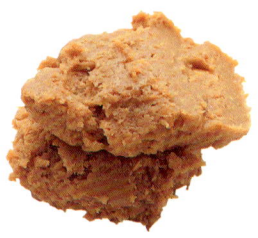

간장을 담가서 장물을 떠내고 건더기를 사용하는 재래식 된장, 메주에 소금물을 알맞게 부어 장물을 떠내지 않고 먹는 개량식 된장, 2가지 방법을 절충한 절충식 된장 등이 있다. 간장과 함께 대표적인 한국의 전통 양념으로 단백질, 아미노산이 풍부하지만 염분을 너무 많이 섭취하지 않도록 주의한다.

해조류 | 칼륨 고혈압예방 / 알긴산 콜레스테롤저하·생활습관병예방

다시마

바닷속 미네랄을 응축시킨
영양 풍부한 해초

- **주요영양소*** : 칼륨 6,100mg
  칼슘 710mg / 식이섬유 27.1g
  비타민 A(β-카로틴) 1,100μg
  비타민 B₁ 0.48mg / 비타민 B₂ 0.37mg
- **칼로리*** : 145㎉ · **제철** : 7~9월
- **보관** : 습기가 적은 건조한 곳에 보관
- * 수치는 참다시마 말린 것 기준

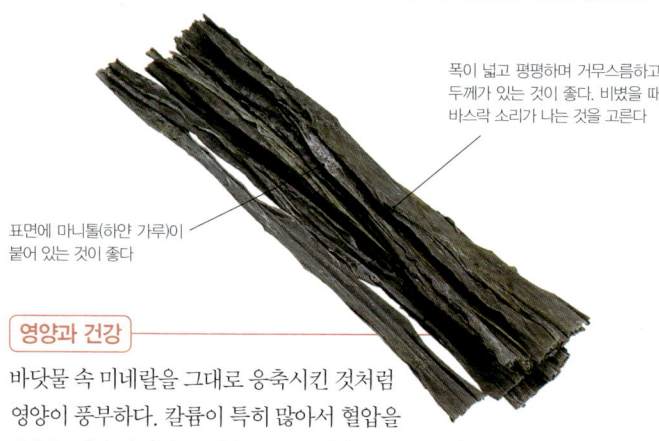

폭이 넓고 평평하며 거무스름하고 두께가 있는 것이 좋다. 비볐을 때 바스락 소리가 나는 것을 고른다

표면에 마니톨(하얀 가루)이 붙어 있는 것이 좋다

영양과 건강

바닷물 속 미네랄을 그대로 응축시킨 것처럼 영양이 풍부하다. 칼륨이 특히 많아서 혈압을 낮추는 데 효과적이고, 칼슘도 풍부해서 골다공증 예방에도 좋다.

물에 담가두면 나오는 점액은 식이섬유인 알긴산으로 콜레스테롤을 저하시켜 생활습관병을 예방한다. 오래전부터 국물을 우려내는 데 사용되어 왔으며, 감칠맛을 내는 글루탐산이 풍부하다.

민간요법 | 다시마로 탈모를 예방한다

다시마에는 머리카락을 건강하게 만들고, 탈모를 막아주는 효과가 있다. 효과를 보기 위해서는 다시마를 먹는 것도 좋지만, 다시마 가루에 물을 섞어서 머리에 직접 팩을 하면 풍성하고 윤기 있는 머릿결을 유지할 수 있다.

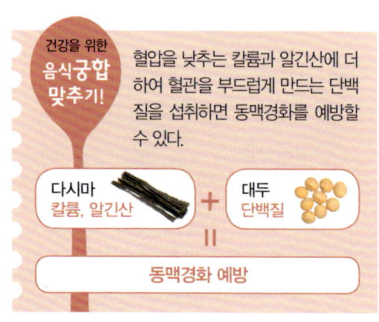

건강을 위한 음식궁합 맞추기!

혈압을 낮추는 칼륨과 알긴산에 더하여 혈관을 부드럽게 만드는 단백질을 섭취하면 동맥경화를 예방할 수 있다.

다시마 칼륨, 알긴산 + **대두** 단백질 = **동맥경화 예방**

칼륨 고혈압예방 / **칼슘** 골다공증예방 / **알긴산** 동맥경화예방

- **주요영양소** : 칼륨 730㎎
  칼슘 100㎎ / 식이섬유 3.6g
  비타민 C 15㎎
- **칼로리** : 16㎉
- **제철** : 2~6월
- **보관** : 염장미역은 비닐팩에 넣어 냉장 보관. 마른미역은 건조제와 같이 밀봉하여 보관

미역

풍부한 알긴산이 고혈압을 예방한다

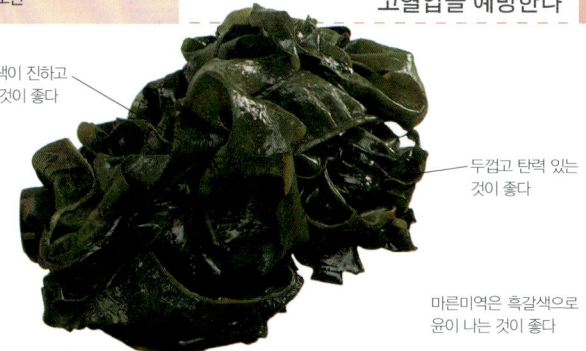

생미역은 녹색이 진하고 윤기가 나는 것이 좋다

두껍고 탄력 있는 것이 좋다

마른미역은 흑갈색으로 윤이 나는 것이 좋다

영양과 건강

특유의 점액질은 식이섬유인 알긴산으로 체내에서 필요 없는 나트륨을 배출시켜 혈압상승을 막고, 콜레스테롤을 낮춰 이상지질혈증과 동맥경화 예방에 효과적이다.

그 밖에 식이섬유가 들어 있어 변비 해소에 좋고, 칼슘이나 칼륨 등의 미네랄도 풍부해서 뼈를 튼튼하게 하고, 고혈압도 예방해주는 믿음직스러운 식재료이다.

미역국은 모유 분비에 좋다

아기를 낳은 산모에게 미역국을 끓여주는 까닭은 미역에 들어 있는 요오드 성분이 모유의 분비를 돕기 때문이다. 또, 미역을 넣은 된장국은 불안한 마음을 안정시키고, 장의 건강을 지켜주는 효과가 있다.

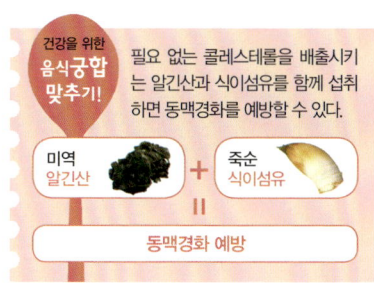

건강을 위한 **음식궁합 맞추기!**

필요 없는 콜레스테롤을 배출시키는 알긴산과 식이섬유를 함께 섭취하면 동맥경화를 예방할 수 있다.

미역
알긴산

＋

죽순
식이섬유

＝

동맥경화 예방

여러 가지 해조류

해조류

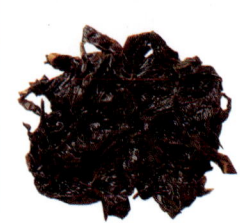

김
밥을 싸서 먹으면 손쉽게 영양 보충

α-카로틴, β-카로틴, 칼륨, 칼슘 등이 풍부한데 카로틴에는 항산화 작용이 있고, 칼륨에는 혈압 저하 작용이 있다. 마른 김, 김부각 등으로 이용한다.

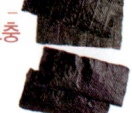

마른김
김을 종이처럼 말린 것.

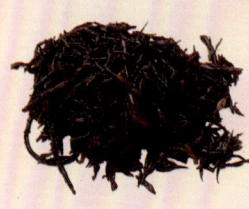

톳
미네랄과 비타민의 보고

철분, 마그네슘 등 미네랄이 많고, 그 중에서도 특히, 칼슘이 풍부해서 골다공증을 예방한다.
또, 비타민도 많이 들어 있는데 그 중에서도 비타민 B_2가 특히 많아서 β-카로틴과 함께 건강한 피부를 만들고, 감기를 예방한다

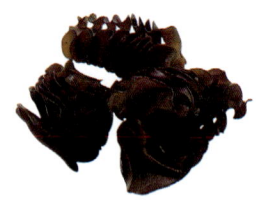

미역귀
미끌미끌 점액 성분이 암을 예방한다

미역뿌리 근처 주름진 부위를 미역귀라고 한다. 특유의 미끌미끌함은 식이섬유인 후코이단과 알긴산 때문이다. 암을 예방하고, 면역력을 높이며, 위 점막을 보호하는 효과가 있다.

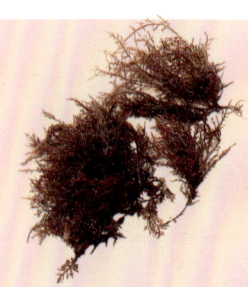

우뭇가사리
다이어트 식품인 한천의 원재료

칼륨, 칼슘, 철분, 마그네슘이 풍부해서 고혈압이나 동맥경화 예방에 좋다. 가공품으로 우무묵과 한천이 있다.

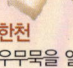

한천
우무묵을 얼려서 말린 가공품. 저칼로리여서 다이어트 식품으로 주목받고 있다.

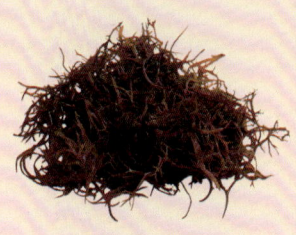

풀가사리
콜레스테롤을 낮추고 비만을 예방한다

칼륨과 β-카로틴, 식이섬유 등 고혈압 예방과 콜레스테롤 저하에 효과적인 영양소가 많이 들어 있으며, 칼로리가 적어서 다이어트에 좋다.
 된장국이나 초무침, 샐러드 등으로 요리하면 맛있게 먹을 수 있다.

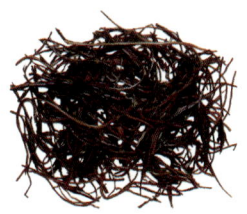

대황
칼륨이 고혈압을 예방한다

어린 대황을 식용하며 조림이나 무침, 샐러드 등으로 먹는다. 칼륨이 풍부하여 고혈압을 예방하고, 칼슘은 골다공증을 예방하는 효과가 있다. 또, 저칼로리여서 다이어트에 좋다.

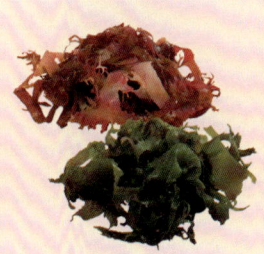

갈래곰보
식이섬유가 변비를 해소한다

닭벼슬을 닮은 해초이다. 칼슘과 식이섬유가 많아 골다공증 예방과 변비 해소에 좋다.
 해초샐러드나 생선회에 곁들이면 선명한 색상이 식욕을 돋운다.

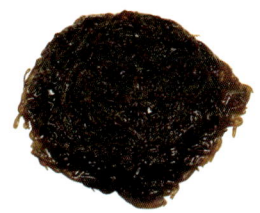

큰실말
포만감이 오래가서 다이어트에 좋다

식이섬유와 칼슘, β-카로틴이 풍부하며, 이 중 식이섬유는 장 속에서 유해물질을 배출시키는 작용을 한다.
 또, 큰실말은 위에서 수분을 흡수하여 부풀어 오르기 때문에 포만감이 느껴져 다이어트에 효과적이다.

용어해설

##

가바(GABA)
글루탐산에서 생성되는 아미노산의 일종으로, γ-아미노낙산이라고도 한다. 어패류나 곡류의 배아에 많이 들어 있으며, 혈압상승을 억제하는 작용을 한다.

갈락탄
토란 등에 들어 있는 점액 성분으로 식이섬유의 일종이다. 콜레스테롤을 저하시켜서 동맥경화와 고혈압을 예방한다.

과당
프럭토스라고도 하며, 과일이나 꿀에 들어 있는 당류의 일종. 소화흡수가 잘 되고, 빠르게 에너지로 바뀐다.

구리
어패류나 간에 많이 들어 있는 미네랄의 일종. 혈액의 생성을 돕고, 빈혈 예방 효과를 기대할 수 있다. 일반적인 식사를 하고 있다면 부족할 염려는 거의 없다.

글루칸
포도당을 많이 함유하는 다당류의 총칭으로 식이섬유의 일종. 특히 버섯류에 들어 있는 글루칸을 β-글루칸이라고 한다. 암을 예방한다.

글루코만난
포도당과 마노스라는 물질이 결합한 식이섬유. 곤약에 들어 있는 영양소로 많이 알려져 있다. 콜레스테롤 저하 작용이 있어서 당뇨병과 이상지질혈증을 예방한다.

글루탐산
단백질을 구성하는 아미노산의 일종. 신경조직의 흥분성 전달물질로 스트레스를 완화시킨다. 해조류와 채소에 많으며 감칠맛을 낸다. 특히, 다시마에 많고, 맛국물의 감칠맛을 낸다.

기능성 성분
신체를 구성하고 에너지가 되는 기본적인 식재료의 작용에 더하여 면역기능을 높이고, 신경계나 소화계의 기능을 조정하는 등의 생체조절 기능을 가진 성분이다.

##

나트륨 ◐ p.14 참고

니아신
수용성 비타민의 하나. 비타민 B군의 일종. 당질이나 지방 등을 에너지로 변화시키는데 필요하다.

##

단백질 ◐ p.10 참고 / 당질 ◐ p.11 참고

디에이치에이(DHA)
도코사헥사에노산과 동의어. 다가불포화지방산의 일종. 생활습관병 예방과 뇌의 발육 등에 효과를 기대할 수 있다.

##

루틴
비타민 C와 함께 작용하여 모세혈관을 튼튼하게 한다. 뇌출혈 예방에 효과적이며 메밀에 많이 들어 있다. 수용성이므로 메밀국수보다 메밀국수 삶은 물에 더 많다.

리그닌
우엉 등의 채소와 배 등의 과일에 들어 있는 식이섬유의 일종. 콜레스테롤 저하 작용과 정장 작용이 있다.

리놀산
필수지방산의 하나로 콜레스테롤을 저하시킨다. 고혈압을 비롯하여 생활습관병을 예방한다. 대두유, 옥수수유, 홍화유 등의 식물성 기름 외에 아보카도나 호두 등에도 들어 있다.

리신
단백질 구성요소인 아미노산의 하나. 그 중에

서도 체내에서 합성되지 않고, 음식에서 섭취해야 하는 필수아미노산이다. 곡류 단백질의 질이 나쁜 것은 리신이 적기 때문인데, 어패류나 육류에 많이 들어 있으므로 곡류에 부족한 리신을 보충할 수 있다.

리코펜
토마토를 비롯하여 수박이나 그레이프푸르트에 들어 있는 붉은색 지용성 색소. 강한 항산화 작용이 있으며, 암 예방에도 효과적이다.

마그네슘
칼슘이나 인과 함께 치아와 뼈를 튼튼하게 만드는 중요한 미네랄. 어패류나 콩류에 많으며, 일반적인 식사를 하고 있다면 부족할 염려가 거의 없다.

망간
뼈 형성 외에 에너지의 생성에도 관여하는 미네랄. 곡류나 녹황색채소 등 많은 식재료에 들어 있으므로 일반적인 식사를 하고 있다면 부족할 염려가 거의 없다.

무틴
토란이나 오크라에 들어 있는 점액 성분. 소화기의 점막을 보호하고, 단백질의 소화흡수를 돕는 작용이 있다.

미네랄
무기질이라고도 한다. 비타민 외에 몸의 상태를 조절하는 영양소로 5대 영양소에 포함된다. 필수 미네랄은 다음의 16종이다. 나트륨, 칼륨, 칼슘, 마그네슘, 인, 황, 염소, 철분, 아연, 구리, 망간, 크롬, 몰리브데넘, 셀렌, 아이오딘, 코발트. ◑ p.14 참고

β-카로틴
카로티노이드(자연계에 존재하는 지용성 색소)의 일종. 녹황색채소에 많이 들어 있다. 카로티노이드 중 몇 가지 종류(β-카로틴 포함)는 체내에서 비타민 A로 변환하여 작용한다. 구체적으로는 피부와 점막을 건강하게 한다.

불포화지방산
지방을 구성하는 지방산의 일종. 식물성 지방이나 생선에 많이 들어 있으며, 혈중 콜레스테롤을 떨어뜨리는 작용이 있다. 특히 리놀산, α-리놀레산, 아라키돈산을 필수지방산이라고 하며, 체내에서는 합성되지 않기 때문에 음식을 통해 섭취해야 한다.

비타민
단백질, 지방, 탄수화물의 작용을 돕고 몸의 기능을 정상적으로 유지시키는 유기화합물. 5대 영양소의 하나로 13종의 비타민이 있다. 비타민 A, 비타민 D, 비타민 E, 비타민 K, 비타민 B_1, 비타민 B_2, 니아신, 비타민 B_6, 비타민 B_{12}, 엽산, 비오틴, 판토텐산, 비타민 C. ◑ p.12~13 참고.

비타민 A·B_1·B_2·B_{12}·C·D·E
◑ p.12~13 참고

비타민 B_6
어패류와 육류에 많이 들어 있는 수용성 비타민의 하나. 단백질 합성과 분해에 관여하며, 부족하면 피부나 점막에 트러블이 생긴다. 단, 임신한 경우를 제외하고 일반적인 식사를 하고 있다면 부족할 염려가 거의 없다.

비타민 K
잎채소 등에 많이 들어 있는 지용성 비타민의 하나. 혈액을 응고시키고 칼슘을 뼈에 침착시킨다. 일반적인 식사를 하고 있다면 부족할 염려가 거의 없다.

비피더스균
유산균의 일종으로 요구르트 등에 많다. 대표적인 기능으로 정장 작용을 한다.

사과산
과일에 많이 들어 있는 유기산의 일종.

셀레늄
미네랄의 일종. 결핍되면 간 장애가 일어나지만 어패류와 채소 등에 많이 들어 있기 때문에 일반적인 식사를 하고 있다면 부족할 염려가 거의 없다.

셀룰로스
밀과 쌀 등 곡류의 겉껍질이나 콩류, 채소, 과일 등 식물성 식품에 많은 식이섬유. 변비를 해소하고, 장 속에 좋은 균을 증식시키는 효과가 있다.

쇼가올
생강의 매운맛 성분. 항균 작용이 있어서 식중독 예방에 효과적이며, 위산 분비를 촉진시켜 소화흡수를 돕는다.

시트르산
과일 등에 많이 들어 있으며, 신맛을 내는 유기산의 일종. 에너지대사에 관여하여 피로를 회복시킨다.

식이섬유 ○ p.15 참고

α-리놀레산
지방의 주성분이며 불포화지방산의 일종. 체내에서 합성되지 않으므로 식재료에서 섭취해야 하는 필수지방산의 하나이다. 식물성 지방에 많이 들어 있으며, 부족하면 피부염 등을 일으킨다.

아미노산
동일분자 내의 아미노기와 카복실기라는 화학구조를 가진 화합물로 단백질의 구성 성분. 사람의 단백질을 구성하는 아미노산은 20종이다. 그 밖에 타우린이나 글루탐산 등의 아미노산은 기능성 성분으로 주목받고 있다.

아연 ○ p.14 참고

안토시아닌
블루베리나 포도 등의 식물에 들어 있는 색소. 눈 기능을 향상시키는 영양소이다.

염소
식염이나 해조류, 또는 양배추 등의 채소에도 들어 있는 미네랄의 일종. 부족하면 위액의 산도가 저하되어 소화불량 등을 일으킨다.

엽산 ○ p.13 참고

올레인산
지방의 주성분으로 불포화지방산의 일종. 올리브유 등에 들어 있다. 좋은 콜레스테롤은 줄이지 않고, 악성 콜레스테롤을 줄이는 효과가 있어서 주목을 받고 있다.

올리고당
포도당 등의 단당(당질의 최소단위)이 복수 결합한 것. 단 것과 달지 않은 것, 2가지가 있으며, 당분인데도 충치의 원인이 되지 않고, 정장 효과와 면역력 증가 작용이 있다.

유기산
산성을 띠는 유기화합물의 총칭. 채소나 과일에 많이 들어 있으며, 신맛과 향의 근원이다. 시트르산과 사과산 등이 있다. 에너지대사를 활발하게 하여 피로 회복을 촉진시킨다.

유산균
당류를 발효하여 젖산을 생성하는 세균의 총칭. 치즈, 요구르트 등의 유제품 제조에 사용된다. 잘 알려진 정장 작용과 함께 항알레르기 작용도 있다.

유화아릴
유황을 함유한 화합물의 일종. 양파와 마늘 등에 들어 있으며 요리할 때 자극적인 냄새와 매운맛이 나는 원인이다. 비타민 B_1의 흡수를 촉진시키기 때문에 같이 섭취하면 피로 회복 등에 좋다.

이소플라본
대두를 비롯하여 콩류 식품에 많은 기능성 성분. 여성호르몬과 구조가 비슷하며, 유사한 작용을 하여 골다공증 예방에 도움이 된다.

이피에이(EPA)
에이코사펜타에노산과 동의어. 다가불포화지방산의 일종. 혈소판을 응집시키는 물질의 생성을 억제하여 혈액의 흐름을 원활하게 한다.

지방 ⊙ p.11 참고 / 철분 ⊙ p.14 참고

ㅋ

칼륨 ⊙ p.14 참고 / 칼슘 ⊙ p.14 참고

캡사이신
고추에 들어 있는 매운맛 성분으로 살균효과가 있다.

콜라겐
단백질의 일종으로 체내에서는 피부나 뼈에 많이 함유되어 있다. 세포와 세포를 연결하는 역할을 하고, 세포를 단단하게 만드는 작용도 한다. 어패류 중에는 가자미와 말린 상어지느러미, 육류 중에는 돼지족발 등에 많이 들어 있다.

콜레스테롤
지방의 일종. 세포막의 원료로 없어서는 안 될 영양소지만 LDL(악성) 콜레스테롤이 너무 많으면 동맥벽에 침착·산화하여 동맥경화 등 생활습관병의 원인이 된다.

ㅌ

타우린
주로 어패류에 많은 아미노산의 일종. 콜레스테롤을 저하시킨다.

탄수화물
당질(소화흡수 된다)과 식이섬유(소화흡수 되지 않는다)를 총칭하여 말하는 것.

ㅍ

펙틴
과일 등 식물에 들어 있는 식이섬유. 펙틴에는 수용성과 불용성이 있는데, 불용성은 미숙한 과일에 들어 있으며 익어가면서 수용성으로 변한다. 수용성은 콜레스테롤 저하, 불용성은 변비를 해소하는 작용이 있다.

포도당
글루코스라고도 한다. 천연으로 널리 분포하는 단당(최소단위의 당). 가장 중요한 에너지원의 하나이다.

포화지방산
지방을 구성하는 지방산의 일종으로 이중결합이 없다.

폴리페놀
식물이 광합성으로 만들어낸다. 몇 천 종류의 폴리페놀이 있으며, 그 중 안토시아닌과 카테킨 등은 항산화 작용을 한다.

필수아미노산
단백질을 구성하는 아미노산 중 인체에서 합성되지 않는 9가지 아미노산을 말한다. 아이소루신, 루신, 라이신, 메티오닌, 페닐알라닌, 트레오닌, 트립토판, 발린, 히스티딘 등이 있으며 건강을 위해 꼭 필요한 영양소이다.

항산화 작용
활성 산소(반응성이 높은 산소)는 지방이나 단백질 등의 여러 가지 생체 성분을 산화시켜 세포 기능을 저하시킨다. 이러한 활성 산소의 산화를 억제하는 작용을 말한다.

후코이단
해초에 많이 들어 있는 식이섬유. 미끌미끌한 성분의 근원으로 간 기능을 향상시키고 고혈압을 예방한다.

효능별 색인

ㄱ

간기능 강화
- 포도 ··············· 140
- 바지락 ············ 195
- 재첩 ··············· 198
- 새우 ··············· 204
- 문어 ··············· 212

감기 예방
- 꼬투리완두 ········ 28
- 동아 ················ 32
- 피망 ················ 42
- 호박 ················ 44
- 경수채 ············· 49
- 모로헤이야 ······· 52
- 미나리 ············· 53
- 배추 ················ 54
- 부추 ················ 55
- 브로콜리 ·········· 56
- 소송채 ············· 58
- 시금치 ············· 60
- 양상추 ············· 64
- 청경채 ············· 70
- 파 ··················· 72
- 차즈기 ············· 76
- 숙주 ················ 82
- 싹기름채소 ······· 83
- 감자 ················ 84
- 생강 ················ 92
- 감귤류 ············ 114
- 딸기 ··············· 118
- 망고 ··············· 119
- 참다래(키위) ···· 138
- 밤 ·················· 143
- 은행 ··············· 145
- 농어 ··············· 163
- 대구 ··············· 164
- 뱅에돔 ············ 171
- 임연수어 ········· 182
- 성게 ··············· 199
- 닭고기 ············ 218
- 쇠고기 ············ 224
- 치즈 ··············· 228

거칠어진 피부를 부드럽게
- 꼬투리완두 ········ 28
- 꼬투리강낭콩 ····· 30
- 피망 ················ 42
- 호박 ················ 44
- 경수채 ············· 49
- 공심채 ············· 50
- 배추 ················ 54
- 부추 ················ 55
- 브로콜리 ·········· 56
- 쑥갓 ················ 59
- 양상추 ············· 64
- 콜리플라워 ······· 71
- 파드득나물 ······· 77
- 숙주 ················ 82
- 싹기름채소 ······· 83
- 고구마 ············· 86
- 연근 ················ 87
- 당근 ················ 88
- 순무 ················ 98
- 감 ·················· 112
- 감귤류 ············ 114
- 딸기 ··············· 118
- 망고 ··············· 119
- 버찌 ··············· 127
- 비파 ··············· 131
- 살구 ··············· 134
- 참다래(키위) ···· 138
- 파인애플 ········· 139
- 밤 ·················· 143
- 가자미 ············ 154
- 넙치 ··············· 162
- 도미 ··············· 168
- 뱅에돔 ············ 171
- 소라 ··············· 197
- 달걀 ··············· 226

건강한 모발
- 연어 ··············· 178

고혈압 예방
- 동아 ················ 32
- 여주 ················ 33
- 토마토 ············· 40
- 피망 ················ 42
- 양파 ················ 66
- 죽순 ················ 69
- 감자 ················ 84
- 무 ··················· 94
- 토란 ··············· 102
- 표고버섯 ········· 106
- 감 ·················· 112
- 멜론 ··············· 122
- 바나나 ············ 124
- 배 ·················· 126
- 버찌 ··············· 127
- 수박 ··············· 135
- 아보카도 ········· 136
- 자두 ··············· 137
- 은행 ··············· 145
- 호두 ··············· 146
- 꼬치고기 ········· 157
- 넙치 ··············· 162
- 대구 ··············· 164
- 도미 ··············· 168
- 벤자리 ············ 170
- 보구치 ············ 172
- 보리멸 ············ 173
- 볼락 ··············· 174
- 삼치 ··············· 177
- 열빙어 ············ 180
- 임연수어 ········· 182
- 잿방어 ············ 184
- 대두 ··············· 238
- 다시마 ············ 244
- 미역 ··············· 245

골다공증 예방
- 겨자채 ············· 48
- 경수채 ············· 49
- 소송채 ············· 58
- 양배추 ············· 62

청경채	70
표고버섯	106
꼬치고기	157
도루묵	166
벤자리	170
볼락	174
빙어	176
열빙어	180
은어	181
청어	185
정어리	188
굴	194
백합	196
새우	204
우유	227
치즈	228
요구르트	230
대두	238
미역	245

구내염 예방

대구	164
가리비	193
게	200

ㄴ

냉증 해소

고추	26
생강	92

뇌졸중 예방

고등어	158

뇌활성화

가다랑어	152
가자미	154
고등어	158
꽁치	160
방어	167
삼치	177
은어	181

전갱이	186
정어리	188
참치	190

눈의 피로완화

블루베리	130

ㄷ

당뇨병 예방

우엉	100
곤약	103

대장암 예방

우엉	100

동맥경화 예방

토마토	40
마늘	51
양파	66
파	72
당근	88
토란	102
만가닥버섯	104
감귤류	114
무화과	125
사과	132
수박	135
아보카도	136
땅콩	142
호두	146
가다랑어	152
가자미	154
갈치	156
고등어	158
꽁치	160
넙치	162
도루묵	166
방어	167
도미	168
붕장어(아나고)	175
삼치	177

장어(뱀장어)	183
전갱이	186
정어리	188
참치	190
바지락	195
소라	197
성게	199
오징어	208
문어	212
우유	227
낫토	241
미역	245

ㅁ

면역력 증가

풋콩	39
겨자채	48
마늘	51
아스파라거스	61
양파	66
콜리플라워	71
파	72
잎새버섯	105
농어	163
벵에돔	171
붕장어(아나고)	175
돼지고기	220
양고기	223
쇠고기	224
달걀	226
쌀	234

ㅂ

변비 해소

꼬투리완두	28
누에콩(잠두)	31
옥수수	36
오크라	38
배추	54
셀러리	57

253

죽순	69
콜리플라워	71
숙주	82
고구마	86
연근	87
무	94
우엉	100
곤약	103
만가닥버섯	104
잎새버섯	105
망고	119
멜론	122
바나나	124
무화과	125
배	126
복숭아	128
사과	132
아보카도	136
자두	137
참다래(키위)	138
아몬드	144
요구르트	230
쌀	234
두부	240
낫토	241

비만 예방
고추	26
곤약	103
만가닥버섯	104
낫토	241

빈혈 예방
누에콩(잠두)	31
겨자채	48
공심채	50
미나리	53
시금치	60
자두	137
가다랑어	152
꽁치	160
날치	161

방어	167
빙어	176
연어	178
잿방어	184
청어	185
학공치	192
가리비	193
굴	194
바지락	195
백합	196
재첩	198
성게	199
게	200
양고기	223
쇠고기	224

ㅅ

생활습관병 예방
가지	22
청경채	70
블루베리	130
비파	131
아몬드	144
다시마	244

소화촉진
양배추	62
양하	68
마	90
무	94
순무	98
파인애플	139

숙취 해소
오이	34
감	112
매실	120

스트레스 완화
양상추	64
양하	68

파드득나물	77
날치	161
도루묵	166
빙어	176
학공치	192
돼지고기	220
양고기	223
우유	227
치즈	228

시력저하 억제
블루베리	130
포도	140

식욕촉진
고추	26
여주	33
미나리	53
셀러리	57
파드득나물	77
생강	92
매실	120
살구	134

식중독 예방
차즈기	76

신경안정
셀러리	57

신장활동 강화
감자	84
수박	135

ㅇ

암 예방
토마토	40
호박	44
모로헤이야	52
소송채	58
쑥갓	59

시금치·················· 60
차즈기·················· 76
싹기름채소············ 83
고구마·················· 86
당근····················· 88
순무····················· 98
잎새버섯··············105
표고버섯··············106
무화과··················125
오징어··················208
닭고기··················218

여름에 더위 먹는 것을 예방
꼬투리강낭콩········· 30
여주····················· 33
옥수수·················· 36
오크라·················· 38
풋콩····················· 39
공심채·················· 50
복숭아··················128
갈치····················156

위장활동 강화
오크라·················· 38
쑥갓····················· 59
양배추·················· 62
연근····················· 87
장어····················183

이뇨작용
가지····················· 22
동아····················· 32
오이····················· 34
아스파라거스········· 61

ㅊ
치주염 예방
딸기····················118

ㅋ
컨디션 회복
날치····················161
임연수어··············182
닭고기··················218

콜레스테롤 저하
모로헤이야············ 52
브로콜리··············· 56
죽순····················· 69
토란····················102
갈치····················156
볼락····················174
붕장어(아나고)······175
은어····················181
전갱이··················186
참치····················190
가리비··················193
굴·······················194
백합····················196
소라····················197
재첩····················198
게·······················200
새우····················204
오징어··················208
요구르트··············230
대두····················238
두부····················240
다시마··················244

ㅍ
피로회복
꼬투리강낭콩········· 30
누에콩(잠두)········· 31
옥수수·················· 36
풋콩····················· 39
마늘····················· 51
부추····················· 55
아스파라거스········· 61
마······················· 90

매실····················120
멜론····················122
바나나··················124
배·······················126
버찌····················127
복숭아··················128
비파····················131
사과····················132
살구····················134
파인애플···············139
포도····················140
땅콩····················142
밤······················143
아몬드··················144
은행····················145
호두····················146
농어····················163
보구치··················172
보리멸··················173
연어····················178
장어····················183
잿방어··················184
학공치··················192
문어····················212
돼지고기···············220
달걀····················226
쌀······················234
두부····················240

ㅎ
혈액순환 촉진
양하····················· 68
땅콩····················142

감수

미우라 마사요[三浦理代]
농학박사, 관리영양사. 여자영양대학 영양학부 졸업. 2001년부터 여자영양대학 교수로 재직. 주요 저서 『음식·영양과학』, 『영양학 핸드북』, 『식품기능론』, 『수산식품영양학』 등.

나가야마 히사오[永山久夫]
음식문화사연구가. 고대부터 메이지시대까지의 식사복원을 연구, NHK대하드라마에서 옛날 밥상을 재현하는 등 음식문화사연구의 일인자. 주요 저서 『장수음식 365일』, 『장수촌의 100세식』 등.

KARADA NI YOKUKIKU SHOKUZAI & TABEAWASE TECHOU
© IKEDA PUBLISHING CO., Ltd.
Originally published in Japan in 2010 by IKEDA PUBLISHING CO., Ltd.
Korean translation rights arranged through TOHAN CORPORATION, TOKYO.,
and EntersKorea Co., Ltd., SEOUL
Korean translation rights © 2011 Donghak Publishing Co.

이 책의 한국어판 저작권은 일본 토한 코퍼레이션과 (주)엔터스코리아 에이전시를 통해
저작권자와 독점 계약한 동학사(그린쿡)에 있습니다. 저작권법에 의해 한국 내에서
보호를 받는 저작물이므로 무단전재와 무단복제, 광전자 매체 수록 등을 금합니다.

우리 몸에 좋은
음식궁합수첩

펴낸이 │ 유재영	1판 1쇄 │ 2011년 12월 15일
펴낸곳 │ 그린쿡	1판 6쇄 │ 2015년 8월 14일
감 수 │ 미우라 마사요	출판등록 │ 1987년 11월 27일 제10-149
나가야마 히사오	주소 │ 04083 서울 마포구 토정로 53 (합정동)
기 획 │ 이화진	전화 │ 324-6130, 324-6131 팩스 │ 324-6135
편 집 │ 박선희	
디자인 │ 임수미	E-메일 │ dhsbook@hanmail.net
	홈페이지 │ www.donghaksa.co.kr
	www.green-home.co.kr

ISBN 978-89-7190-363-6 13480
※ 잘못된 책은 바꾸어 드립니다.

GREENCOOK은 요리를 좋아하고, 요리를 공부하는 사람들이 늘 곁에 두고 보면서 눈으로 보는 것만으로도 행복해지고, 직접 만들면서 실력을 키울 수 있는 그런 요리책을 만들고자 노력하고 있습니다.